Sonja Weinzierl (Hrsg.)

Praxis der
Arzneimittelinformation

Sonja Weinzierl (Hrsg.)

Praxis der Arzneimittelinformation

mit Beiträgen von
Ute Amann
Christiane Groth-Tonberge
Lutz Heide
Dorothea Strobach
Irmela Wagner
Sonja Weinzierl
Almut Winterstein

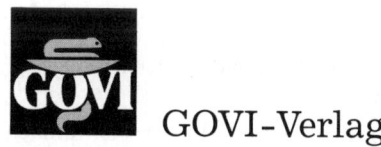 GOVI-Verlag

Die Deutsche Bibliothek – CIP-Einheitsaufnahme

Weinzierl, Sonja:
Praxis der Arzneimittelinformation / Sonja Weinzierl. - 1. Aufl.. - Eschborn :
  Govi-Verl., 2002
  ISBN 3-7741-0949-4

Die Arzneimitteltherapie unterzieht sich einem stetigen Wandel. Die Autoren und der Herausgeber haben mit großer Sorgfalt alle Angaben zu Arzneimitteln und ihren Dosierungen, Nebenwirkungen, Preisen usw. überprüft. Diese Angaben erfolgen ohne Gewähr und nur für den Rahmen der Fallbeispiele. Sie erheben keinen Anspruch auf Vollständigkeit. Es bleibt in der Verantwortung des Lesers, Empfehlungen an die aktuelle Datenlage und auf den einzelnen Patienten anzupassen.

ISBN 3-7741-0949-4

© 2002 Govi-Verlag Pharmazeutischer Verlag GmbH, Eschborn

Satz: TYPOAtelier im alten Stall, Ketternschwalbach

Druck und Verarbeitung:
  Lengericher Handelsdruckerei
  Jürgen Bossemeyer GmbH + Co. KG, Lengerich/Westfalen

Printed in Germany

Inhaltsverzeichnis

Geleitwort 7

Vorwort 9

1 Arzneimittelinformation als Prozess
   D. Strobach 11

2 Printmedien in der Arzneimittelinformation
   U. Amann 47

3 Grundlagen der Datenbankrecherche
   S. Weinzierl 67

4 Medizinisch-pharmazeutische Datenbanken
   U. Amann 81

5 Internet in der Arzneimittelinformation
   S. Weinzierl 117

6 Effektive Information bei Vergiftungen
   C. Groth-Tonberge 145

7 Bewertung klinischer Studien
   I. Wagner und L. Heide 169

8 Pharmakoökonomie
   A. Winterstein 201

9 Präsentation von Informationen
   D. Strobach 229

Autorenverzeichnis 257

Stichwortverzeichnis 259

Geleitwort

Zu den unzweifelhaft wichtigsten Verpflichtungen des pharmazeutischen Personals zählt die Arzneimittelinformation. Dabei ist zu unterscheiden zwischen »standardisierten« Informationen und der individualisierten, auch klinisch-wissenschaftlich ausgerichteten Arzneimittelinformation, die insbesondere den Sachverstand und die Erfahrung des Apothekers erfordert.

Das vorliegende Buch zeichnet sich durch die problemorientierte Darstellung realer arzneimittelbezogener Fragen aus der täglichen Praxis aus, die den Leser in die Lage versetzt, die Lösung gezielt selber zu erarbeiten oder sich durch die Antwort führen zu lassen. Den Autoren ist es gelungen, die Beratungstätigkeit der Kollegen im öffentlichen wie im Krankenhausbereich zu unterstützen als auch zu einer verbesserten Ausbildung der künftigen Apotheker beizutragen.

Das Werk beinhaltet innovative Themen wie die Implementierung neuer Medien in den Apothekenalltag oder die Pharmakoökonomie und es verknüpft die wertvolle Arbeit der Arzneimittelinformationszentren mit dem Praxisalltag. Es trägt zur Steigerung der Professionalität und Stärkung des Standbeins der Apotheker als Ansprechpartner in Arzneimittelfragen für Ärzte, Patienten und Pflegepersonal bei.

Ich wünsche den Autoren und dem Herausgeber des Buches, dass es das Standardwerk in der Arzneimittelinformation und ein nützlicher Begleiter im Alltag wird.

Johannes M. Metzger
Präsident der Bayerischen Landesapothekerkammer
Präsident der Bundesapothekerkammer

Vorwort

Es ist nicht genug zu wissen,
man muss es auch anwenden;
es ist nicht genug zu wollen,
man muss es auch tun!
J.W. von Goethe

Die Bereitstellung von Informationen zur Arzneimitttelanwendung gehört zu den wesentlichen Aufgaben des Apothekers. Nach § 20 der Apothekenbetriebsordnung ist der Apotheker gesetzlich verpflichtet Kunden und die zur Ausübung der Heilkunde, Zahn- oder Tierheilkunde berechtigten Personen zu informieren. Diese gesetzlichen Rahmenbedingungen kombiniert mit der Tatsache, dass unrichtige, unvollständige oder nicht rechtzeitig verfügbare Arzneimittelinformationen negative Folgen für die Qualität der medikamentösen Therapie des Patienten haben, macht die Arzneimittelinformation zu einer Aufgabe mit hoher Priorität.

Das medizinisch-pharmakotherapeutische Wissen wächst mit zunehmender Geschwindigkeit. Fachleute haben errechnet, dass man, um auf einem Gebiet »up to date« zu sein täglich 20 wissenschaftliche Publikationen lesen müsste. Bei über 60 000 verfügbaren Arzneispezialitäten ist es nahezu unmöglich, das gesamte Spektrum der Qualität, Wirksamkeit und Unbedenklichkeit ohne eine gut sortierte Literaturausstattung und hochwertige Datenbanken zu überblicken.

Ziel dieses Lehrbuches ist es, dem Leser eine Lotsenfunktion im Datenmeer der Informationen zu vermitteln. Nicht die Problemlösung von Fallbeispielen, sondern der Weg bzw. die Wege dahin stehen im Vordergrund des Buches.

Bei der Ausbildung von Pharmaziepraktikanten in der Arzneimittelinformation wurde die Idee und das Konzept zu diesem fallorientierten Buch von meinen Mitautoren Strobach, Amann und mir geboren. Das Verständnis dafür zu schulen, dass es auf eine Frage viele Antworten, aber nur eine (!) patientenspezifische geben kann sowie das strukturierte, qualitätsgesicherte Stufenkonzept zur Bearbeitung von Anfragen war unser besonderes Anliegen.

Die Stärke des Buches liegt in der problemorientierten Vermittlung des notwendigen Wissens durch ein strukturiertes Frage-/Antwort-Format. Nach der Einführung wird der Leser durch ca. 50 praxisorientierte Fallbeispiele und deren Problemstellungen geführt und in die Lage versetzt, die Lösung gezielt selber zu erarbeiten. Dieses Buch ist gleichermaßen geeignet für Studierende der Pharmazie, aber auch für das Selbststudium der bereits praktizierenden Apotheker. Wir haben versucht mit der Darstellung des gedanklichen Weges von der Erfragung des Hintergrundwissens, mit Hinweisen auf Bewertungskriterien und der Darstellung von Werkzeugen in der Arzneimittelinformation, dem Leser Anregungen für eine kritische Bewertung zu geben und damit zu einem rationalen Umgang mit Arzneimitteln beizutragen. Betrachten Sie die Aufgabe und die Verantwortung als Anwalt des Arzneimittels als Herausforderung.

Ich danke an erster Stelle den Autoren für die kompetente und disziplinierte Arbeit, Herrn Dr. Helmstädter für die verständnisvolle redaktionelle Bearbeitung und Herrn Rothfuchs für die zuverlässige Text- und Bildgestaltung.

Hinweise, Kritikpunkte und Anregungen sind mir wichtig. Zukünftige Auflagen sollen noch besser Ihren Wünsche entsprechen.

München, im Januar 2002   *Sonja Weinzierl*

1 Arzneimittelinformation als Prozess

Dorothea Strobach

LERNZIELE

In diesem Kapitel wird das systematische Vorgehen zur Beantwortung von Fragen in der Arzneimittelinformation vorgestellt. Die einzelnen Schritte vom Aufnehmen der Frage über das Recherchieren, die Datenanalyse, Übermittlung der Antwort, Follow up und Dokumentation werden diskutiert und Hinweise für ihre praktische Umsetzung gegeben.

Das Ziel dieses Kapitels ist es, den Leser in die Lage zu versetzen:
- die wesentlichen Schritte im Prozess der Arzneimittelinformation zu kennen,
- sie für eine effiziente und akkurate Arzneimittelinformation umzusetzen,
- die vier wesentlichen Teilschritte in der Aufnahme von Anfragen zu berücksichtigen,
- die Einteilung medizinischer Literatur in primäre, sekundäre und tertiäre Quellen zu verstehen und in der Recherche umzusetzen,
- Suchstrategien zu erstellen,
- eine kritische Datenanalyse und effiziente Informationsübermittlung durchzuführen,
- die Bedeutung von Follow up und Dokumentation zu begründen,
- Maßnahmen des Qualitätsmanagement zu berücksichtigen.

Einleitung

Unser Wissen über Krankheiten und ihre Behandlungsmöglichkeiten hat sich im Laufe der Geschichte vervielfacht. Weltweit werden derzeit jährlich in über 20 000 Zeitschriften mehr als 1 Million wissenschaftliche Artikel veröffentlicht [3]. Der Umgang mit dieser Informationsflut ist zu einer neuen Aufgabe geworden. Vor dem Hintergrund der wachsenden Informationsmöglichkeiten werden auch neue Anforderungen an Ärzte und Apotheker gestellt: mehr zu wissen, schneller zu wissen, weniger zu meinen und besser interdisziplinär zu kommunizieren (nach [3]).

Apotheker und Arzt haben nicht nur mit dem Arzneimittel an sich, sondern mit einer Fülle von zugehörigen Daten zu tun. Die Diskussion von Nebenwirkungen und Therapiealternativen auch in der Laienpresse führt zu vermehrten Fragen der Patients an beide Berufsgruppen. Insbesondere die Aufgabe des Apothekers hat sich in den letzten Jahrzehnten immer stärker von der Herstellung von Medikamenten hin zur Arzneimittelinformation der Patienten, Ärzte, Pflegekräfte und anderer Partner im Gesundheitswesen verlagert. Über die normale pharmazeutische Beratung hinaus gehört dazu die Bearbeitung komplexer Fragestellungen und Bereitstellung umfangreicher, durch Referenzen belegter, aufbereiteter und bewerteter Informationen zur Arzneimitteltherapie als Arzneimittelinformation im engeren Sinne [6].

In den letzten Jahren sind in verschiedenen Bundesländern Regionale Arzneimittelinformations-Zentren in Trägerschaft der Apothekerkammern entstanden. Sie stehen den Apothekern eines Kammerbereiches mit qualifizierten Kollegen und erweiterten Recherchemöglichkeiten zur Verfügung und ermöglichen eine wissenschaftlich fundierte Beantwortung patientenbezogener Fragen, die an pharmazeutisches Personal in öffentlichen Apotheken herangetragen werden.

Arzneimittelinformation im Krankenhaus hat einen hohen Stellenwert. Die Bedeutung dieses Services zeigen amerikanische Untersuchungen: das Vorhandensein eines Arzneimittelinformations-Zentrums an der Krankenhausapotheke ist mit signifikant geringeren Mortalitätsraten gegenüber Krankenhäusern ohne diesen Service verbunden [2]. Praxisorientierte Arzneimittelinformation trägt dazu bei, den Therapieerfolg zu verbessern und die Anwendung von Arzneimitteln sicherer und effektiver zu machen.

Voraussetzung dafür ist ein gutes Basiswissen über die Recherche, Aufbereitung und Weitergabe von Informationen. Dies gilt besonders vor dem Hintergrund einer schnellen Zunahme an medizinischem Wissen und verfügbaren Datenquellen. Eine Vielzahl von Recherchemöglichkeiten (Bücher, Zeitschriften, Datenbanken, Suchdienste) steht uns heute zur Verfügung. Um sich im »Informationsdschungel« besser zu orientieren ist es deshalb sinnvoll, systematisch vorzugehen. So stellt man sicher, dass alle relevanten Quellen einbezogen werden, die Suche zeitsparend gestaltet wird und man ein vollständiges und korrektes Ergebnis erhält.

Ziel dieses Kapitels ist es, den Weg zu einer effizienten und akkuraten Arzneimittelinformation zu zeigen. Die Schritte des systematischen Vorgehens und die Recherche in den verschiedenen Arten medizinischer Literatur werden dargestellt. In den Fallbeispielen am Ende des Kapitels wird die praktische Umsetzung vorgestellt und auf Besonderheiten einzelner Themengebiete eingegangen.

Der Prozess der Arzneimittelinformation lässt sich auf wenige wesentliche Schritte zusammenfassen. In der Literatur gibt es unterschiedliche Zusammenstellungen [6, 7, 8, 11], die alle ein gemeinsames Ziel verfolgen: Studenten und Anfängern auf dem Gebiet der Arzneimittelinformation eine praxisnahe Hilfe an die Hand zu geben und für die Routine die gleichbleibende Qualität des Service zu sichern. Zusammenfassen kann man das Vorgehen auf folgende Schritte:

1. Anfrage aufnehmen,
2. Recherche,
3. Datenanalyse,
4. Antwort formulieren und übermitteln,
5. Follow up,
6. Dokumentation,
7. Qualitätsmanagement.

Anfrage aufnehmen

Der Fortschritt liegt im Austausch des Wissens. (Albert Einstein)

Fragen an die Arzneimittelinformations-Stelle sind oft ad hoc nicht zu beantworten. Genaue Dosierungsvorschriften oder Informationen zur Therapie seltener Erkrankungen erfordern immer den Rückgriff auf die Literatur. So wird man sich sicher den Namen des Anfragenden notieren und festhalten, wo er für die Rückmeldung zu erreichen ist. Dass dies allein nicht ausreicht, merkt man in der Praxis sehr schnell. Genaue Empfehlungen zur Dosierung des Antibiotikums Cotrimoxazol zu geben ist z.B. unmöglich, wenn man vergessen hat nachzufragen, was für eine Infektion der Patient hat oder ob es sich um eine prophylaktische Gabe handelt.

Die Anfrage richtig zu erfassen ist sozusagen das Fundament, auf dem Stockwerk für Stockwerk die anderen Schritte der Arzneimittelinformation aufbauen. Wie ein Baumeister dafür das Gelände vermisst, gilt es auch hier, den Ausgangspunkt der Frage gut abzuklären. Helfen können dabei Anfragenerfassungsbögen, wie z.B. in Abbildung 1.1 gezeigt.

Vier Punkte sind für diesen ersten Schritt wichtig:
- Anfragenden einordnen,
- Hintergrundinformationen erfragen,
- Frage klassifizieren,
- Frage exakt formulieren und verstehen.

Anfragenden einordnen

Genaue Informationen zum Anfragenden helfen zu einer schnellen Einschätzung, wie umfassend, detailliert und auf welchem fachlichen Niveau eine Antwort erwartet wird.

Erster Anhaltspunkt ist die *Berufsgruppe*. Die verwendete Terminologie und der Bezug auf wissenschaftliche Literatur wird sich z.B. danach richten, ob ein Patient oder ein Arzt über den Wirkungsmechanismus eines Arzneimittels informiert werden möchte.

Auch die *Fachrichtung* ist ein wichtiger Orientierungspunkt. Krankenschwestern einer Intensivstation sind mit Fragen zur Kompatibilität von Infusionslösungen im Allgemeinen besser vertraut, als z.B. Pfleger einer psychiatrischen Ambulanz. Genauso werden einem Internisten sicher die

Anfragenerfassungsbogen

Datum: Anfragender   Apotheke/Klinik/Einrichtung

Tel.:   Fax.:   Funk: E-Mail:

Bis wann?   sofort   ❏   bis _____ ❏

            heute bis _____ h ❏   eilt nicht   ❏

Patient:

Name: Alter:

Geschlecht: Gewicht: Diagnose:

Besonderheiten: (Leber-/Niereninsuffizienz, parenterale Ernährung, Diabetes, Allergie …)

Medikation:

Frage:

Suchstrategie:

Bearbeitet von:

Abb. 1.1: Beispiel eines Anfragenerfassungsbogens

neuesten Empfehlungen zum Einsatz von Betablockern bei Herzinsuffizienz bekannt sein, während man in der Antwort an den Chirurgen zusätzlich auf die Therapieleitlinien der Fachgesellschaften verweisen wird.

Hintergrundinformationen erfragen

Jeder Anfragende formuliert das Problem aus seiner eigenen Gedankenwelt heraus. Er wird dabei nur die Dinge erwähnen, die ihm im Moment wichtig sind. Oft wird auch nur ein Problem ganz allgemein geschildert, ohne zu erwähnen, dass bereits ein konkreter Fall vorliegt. Wir brauchen Hintergrundinformationen, um die Frage wirklich so genau wie möglich fassen, verstehen und beantworten zu können.

Eine Antwort zu geben, ohne dass die notwendigen Hintergrundinformationen vorliegen, ist gefährlich. Arzneimittel werden oft in verschiedenen Indikationen mit stark abweichender Dosierung verwendet bzw. die Dosierung kann bei eingeschränkter Organfunktion sehr unterschiedlich sein. Konkrete Angaben sind hier nur mit Kenntnis der genauen Patientensituation möglich.

Alle relevanten Hintergrundinformationen mit zu erfassen ist natürlich besonders wichtig, wenn die Frage zur Beantwortung weitergegeben wird, so z.B. von öffentlichen Apotheken an die Regionalen Arzneimittelinformations-Zentren. Der eigentliche Bearbeiter hat keine Möglichkeit mehr, sich selbst noch nach Daten zu erkundigen. Fehlen wesentliche Angaben über die Medikation und die Grunderkrankung eines Patienten, ist es beispielsweise schwierig, Aussagen über eine mögliche Nebenwirkung zu treffen.

Nachfragen müssen immer in einer höflichen und aufgeschlossenen Art erfolgen. Dazu gehört die eindeutige Erklärung, wozu die zusätzlichen Informationen benötigt werden. Der Gesprächspartner muss wissen, dass die Antwort auf seine Frage um so genauer wird, je mehr Fakten dazu bekannt sind. Die zusätzlichen Informationen können unterschiedlich ermittelt werden: auf direktem Weg vom Gesprächspartner, aus der Patientenakte im Krankenhaus oder über die Kundenkarteien in der öffentlichen Apotheke.

Die relevanten Hintergrundinformationen zu ermitteln bedeutet aber vor allem eins: *wissen, wonach man fragen muss.* Welche Zusatzinformationen im Einzelnen wichtig sind, hängt wesentlich vom Themengebiet ab. Dazu kommt die Unterscheidung, ob es sich um ein patientenspezifisches Problem oder rein akademisches Interesse handelt. Wozu soll die gegebene Information verwendet werden? Welche Entscheidungen werden auf der Basis der Informationen getroffen? Die Antwort auf die allgemeine Frage »Dosierung eines niedermolekularen Heparins« wird bei einer patientenspezifischen Situation ganz anders ausfallen, als zur Erstellung von Therapieleitlinien für die Klinik.

Wichtig zu wissen ist ebenfalls, wo vielleicht schon recherchiert wurde. Die vom Fragesteller dort gewonnene Information kann als Ausgangspunkt der eigenen Suchstrategie dienen. Das entbindet uns aber nicht davon, in den gleichen Medien nochmals zu suchen – schließlich muss richtiges Recherchieren gelernt sein.

Frage klassifizieren

Für Anfragen der Arzneimittelinformation gibt es eine Reihe typischer Themengebiete. Das Klassifizieren nach dem Thema hilft bei der Ermittlung der relevanten Hintergrundinformationen und beim Erstellen der Suchstrategie. Durch die Zuordnung auf ein Themengebiet können für eine gezielte Recherche schnell und sicher die Medien ausgewählt werden, die Informationen in erforderlicher Breite und Tiefe versprechen. Eine Übersicht typischer Themengebiete der Arzneimittelinformation ist in Tabelle 1.1 zusammengestellt.

Fragen können mehrere Gebiete umfassen und während ihrer Bearbeitung muss man sich immer überlegen, ob man auch alle Teilaspekte berücksichtigt hat. Ein Beispiel ist die Anfrage zur aktiven Hepatitis-B-Impfung eines Patienten unter immunsuppressiver Therapie nach Nierentransplantation. Verschiedene Teilfragen müssen geklärt werden: Ist die Impfung bei dieser Personengruppe kontraindiziert? Müssen auf Grund der Immunsuppression die Dosierung oder das Impfschema angepasst werden? Wie ist die Ansprechrate bei dieser Personengruppe? Ist mit verstärkten lokalen oder systemischen Impfreaktionen zu rechnen? Die Anfrage umfasst also mindestens die drei Themen Kontraindikation, Dosierung und Nebenwirkungen.

Die Anfrage zu klassifizieren und Hintergrundinformationen zu erfassen sind zwei Schritte, die ständig ineinander übergreifen. Durch neu erfragte Details lässt sich das Problem besser thematisch einordnen und es können gezielt weitere Fragen gestellt werden.

Tab. 1.1: Übersicht zu Themen der Arzneimittelinformation

Alternative Therapie / Phytotherapie	Neue Arzneimittel / Klinische Forschung
Applikationstechnik	Pharmakokinetik
Arzneimittelauswahl	Pharmakologie
Ausländische Arzneimittel	Pharmakoökonomie/Kosten
Dosierung	Schwangerschaft und Stillzeit
Ernährung	Sucht/Drogen
Galenik	Toxikologie
Interaktion	Verfügbarkeit und Zulassung
Kompatibilität und Stabilität	
Kontraindikation	
Nebenwirkungen (UAW = unerwünschte Arzneimittelwirkung)	

In Tabelle 1.2 sind beispielhaft für einige Themengebiete Punkte aufgeführt, die als Hintergrundinformationen erfragt werden müssen. Dieses
Schema darf man nicht starr anwenden, sondern muss es auf die jeweilige
Situation übertragen. Geht es nur um die Frage, was ein Medikament kostet, brauche ich in der Regel keine Informationen zur Nierenfunktion des
Patienten. Dagegen kann die kurze Frage, ob man ein Medikament über
einen Bakterienfilter laufen lassen darf, durch Rückfragen zur Kompati-
bilitätsprüfung eines ganzen Infusionsplanes führen.

Tab. 1.2: Beispiele für Fragen zu Hintergrundinformationen nach Themengebieten

Arzneimittelauswahl
● Diagnose, therapeutisches Ziel
● Weitere Erkrankungen, Allergien, frühere UAW's
● Alter, Geschlecht, Gewicht, Größe
● Leber- und Nierenfunktion
● Weitere Medikation incl. Selbstmedikation
● Einschätzung der Patientencompliance

Dosierung, Pharmakokinetik
● Indikation und Grunderkrankung
● Alter, Geschlecht, Gewicht, Größe
● Leber- und Nierenfunktion
● Applikationsweg
● Weitere Krankheitszustände mit Einfluss auf Dosierung (Aszites, Ödeme, Ka-
  chexie ...)
● Weitere Medikation
● Bisherige Dosierung
● Serumspiegel mit Abnahmezeitpunkt

Interaktion
● Vorliegen einer Interaktion vermutet oder vorbeugende Auskunft?
● Was genau beobachtet?
● Zeitlicher Zusammenhang
● Derzeitige Medikation mit Dauer der Einnahme, Dosierung, Indikation, Appli-
  kationsart
● Selbstmedikation, Phytopharmaka, Vitamine usw.?
● Weitere Erkrankungen, bekannte Allergien

Kompatibilität und Stabilität
● Applikationsart (oral, Magensonde, parenteral, peripher- oder zentralvenös,
  ein- oder mehrlumiger Zugang ...)
● Art und Zeitdauer des Kontakts zwischen den Arzneimitteln
● Verwendete Lösungen und Zusätze
● Verwendete Materialien (Glas, Plastik, Filter)
● Arbeitsweise aseptisch? (Laminar Air Flow)
● Lagerungsbedingungen (Temperatur, Licht...)

Fortsetzung nächste Seite

Fortsetzung Tab. 1.2:

Nebenwirkung (UAW = unerwünschte Arzneimittelwirkung)
- UAW beobachtet oder vorbeugende Auskunft?
- Welche Symptome beobachtet? Wann? Wie lange?
- Derzeitige Medikation incl. Selbstmedikation mit Dauer der Einnahme und Dosierung
- Erkrankungen, Allergien, frühere UAW's
- Alter, Geschlecht, Gewicht
- Leber- und Nierenfunktion
- Bisherige Gegenmaßnahmen

Neue Arzneimittel/Klinische Forschung
- Akademisches Interesse oder patientenbezogene Anfrage?
- Diagnose, Indikation, therapeutisches Ziel
- Woher stammt schon bekannte Information?
- Warum Einsatz gewünscht?

Schwangerschaft und Stillzeit
- Auskunft vor oder nach erfolgter Arzneimittelanwendung?
- Welches Arzneimittel? In welcher Dosierung?
- Dauer der Einnahme
- Stadium der Schwangerschaft bzw. Alter des Säuglings
- Schwere der Erkrankung, Indikation, therapeutische Ziele
- Leber- und Nierenfunktion
- Weitere Erkrankungen, Allergien

Frage exakt formulieren und verstehen

Mit den genauen Informationen über Hintergrund und Thema der Frage kann diese neu formuliert werden. War die ursprünglich gestellte Frage die richtige? Was will der Anfragende wirklich wissen? Was muss er wissen? Wozu wird die Information verwendet? Um ganz sicher zu sein, dass sich die beiden Gesprächspartner richtig verstanden haben, sollte man abschließend die Frage noch einmal ausdrücklich zusammenfassen.

Zusätzlich muss geklärt werden, wie eilig die Anfrage ist und auf welchem Weg die Antwort erfolgen soll. Für die Zeitplanung ist zu berücksichtigen, mit welchem Rechercheaufwand zu rechnen ist. Kategorien für die Dringlichkeit können z.B. sein: sofort, heute, 1 bis 3 Tage, 1 Woche, eilt nicht. Diese Einteilung ist auch wichtig, um eingehende Fragen entsprechend ihrer Priorität abzuarbeiten. Zum vereinbarten Zeitpunkt muss unbedingt eine Rückmeldung erfolgen, auch wenn noch kein vollständiges Ergebnis vorliegt. Eine Vorabinformation mit dem Hinweis auf die noch ausstehenden Daten gibt dem Anfragenden bereits eine Orientierung.

Mit dem Fragesteller muss genau geklärt werden, wie umfangreich und detailliert eine Antwort erfolgen soll. Zu wenig Information kann die Therapie des Patienten negativ beeinflussen und vermittelt ein wenig fachkompetentes Bild des Arzneimittelinformations-Service. Zu viel an Informationen verwirrt den Adressaten und kostet unnötig Zeit.

Recherche

Recherchieren bedeutet, die Informationen zur vollständigen Beantwortung der Anfrage zusammenzustellen. Damit dies erfolgreich und zeitsparend geschieht, wird gezielt vorgegangen. Die Recherche beginnt also mit der Entwicklung einer Suchstrategie. Ausgehend von der thematischen Zuordnung der Frage werden Literaturquellen ausgewählt und entsprechend ihrer Priorität aufgesucht. So stellt man sicher, dass man nicht nur auf die sofort verfügbaren oder erinnerten Quellen zurückgreift, sondern wirklich sinnvoll sucht.

Medizinische Informationsquellen werden nach ihrer Art und Aktualität in primäre, sekundäre und tertiäre Literatur unterteilt (Abbildung 1.2).

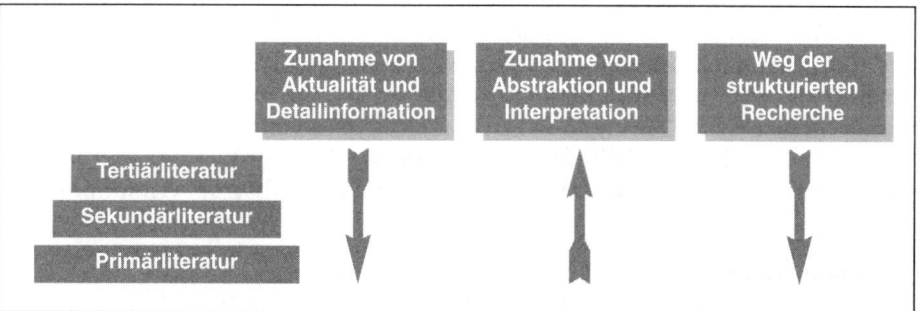

Abb. 1.2: Charakterisierung medizinischer Literatur

Primärliteratur

Primärliteratur umfasst Originalpublikationen, d.h. Studien, Fallberichte, Editorials, Lesermeinungen (letters to the editor) aus wissenschaftlichen Zeitschriften, auch unpublizierte Daten. Sie ist sozusagen die Basis der wissenschaftlichen Literatur, denn auf ihr bauen sekundäre und tertiäre Quellen auf. Primäre Literatur stellt die aktuellste Informationsquelle dar, ein entscheidender Vorteil. Positiv ist ebenfalls, dass Originalpublikationen eine detaillierte Beschreibung von Studiendesign, Methoden und Ergebnissen umfassen und es so dem Leser ermöglichen, sich selbst ein Bild anhand der Daten zu schaffen. In Originalpublikationen sind selbst Einzelinformationen ersichtlich, z.B. ein genaues Dosierungsschema oder das Alter der Patienten. In der Regel ist über die Angaben der Originalpublikationen auch ein Kontakt zum Autor möglich, dies kann im Einzelfall sehr hilfreich sein.

Primärliteratur weist als Informationsquelle aber auch eine Reihe von Nachteilen auf. Sie liefert keinen Überblick über ein Thema und bei Einengung der Recherche nur auf Originalpublikationen besteht die Gefahr, dass kontroverse Daten übersehen werden. Der Autor einer Veröffentlichung schreibt zudem immer aus seiner persönlichen Sicht und so kann sich ein einseitiges Bild ergeben. Das Lesen und Auswerten klinischer Studien erfordert Übung und ist zeitaufwändig.

Die Qualität von Originalpublikationen ist manchmal schwer einzuschätzen. Zur Orientierung kann das Renommee der Zeitschrift herangezogen werden und ob diese mit einem Peer-Review-System arbeitet. Das bedeutet, dass bereits vor der Veröffentlichung die Artikel von einem oder mehreren Experten auf dem Gebiet kritisch gelesen werden, die eine Empfehlung abgeben, ob sie für die Publikation geeignet sind.

Ein weiterer Nachteil ist der oft eingeschränkte Zugang zur Originalliteratur. Die Bestellung über Bibliotheken oder Online-Lieferdienste kostet Zeit und Geld. Viele Zeitschriften sind heute auch im Internet verfügbar, aber kostenpflichtige Seiten setzen auch hier eine Grenze.

Die Weitergabe von Informationen allein auf der Basis des Abstracts, also der Zusammenfassung eines wissenschaftlichen Artikels, ist problematisch und sollte unterbleiben. Ein Abstract ist nur eine Kurzdarstellung, wesentliche Punkte können fehlen, manchmal sind sogar fehlerhafte Angaben enthalten. Ist der Volltext nicht verfügbar, muss unbedingt darauf hingewiesen werden, dass die zitierten Daten nur dem Abstract entstammen.

Sekundärliteratur

Sekundärliteratur umfasst Indexierungs- und Abstractdienste, die zur systematischen, themenbezogenen Suche nach Literatur verwendet werden können. Zur Sekundärliteratur zählen auch Reviews und Übersichtsrubriken in Zeitschriften (»wissenschaftlicher Pressespiegel«). Sekundärliteratur gibt eine *Auswahl publizierter Literatur für ein Spezialgebiet* wieder. Durch die Vorauswahl ist bereits eine *Wertung der verfügbaren Informationen* erfolgt.

In Index- und Abstractsystemen wird themenbezogen Literatur mit bibliografischen Angaben und Schlagwörtern bereitgestellt. Durch eine kurze Zusammenfassung (das Abstract der Originalveröffentlichung oder ein Abstract des Bearbeiters) kann man sich über den Inhalt der Publikation ein Bild machen, ohne sie bereits vorliegen zu haben. Die Systeme ermöglichen die themenbezogene Suche und das Auffinden relevanter Originalpublikationen.

Sekundärliteratur ist in unterschiedlichen Formen verfügbar, so als Druckversion (z.B. »Pharmascript«) , CD-ROM (REACTIONS, EMBASE) oder Online-Datenbank (PubMed, TOXLINE). Genaue Informationen zum Umgang mit den elektronischen Medien werden in den nachfolgenden Kapiteln gegeben.

Berücksichtigen muss man für die Suche in sekundären Quellen ihre thematische Ausrichtung, z.B. auf mehr medizinische oder mehr pharmazeutische Themen. Daneben ist auch die Anzahl, Art (z.B. nur klinisch oder auch experimentell) und Sprache (z.B. nur englisch) der erfassten Literatur von Interesse. Je nach Schwerpunkt werden unterschiedliche Zeitschriften in den einzelnen Systemen erfasst, die Auswahl kann auf verschiedenen Gebieten überlappen. Hinweise zur Auswahl sekundärer Quellen sind in die Fallbeispiele dieses Kapitels eingeschlossen.

Vorteil der Sekundärliteratur ist der schnelle, umfassende Zugriff auf themenbezogene Informationen. Nachteilig ist eine gewisse zeitliche Verzögerung gegenüber der Primärliteratur. Für die Einordnung der Informationen muss man immer bedenken, dass bei der Sekundärliteratur eine Vorauswahl und Wertung stattgefunden hat. Die Recherche muss deshalb in den thematisch richtigen Sekundärquellen erfolgen und darf sich nicht nur auf ein System beschränken. Wesentliche Informationen können sonst übersehen werden.

Tertiärliteratur

Tertiärliteratur umfasst Lehrbücher, Sachbücher, Nachschlagewerke und allgemeine Übersichtsarbeiten. Sie gibt einen Überblick zum Thema und bietet Informationen in logischer und konzentrierter Aufbereitung. Sie beinhaltet sozusagen das etablierte Wissen als destillierte Essenz aus der Primärliteratur und kann praktische Erfahrungen einschließen. Der Umgang mit tertiären Quellen ist einfach, technische Voraussetzungen sind in der Regel nicht notwendig.

Tertiärliteratur ist das Schlusslicht auf der Skala der Aktualität. Informationen aus Büchern weisen eine Verzögerung um mindestens zwei bis drei Jahre auf [12]. Um so wichtiger ist es, immer auf die aktuellste Ausgabe zurückzugreifen. Andere Nachteile sind die durch den Autor getroffene Auswahl an Informationen, die Darstellung der Fakten vor dem Hintergrund seiner eigenen Meinung und die Verkürzung von Themen auf Grund des limitierten Umfangs. Informationen in tertiärer Literatur haben also eine noch stärkere Auswahl und Wertung erfahren.

Auch bei der Tertiärliteratur darf man sich nie auf nur eine Quelle verlassen. Zur Einschätzung der Qualität tertiärer Literatur lohnt sich ein Blick auf die zitierten Referenzen. Häufig wird man dabei feststellen, dass die genaue Angabe von Quelle und Stand der Information fehlt. Verfolgt man den Ursprung einzelner Informationen in tertiärer Literatur wird oft deutlich, dass sie sozusagen »voneinander abgeschrieben« sind. Das ist wichtig zu berücksichtigen: Eine Vermutung über den Wirkmechanismus eines Arzneistoffes wird nicht sicherer, wenn sie an drei Stellen steht, die sich alle auf die gleiche Originalarbeit beziehen oder sogar sich gegenseitig zitieren.

Strukturierte Suche

Bei der strukturierten Suche geht man vom Allgemeinen zum Speziellen vor. Beginnend mit der Tertiärliteratur verschafft man sich einen Überblick zum Thema. Die Referenzen und die sekundären Quellen führen weiter zu spezifischeren Angaben. Anschließend wird gezielt auf relevante Primärliteratur zurückgegriffen (Abbildung 1.2). Wie weit dieser Weg beschritten wird hängt davon ab, wie detailliert Informationen benötigt werden.

Aus der thematischen Klassifizierung kann man ableiten, in welchen tertiären Quellen eine Recherche sinnvollerweise beginnt und welche weiteren Medien für die tiefere Suche geeignet sind. Zum Beispiel wird man für eine Anfrage zu Nebenwirkungen die Fachinformation und Quellen wie »AHFS Drug Information« und »Arzneimittelneben- und -wechselwirkungen« konsultieren. Anhand der dort ermittelten Angaben und der Art der Frage entscheidet man über das weitere Vorgehen: Kann die Frage bereits ausreichend beantwortet werden? Sind weitere Informationen notwendig? Ist zweiteres der Fall, schließt sich die Suche in Indexdatenbanken wie SEDBASE, REACTIONS und MEDLINE an. Diese führen zur Originalliteratur mit Einzelinformationen, z.B. dem genauen zeitlichen Verlauf einer Nebenwirkung.

Im Kapitel 2 sind tertiäre Informationsquellen nach Themengebieten aufgeführt, die in den Fallbeispielen am Ende der Kapitel 1 und 2 intensiver vorgestellt werden. Medizinisch-pharmazeutische Datenbanken werden im Kapitel 4 ausführlich erläutert. Das für die Recherche in Datenbanken notwendige Know-how vermittelt Kapitel 3.

Ergänzend zu den bisher beschriebenen Recherchemöglichkeiten können je nach Fragestellung weitere Informationsquellen wichtig sein. Dazu gehören die Suche im Internet oder der Kontakt zu Fachgesellschaften, Experten und zum Arzneimittelhersteller. Potenziale und Einschränkungen der Recherche im Internet werden im Kapitel 5 diskutiert.

Die beschriebene Suchstrategie von der tertiären Übersichtsliteratur hin zur detaillierten Primärliteratur muss man in der Praxis flexibel handhaben. Für sehr spezielle Informationen, z.B. Arzneistoffe in vorklinischer Entwicklung, kann gleich der Rückgriff auf Literaturdatenbanken notwendig sein. Andere Fragestellungen können den Beginn mit einer Internetrecherche erforderlich machen, z.B. wenn nähere Informationen zu Themen der Laienpresse gewünscht sind. Bestimmt wird der Weg vom eigenen Vorwissen, der Erfahrung und der jeweiligen Fragestellung.

Niedergelassenen Apothekern stehen mit den Regionalen Arzneimittelinformationszentren ihrer Kammerbereiche zusätzlich wichtige Recherchemöglichkeiten zur Verfügung. Sie bieten weiterführende Informationen bei komplexen, arzneimittelbezogenen Fragestellungen, die nicht mit der apothekenüblichen Literatur beantwortet werden können. Anfragen werden in der Regel schriftlich an die je nach Kammerbereich zuständige

Stelle gerichtet und meist mündlich und schriftlich beantwortet. Die Fax-formblätter können bei der zuständigen Apothekerkammer bezogen wer-den. Die Bearbeitung erfolgt durch in der Arzneimittelinformation erfah-rene Kollegen unter Einbeziehung umfassender Datenbanken, die für die einzelne Apotheke finanziell nicht tragbar wären, und einer Recherche in nationaler und internationaler Literatur. Die Nutzung dieses zukunftswei-senden Services bietet jeder Apotheke die Möglichkeit, ihre eigenen Re-cherchemöglichkeiten stark zu erweitern. Tabelle 1.3 zeigt eine Auflistung der Regionalen Arzneimittelinformationszentren nach Bundesländern.

Tab. 1.3: Regionale Arzneimittelinformationszentren

Bundesland	Einrichtung	Kontakt (Fax; E-Mail)
Baden-Württemberg	Aufteilung in 10 dezentrale Informa-tionsstellen; Auskunft über zuständi-ge Stelle bei Landesapothekerkammer	07 11 / 9 93 47 43
Bayern	Apotheke des Klinikums der Universität Regensburg	09 41 / 9 44 57 38; am-info@klinik. uni-regensburg.de
Berlin	Apotheke des Unfallkrankenhauses Berlin	030 / 56 81 15 03
	Apotheke der Zentralklinik Emil v. Behring	030 / 80 02 23 18
	Apotheke im Klinikum Am Urban	030 / 69 72 64 05
Brandenburg	Landesapothekerkammer Brandenburg	03 31 / 8 88 66 20; kammer@lakbb.de
Bremen	Apothekerkammer Bremen	04 21 / 17 09 18; geschaeftsstelle@ ak-bremen.aponet.de
Hamburg	Apotheke der Universitätsklinik Eppendorf	040 / 4 28 03 45 93
Hessen (nach PLZ)	Hof-Apotheke Bad Homburg (3, 5, 68, 69 …)	0 61 72 / 92 42 11
	Apotheke der Dr.-Horst-Schmidt-Kliniken Wiesbaden (61–65 …)	06 11 / 43 26 80
Mecklenburg-Vorpommern	Apothekerkammer Mecklenburg-Vorpommern	03 85 / 5 92 54 12; ApothekerkammerMV @t-online.de
Niedersachsen	Apothekerkammer Niedersachsen	05 11 / 3 90 99 35; info@ apothekerkammer-nds.de

Fortsetzung nächste Seite

Fortsetzung Tab. 1.3:

Bundesland	Einrichtung	Kontakt (Fax; E-Mail)
Nordrhein	Weiterleitung an zuständige RegioInform-Stelle	0 800 / 4 34 32 22
Rheinland-Pfalz (nach ehem. Regierungsbezirken)	Apotheke des Klinikums der Universität Mainz (Koblenz, Trier)	0 61 31 / 17 55 25; apounimz@mail. uni-mainz.de
	Apotheke der Berufsgenossenschaftlichen Unfallklinik Ludwigshafen (Rheinhessen-Pfalz)	06 21 / 68 10 26 06
Saarland	Apothekerkammer des Saarlandes	06 81 / 5 84 06 20; geschaeftsstelle@ apothekerkammer-saar.de
Sachsen	Sächsische Landesapothekerkammer	03 51 / 26 39 35 00; sekretariat@slak.de
Sachsen-Anhalt	Apothekerkammer Sachsen-Anhalt	03 91 / 6 09 04 35; dklauck@aksa.aponet.de
Schleswig-Holstein	Apothekerkammer Schleswig-Holstein	04 31 / 5 79 35 20; geschaeftsstelle@ ak-sh.aponet.de
Thüringen	Apothekerkammer Thüringen	03 61 / 2 44 08 69; amino@lak-thueringen.de
	Apotheke im Klinikum der Universität Jena	0 36 41 / 93 20 55; AM-Info@med-uni-jena.de
Westfalen-Lippe (nach Regierungsbezirk)	Apotheke des Prosper-Hospitals	0 23 61 / 5 95 12; apotheke@Prosper-Hospital.de
	Zentrum für Krankenhauslogistik und Klinische Pharmazie Brüder-krankenhaus St. Joseph Paderborn	0 52 51 / 7 02 22 22; www.pamiz.de

Datenanalyse

> *Alles was lediglich wahrscheinlich ist, ist wahrscheinlich falsch.*
> *(Descartes)*

Nach der Recherche müssen die gewonnenen Informationen geordnet, analysiert und interpretiert werden. Dabei herrscht eine klare Priorität für »harte Fakten«. Wissenschaftlich erwiesene Daten und Studienergebnisse stehen in der Aussagekraft an erster Stelle, Meinungen und Überlegungen dagegen sind eben nicht bewiesen. In der Wertung ist die Aussagekraft der einzelnen Informationen und die Qualität der Quellen deshalb immer zu berücksichtigen. Für die Einordnung von Informationen spielen die Prinzipien der Evidenzbasierten Medizin und Leitlinien der Fachgesellschaften eine Rolle. Evidenzbasierte Medizin (EBM) bedeutet, dass diagnostische und therapeutische Maßnahmen auf der Basis ihrer in Studien nachgewiesenen Wirksamkeit eingesetzt werden. Die Leitlinien der Fachgesellschaften berücksichtigen die Prinzipien der EBM und stellen die Praxisempfehlungen für Diagnostik und Therapie auf dem derzeitigen Stand des medizinischen Wissens dar.

Die Beurteilung von Studien ist eine sehr anspruchsvolle Aufgabe. Für die Aussagekraft von Studien sind eine ganze Reihe von Faktoren entscheidend, wie die Art der Studie (z.B. Kohorten-Studie, Fall-Kontroll-Studie), die Fallzahl (n), retrospektive oder prospektive Datenerfassung u.v.m. In Kapitel 7 wird die Beurteilung klinischer Studien ausführlich diskutiert.

Bei der Bearbeitung von Anfragen ergeben sich thematische Ergänzungsfragen, die man in der Recherche und Auswertung berücksichtigen muss. Bei einer Nebenwirkung ist nicht nur wichtig, ob sie für den Arzneistoff schon einmal beschrieben wurde. Darüber hinaus ist z.B. auch von Interesse, ob der Effekt dosisabhängig ist oder nur in bestimmten Risikogruppen auftritt. Auf thematische Zusatzfragen, die in die Bearbeitung der Anfrage einfließen müssen, wird in den Fallbeispielen eingegangen.

Auf Anfragen an die Arzneimittelinformation gibt es meist keine direkte, allgemeingültige »Antwort«. Oft müssen verschiedene Informationen zusammengeführt und auf den speziellen Fall hin ausgewertet werden. Dazu gehört auch die Darstellung kontroverser Studienergebnisse oder Fachmeinungen.

Arzneimittelinformation endet nicht mit dem bloßen Aufzählen von Fakten. In der Regel wird eine Empfehlung oder ein Fazit für den konkret vorliegenden Fall erwartet. Dies muss sich logisch aus den präsentierten Fakten ableiten, eindeutig und nachvollziehbar sein. Persönliche Erfahrungswerte und Meinungen des Beantwortenden können mit eingehen, sie müssen aber eindeutig als solche gekennzeichnet sein. Der Verantwortung einer Empfehlung sollte man sich immer bewusst sein. Es geht auch nicht um das Formulieren einer Empfehlung um jeden Preis: Sind in der Literatur nur widersprüchliche oder keine Daten zu finden, dann muss man das auch genau so mitteilen.

Antwort formulieren und übermitteln

Die Weitergabe der Informationen kann auf unterschiedlichem Wege erfolgen. Für die Beantwortung von Anfragen wird oft eine mündliche oder persönliche Erstinformation mit einer ausführlichen schriftlichen Zusammenfassung kombiniert. Dadurch können Informationen einerseits schnell zur Verfügung gestellt werden, andererseits sind sie durch Referenzen belegt, nachvollziehbar und dokumentiert.

Zu Beginn der Antwort sollte man die Frage noch einmal wiederholen, damit der Gesprächspartner sich genau auf das Thema konzentrieren kann. Anschließend werden die ermittelten Fakten, die Empfehlung oder das Fazit, die in der Recherche konsultierten Stellen und die Referenzen mitgeteilt. Alle relevanten Daten sollten im Original zur Verfügung gestellt werden. Die Informationen müssen eine klare Antwort auf die Frage geben und ebenfalls abdecken, was der Anfragende zur Umsetzung wissen muss.

Die genaue Angabe von Suchstrategie und Quelle der präsentierten Daten ist für den Anfragenden wichtig, um sich ein Bild über die Aussagekraft der Informationen zu machen und eventuell weitere Details zu recherchieren.

Es ist für die Qualität der Arzneimittelinformation entscheidend, das reale Suchergebnis weiterzugeben. »Es konnten keine Daten zur Anwendung des Arzneistoffes in der Stillzeit ermittelt werden« ist eine wichtige Aussage. Auf keinen Fall darf daraus aber geschlossen werden, dass die Anwendung in der Stillzeit unbedenklich ist.

Arzneimittelinformation erfüllt nur ihren Zweck, wenn sie auch effektiv weitergegeben wird. Jede mündliche und schriftliche Antwort muss in logischer und verständlicher Weise präsentiert werden. Besonders wichtig ist es, die Antwort in der Sprache und auf dem fachlichen Niveau des Adressaten zu formulieren. Die Präsentation von Informationen wird im Kapitel 9 ausführlich diskutiert.

Follow up

Nachdem eine Anfrage beantwortet wurde, kann es nicht heißen »aus den Augen aus dem Sinn«. Es ist aus unterschiedlichen Gründen wichtig, sich für die weiteren Entwicklungen zu interessieren. Wie wurde die Information verwendet? Welchen Einfluss auf die Therapie des Patienten hatte die Antwort? Wurde das wirkliche Informationsbedürfnis getroffen? War der Umfang der Antwort passend? Wurde die Information klar und logisch präsentiert? Wo sind zusätzliche Fragen entstanden? Das Nachverfolgen einer Anfrage gibt also Auskunft über die Qualität der Antwort. Zusätzlich können Fragen, die sich aus der geänderten therapeutischen Situation ergeben, gleich aufgegriffen werden. Nicht zuletzt erhält man so die Möglichkeit, neue Erfahrungen aus der Praxis zu gewinnen.

Zum Follow up gehört auch das Bereitstellen von Informationen, auf die man nachträglich gestoßen ist. Erscheint beispielsweise in der aktuellen Literatur ein Bericht über eine seltene Nebenwirkung, zu der man vor kurzem eine Anfrage hatte, sollte die entsprechende Literaturstelle noch nachgereicht werden.

Dokumentation

Dokumentation hat oft das Image einer lästigen und trockenen Angelegenheit. In der Arzneimittelinformation gibt es drei wichtige Gründe, Dokumentation durchzuführen [12]:
- rechtliche Erwägungen,
- Rechtfertigung der personellen und finanziellen Mittel,
- Datenbasis für zukünftige Anfragen.

Beziehen sich die ersten beiden Punkte mehr auf grundsätzliche Fragen, so wird durch den dritten Punkt klar, dass eine gute Dokumentation viel Zeit und Arbeit sparen kann und damit von unmittelbarem Nutzen für den Informationsservice ist. Einmal aufwändig recherchierte Daten stehen für spätere Anfragen sofort zur Verfügung.

Dokumentation kann auf unterschiedliche Art erfolgen, am einfachsten in Papierform. Mehr Möglichkeiten bieten EDV-gestützte Systeme, die z.B. das schnelle Suchen über Schlagwörter und verschiedene statistische Auswertungen ermöglichen. Neben selbst aufgebauten Systemen wie Access-Datenbanken stehen inzwischen dafür auch speziell erstellte, internetfähige Datenbanken zur Verfügung [4, 5].

Einige grundsätzliche Dinge sollten immer dokumentiert werden. Dazu gehören neben dem Datum die Angaben zum Fragesteller (Name, Einrichtung, Telefon), der Bearbeiter, die Frage und die Antwort selbst. Darüber hinaus sollten festgehalten werden: Suchstrategie, Referenzen, mitgesandte Literatur, Zeitaufwand, thematische Klassifizierung der Anfrage, Kommunikationsweg, Follow up.

Qualitätsmanagement

Arzneimittelinformation muss richtig, vollständig, verständlich und rechtzeitig weitergegeben werden [6]. Die Antwort auf eine Interaktionsanfrage darf nicht unter der Tagesform des Bearbeiters im Recherchieren und Formulieren leiden, denn auf der Basis seiner Informationen können wichtige therapeutische Entscheidungen fallen.

Eine gleichbleibend hohe Qualität muss in der Arzneimittelinformations-Stelle »organisiert« werden. Eine strukturierte Arbeitsweise, die die einzelnen Schritte aus dem Prozess der Arzneimittelinformation umsetzt, ist dafür wesentlich. Für Apotheken, die im Sinne eines Arzneimittelinformations-Zentrums arbeiten, wurde im Jahr 2000 der Vorschlag für eine »Leitlinie für die Arzneimittel-Information« erstellt [6]. Ziel dieser Leitlinie ist es, einen Qualitätsstandard zu definieren und seine Umsetzung mittels eines strukturierten Vorgehens zu beschreiben.

Verschiedene Maßnahmen sind für die Umsetzung einer guten Qualität wichtig. Dazu zählt das Gegenlesen jeder schriftlichen Antwort (Vier-Augen-Prinzip), die retrospektive Prüfung einzelner Anfragen und die Teilnahme an Ringversuchen.

Zum Qualitätsmanagement gehört ebenfalls die Auswertung von Rückmeldungen. Über die spontane Erfassung im Rahmen des Follow up hinaus ist die Durchführung von Kundenbefragungen ein wichtiges Instrument. Die wahren Informationsbedürfnisse des Anfragenden und eine Kritik der gegebenen Antwort lassen sich auf diese Weise gut ermitteln.

Zur Sicherung der Qualität ist auch ein Vorgehen im Falle einer falschen Auskunft festzulegen. Dazu gehört es selbstverständlich, die betroffenen Personen so schnell wie möglich zu informieren. Auf welchem Wege dies am besten erfolgt, hängt von den jeweiligen Gegebenheiten ab und sollte für den »Ernstfall« bekannt sein.

Wie in diesem Kapitel dargestellt wurde, setzt sich der Prozess der Arzneimittelinformation aus einer Kette einfacher, aber wichtiger Schritte zusammen. Der wesentliche Punkt ist eine strukturierte Vorgehensweise, die sicherstellt, dass Informationen umfassend, akkurat und logisch mit der erforderlichen Detailliertheit bereitgestellt werden. Die Theorie wird wie überall durch Praxis und Erfahrung erst vervollständigt. In den nachfolgenden Fallbeispielen wird für unterschiedliche Themengebiete der Arzneimittelinformation die praktische Umsetzung des systematischen Vorgehens gezeigt.

FALLBEISPIELE

Die einzelnen Praxisbeispiele setzen sich mit einem oder mehreren Themenkomplexen auseinander. Ziel dieser Übungsaufgaben ist es, die Suchstrategie zu besprechen und einen Weg zu den gewünschten Informationen aufzuzeigen. Nutzen Sie dazu auch Kapitel 2 »Printmedien in der Arzneimittelinformation« und die Tabelle 4.2 aus Kapitel 4, die einen kurzen Überblick über Datenbanken zur Arzneimittelinformation bietet. Die einzelnen Datenbanken und die Internetrecherche werden in den Kapiteln 4 und 5 ausführlich vorgestellt. Hier geht es darum einen Eindruck zu gewinnen, wie man prinzipiell vorgeht und welche zusätzlichen Überlegungen notwendig sind. Für alle Fallbeispiele wird eine kurze fachliche Auflösung angegeben.

Lesen Sie zuerst nur die Anfrage und versuchen Sie, die Frage einzuordnen und eine Suchstrategie zu entwickeln. Gehen Sie anschließend anhand der einzelnen Abschnitte die Aufgabe Schritt für Schritt durch.

Anmerkung: Alle Angaben zu Arzneimitteln und ihren Dosierungen, Nebenwirkungen, Preisen usw. erfolgen ohne Gewähr und nur für den Rahmen der Fallbeispiele. Sie erheben keinen Anspruch auf Vollständigkeit und dürfen nicht auf echte Fälle übertragen werden.

Fall 1

Sie erhalten den Anruf einer Ärztin für Psychiatrie. Nach Umstellung der Schizophrenie-Behandlung eines Patienten von Risperidon auf Olanzapin zweimal täglich 10 mg wurden im Rahmen der Routine-Blutuntersuchungen erhöhte Blutzuckerwerte gemessen. Die Ärztin möchte wissen, ob dies durch die Therapieumstellung bedingt sein kann.

Wie ordnen Sie Frage und Anfragenden ein?

Die Anruferin hat sich bereits mit Berufsgruppe (Ärztin) und Fachrichtung (Psychiatrie) zu erkennen gegeben. Es handelt sich eindeutig um eine Anfrage zu einer Nebenwirkung.

Welche Hintergrundinformationen sollten erfragt werden?

- Wann auf Olanzapin umgestellt?
- Seit wann erhöhte Blutzuckerspiegel beobachtet? Welche Werte wurden gemessen, jetzt und vor der Umstellung? Werte reproduzierbar (kein Laborfehler)?
- Weitere Arzneimittel incl. Selbstmedikation.
- Weitere Erkrankungen.
- Alter, Gewicht, Geschlecht (gibt z.B. einen Anhaltspunkt für Übergewicht).
- Leber- und Nierenfunktion (Einschränkungen können z.B. zur Akkumulation von Wirkstoff führen).

Wie sieht ihre Suchstrategie aus?

Erste Informationen zu Nebenwirkungen können aus der *Fachinformation* des Präparates entnommen werden. Eine Fachinformation muss vom Hersteller für jedes zugelassene Arzneimittel nach Standardvorgaben der Zulassungsbehörden erstellt werden. Unter dem Punkt »Nebenwirkungen« werden Daten aus klinischen Studien und aus dem Spontanmeldesystem unter Angabe der Häufigkeit aufgeführt.

Anschließend wird sich die Suche in der thematisch passenden *Tertiärliteratur*, z.B. »Arzneimittelneben- und -wechselwirkungen« und »Handbuch der unerwünschten Arzneimittelnebenwirkungen«. Darüber hinaus ist auch der Blick in tiefergehende Bücher der Pharmakologie, wie »Goodman & Gilmans« und »AHFS Drug Information« empfehlenswert. Insbesondere letzteres enthält in Monografieform sehr umfangreiche Informationen zu den einzelnen Arzneistoffen.

In der Fachinformation zum Olanzapin (Zyprexa® 12/00) werden sehr seltene Fälle von Hyperglykämie oder Diabetes mellitus als Nebenwirkung aufgeführt. Konsultiert man für unsere Frage einige der genannten

Bücher, erhält man kaum Informationen. In diesem Zusammenhang gilt es zu beachten, dass Olanzapin noch nicht sehr lange auf dem Markt und gerade in der Tertiärliteratur deshalb wenig berücksichtigt ist.

An dieser Stelle die Suche bereits zu beenden wäre verfrüht. Spezifischere Informationen sind zum einen notwendig, um im konkreten Fall die mögliche Nebenwirkung besser einzuschätzen. Zum anderen handelt es sich um eine Fachärztin aus dem Fachbereich Psychiatrie, die Olanzapin sicher öfter therapeutisch einsetzt. Weitergehende Informationen sind für sie also auch von generellem Nutzen.

Für die Beurteilung von Nebenwirkungen ist eine Reihe von Zusatzfragen wichtig:

- Welche Risikofaktoren für das Auftreten der Nebenwirkung sind bekannt?
- In welchem Zeitraum nach Therapiebeginn tritt die Nebenwirkung auf?
- Ist der Effekt dosisabhängig?
- Ist die Nebenwirkung reversibel?
- Welches Screening wird zu Beginn der Behandlung empfohlen?
- Welche Maßnahmen werden beim Auftreten der Nebenwirkung empfohlen?

Eine gute Übersichtsquelle für die weitere Recherche ist die Datenbank DRUGDEX Drug Evaluations. Dort werden unter »Olanzapine, adverse reactions endocrine/metabolic« bereits verschiedene Fallberichte zu unserer Nebenwirkung genannt.

Als *Sekundärliteratur* sind insbesondere die speziellen Nebenwirkungsdatenbanken REACTIONS und SEDBASE für die weitere Recherche geeignet. SEDBASE ist dabei für die Suche nach einem relativ neuen Arzneistoff wie Olanzapin ungünstig, die derzeitige Version stammt von 1995. Anschließen kann sich die Suche in weiteren Datenbanken wie MEDLINE und EMBASE. In der so beschriebenen Recherche kommt man zu verschiedenen Fallberichten und Übersichtsartikeln, die einen Zusammenhang zwischen Olanzapin und Hyperglykämie beschreiben. Mit Hilfe der bibliografischen Angaben kann auf die Originalliteratur zurückgegriffen werden, um genauere Angaben zum Zeitpunkt des Auftretens usw. zu erhalten.

Für weitergehende Informationen ist auch ein *Kontakt zum pharmazeutischen Hersteller* möglich. Dem Hersteller können Fallmeldungen über eine Nebenwirkung vorliegen, auch wenn diese nicht in der Fachinformation erwähnt wird. Die Firmen haben in der Regel eigene medizinisch-wissenschaftliche Abteilungen, die für fachliche Anfragen zur Verfügung stehen. Die Qualität der dort erhaltenen Informationen ist sehr unterschiedlich. Das Spektrum reicht von sehr guten, detaillierten und wirklich auf die Anfrage bezogenen Auskünften bis zum bergeweisen Zusenden irrelevanter Literatur. Es ist deshalb entscheidend, beim Hersteller dem richtigen Ansprechpartner die Frage so konkret wie möglich zu stellen. Bei Anfragen zu Nebenwirkungen wird meist die Abteilung Arzneimittelsicherheit eingeschaltet. Die Hersteller sind im Rahmen des Stufenplanverfahrens nach AMG dazu verpflichtet, jedem Verdachtsfall einer Nebenwirkung nachzugehen und werden sich deshalb nach den genauen Umständen der Anfrage erkundigen.

Wie formulieren Sie die Antwort und informieren die Ärztin?

Bei einer Anfrage wie der hier diskutierten wird meist eine telefonische Vorabinformation vorgenommen, der die ausführliche, schriftliche Antwort mit den Literaturstellen folgt.

Hier ist festzustellen, dass das Auftreten von Hyperglykämien und Diabetes mellitus unter der Behandlung mit Olanzapin in der Literatur beschrieben ist. Die Inzidenz wird mit »sehr selten« angegeben. Die Ärztin wird darüber informiert, dass in der Fachinformation ein Hinweis enthalten ist und verschiedene Fallberichte dokumentiert sind. Anhand der ermittelten Fallberichte und Reviews können Risikofaktoren, Art und Zeitpunkt des Auftretens genauer beschrieben werden. Als Fazit wird geschlossen, dass ein Zusammenhang zwischen den erhöhten Blutzuckerspiegeln und der Umstellung auf Olanzapin wahrscheinlich ist.

Beobachtete Nebenwirkungen, auch Verdachtsfälle, sollen im Rahmen des Spontanerfassungssystems den Arzneimittelkommissionen der Deutschen Ärzteschaft bzw. Apotheker gemeldet werden. In Deutschland ist die Umsetzung dieses wichtigen Sicherheitsinstrumentes sehr unvollständig. Spezielle *Nebenwirkungsmeldebögen* können von beiden Institutionen bezogen werden. Im vorliegenden Fall wird man gemeinsam mit der Ärztin eine Meldung an die Arzneimittelkommission der Deutschen Ärzteschaft vornehmen.

Wie könnte das Follow up aussehen?

Im Anschluss an die Beantwortung der Frage ist es natürlich interessant zu erfahren, wie bei dem aktuellen Patienten therapeutisch weiter gehandelt wurde. Ist seine Olanzapin-Therapie abgesetzt worden? Hat sich der Blutzucker daraufhin wieder normalisiert? Bereits bei der telefonischen Auskunft an die Ärztin könnte man vereinbaren, dass man sich nach einigen Tagen noch einmal bei ihr meldet. Dann kann auch geklärt werden, ob sie weitere Literatur zum Thema benötigt und ob die Meldung der Nebenwirkung bereits erfolgt ist.

Fall 2

Sie werden von einem niedergelassenen Allgemeinarzt konsultiert, der eine schwangere Epileptikerin betreut. Die Patientin wird mit Carbamazepin behandelt und ist darunter anfallsfrei. Er bittet Sie um Informationen zur Gabe von Carbamazepin in der Schwangerschaft.

Wie ordnen Sie die Frage und den Anfragenden ein?

Die Frage gehört zum Themenkomplex Schwangerschaft und Stillzeit. Der Anfragende ist Allgemeinmediziner. Im Unterschied zum Gynäkologen wird er mit der Frage der Behandlung schwangerer Epileptikerinnen seltener konfrontiert und ist möglicherweise nicht mit den aktuellen Empfehlungen dazu vertraut. Dies muss beim Formulieren der Antwort berücksichtigt werden.

Welche Hintergrundinformationen erfragen Sie?

● In welchem Stadium der Schwangerschaft befindet sich die Patientin?
● In welcher Dosierung erhält sie das Carbamazepin?
● Wie lange wird sie schon mit Carbamazepin behandelt?
● Sind aktuelle Carbamazepin-Serumspiegel bekannt? Liegen sie im therapeutischen Bereich?
● Alter, Gewicht, weitere Erkrankungen (wichtig für Angaben zur Dosierung und falls therapeutische Alternativen empfohlen werden).

Wie sieht Ihre Suchstrategie aus?

An erster Stelle steht wieder der Blick in die Fachinformation, in der Angaben zur Anwendung in Schwangerschaft und Stillzeit enthalten sein müssen. In der Regel ist dies ein eigener Abschnitt, weitere Informationen finden sich oft auch unter den Überschriften »Kontraindikationen« und »Pharmakokinetik« (z.B. Übergang in die Muttermilch).

Als tertiäre Literaturquellen stehen einige sehr gute Bücher zur Verfügung. In »Arzneiverordnung in Schwangerschaft und Stillzeit« werden Informationen zu den einzelnen Substanzen nach Arzneistoffgruppen zusammengefasst dargestellt und eine Empfehlung gegeben.

Noch ausführlicher sind Informationen im englischsprachigen »Drugs in Pregnancy and Lactation« zusammengefasst. Die einzelnen Arzneistoffe sind monografieartig unter Angabe aller Referenzen aufgeführt. Angegeben werden ebenfalls Empfehlungen der American Academy of Pediatrics und die Einstufung nach den amerikanischen Pregnancy Risk Categories (s.u.). Diese Einstufung ist ebenfalls im »AHFS Drug Information« enthalten, z.T. verbunden mit weitergehenden Informationen.

Je nach Fragestellung können für die weitere Recherche in Büchern Standardwerke der Pharmakologie, Neurologie (speziell für die Behandlung der Epilepsie) oder Gynäkologie herangezogen werden.

Informationen sind ebenfalls in der Datenbank Drugdex Drug Evaluations aufgeführt. Neben der Angabe der Pregnancy Risk Category der FDA sind z.T. auch die Einstufungen nach dem deutschen und australischen System und Hinweise auf Literatur enthalten.

Nach dem Gefährdungspotenzial für das Kind werden Arzneistoffe in der Schwangerschaft bestimmten Risikokategorien zugeordnet. Grundlage dieser Einstufung sind die bisher vorliegenden Erfahrungen aus Studien und Fallberichten. Das deutsche System arbeitet mit Chiffren von Gr 1 bis Gr 11, wobei Gr 11 die höchste Gefährdung kennzeichnet. Die Chiffren sind z.B. in der »Rote Liste« am Ende des Signaturenverzeichnisses erklärt. Für die tägliche Praxis finden sie wenig Verwendung.

Besser praktisch einsetzbar ist das System der amerikanischen Zulassungsbehörde FDA, das eine Einteilung in Pregnancy Risk Category A bis D und X verwendet. Unter »A« fallen Arzneistoffe, deren Anwendung in der Schwangerschaft als sicher eingestuft wird. »X« kennzeichnet Substanzen, die in der Schwangerschaft kontraindiziert sind. Für Stoffe, die in eine dieser beiden Kategorien fallen, erhält man so in der Recherche schnell eine klare Aussage. »B« bis »D« umfasst Substanzen, bei denen in unterschiedlichem Ausmaß Schädigungen des Kindes beobachtet wurden. Hier müssen unbedingt weitere Informationen ermittelt werden, damit Risiko und Nutzen gut gegeneinander abgewogen werden können.

Die weitere Recherche kann dann in sekundären Quellen wie MEDLINE, EMBASE, IPA erfolgen. Je nach Fragestellung kann dann das Aufsuchen der Originalliteratur erforderlich sein.

Informationen zur Anwendung von Arzneimitteln in Schwangerschaft und Stillzeit können auch über spezielle Internetangebote (z.B. MOTHERRISK) oder über Fachgesellschaften bezogen werden.

Der Kontakt zum Arzneimittelhersteller kann u.U. zu weiteren Informationen führen, wenn dieser unveröffentlichte Daten zur Verfügung stellt oder die eigenen Recherchemöglichkeiten begrenzt sind. Häufig wird der Hersteller sich aus rechtlichen Gründen auf die Angaben in der Fachinformation beschränken.

Ausführliche Informationen zur Anwendung von Carbamazepin in der Schwangerschaft werden in der Fachinformation und den genannten Büchern schnell gefunden. Unter Carbamazepin ist das Risiko kindlicher Missbildungen erhöht, es wird in die Schwangerschaftskategorie C der FDA eingeordnet (Briggs 1998). Eine Therapie schwangerer Epileptikerinnen wird trotzdem übereinstimmend in der Literatur empfohlen. Zum einen liegt bei Epileptikerinnen generell ein erhöhtes Missbildungsrisiko im Vergleich zu gesunden Frauen vor. Zum anderen überwiegt der Nutzen, die Verhinderung von Mutter und Kind gefährdenden epileptischen Anfälle, ein mögliches Risiko. Zur Minimierung des Risikos wird die Einstellung auf die niedrigst mögliche Dosis mit engmaschiger Kontrolle der Carbamazepin-Serumspiegel empfohlen.

34

Was antworten Sie dem Allgemeinarzt?

Der Arzt wird über das generell erhöhte Missbildungsrisiko bei Epilepti-kerinnen und das Risiko unter Carbamazepin-Einnahme informiert. Ge-nauere Daten zu Carbamazepin und die Behandlungsempfehlungen der Fachgesellschaften werden ihm zur Verfügung gestellt. Zusätzlich kann er über die Modalitäten der Serumspiegelbestimmung von Carbamazepin in-formiert werden. Sofern verfügbar, sollte auch Informationsmaterial für die Patientin bereitgestellt werden.

Informationen zur Anwendung von Arzneimitteln in Schwangerschaft und Stillzeit müssen immer so detailliert wie möglich weitergegeben wer-den, damit eine genaue Abwägung von Nutzen und Risiko möglich ist.

Fall 3

Bei einer Patientin mit schwerer Hautinfektion auf der Intensivstation Ihres Krankenhauses ist nach Auskunft der Mikrobiologie der Pilz Pseu-dallescheria boydii isoliert worden. Empfohlen wurde eine Therapie mit Miconazol i.v., welches nicht mehr verfügbar sein soll. Der behandelnde Arzt möchte von Ihnen wissen, ob diese Angabe stimmt.

Wie ordnen Sie die Frage und ihre Dringlichkeit ein?

Die Frage umfasst zuerst die Themenkomplexe Verfügbarkeit und Auslän-dische Arzneimittel. Je nach Suchergebnis schließt sich die Arzneimittel-auswahl für therapeutische Alternativen an.

Aus der Angabe, dass es sich um eine schwere Infektion handelt und dringend ein parenteral zu applizierendes Präparat gesucht wird, kann man schließen, dass schnell therapiert werden muss. Damit hat die Frage oberste Priorität.

Welche Hintergrundinformationen erfragen Sie?

- Woher stammt die Information, dass Miconazol i.v. nicht mehr verfüg-bar ist?
- Ist alternativ eine orale Therapie möglich? (Bei intensivpflichtiger Pati-entin unwahrscheinlich.)
- Wurde bereits nach therapeutischen Alternativen recherchiert?
- Weitere Erkrankungen
- Alter, Geschlecht, Gewicht
- Leber- und Nierenfunktion
- Weitere Medikation

Wie sieht ihre Suchstrategie aus?

Zuerst muss die Verfügbarkeit von parenteral applizierbarem Miconazol auf dem deutschen und internationalen Markt geklärt werden. Für Deutschland darf man sich nicht allein auf die »Rote Liste« verlassen. Man muss berücksichtigen, dass sie nicht alle im Handel befindlichen Präparate enthält und nur jährlich erscheint. Auf dem ABDA-Artikelstamm basierende Programme sind vollständiger, die Aktualität bezüglich der Verfügbarkeit ist je nach Softwarehersteller aber sehr unterschiedlich. Dies gilt insbesondere für die Suche nach Präparaten auf dem internationalen Markt.

In der »Pharmazeutische Stoffliste« sind unter dem Arzneistoff nationale und internationale Fertigarzneimittel aufgeführt. Als Druckwerk ist die eingeschränkte Aktualität zu bedenken. Das gleiche gilt für den »Index Nominum«, der umfassend internationale Arzneimittel aufführt und den »Martindale« in der gedruckten Version. Länderbezogene Informationen über ausländische Arzneimittel lassen sich aus verschiedenen Quellen ermitteln: »British National Formulary« (Großbritannien), »Physicians Desk Reference« (USA), Schweizer Arzneimittelkompendium online.

Auskünfte zur Verfügbarkeit nationaler oder internationaler Arzneimittel kann man auch telefonisch vom Großhandel erhalten, international können Arzneimittel-Importeure hilfreich sein, die z.T. direkte Ansprechpartner in den einzelnen Ländern haben. In den Micromedex-Datenbanken DRUGDEX und Martindale kann ebenfalls unter dem Stoff- oder Präparatenamen nach internationalen Arzneimitteln gesucht werden. Nicht immer sind dabei Informationen zur Verfügbarkeit und der Applikationsform angegeben.

Ist man bei der Recherche auf die frühere Herstellerfirma gestoßen, kann auch dort nachgefragt werden, wo das Präparat eventuell noch vertrieben wird.

Bei der Suche nach einem parenteralen Miconazol-Präparat werden in verschiedenen der o.g. Quellen noch Fertigarzneimittel in einigen Ländern genannt. In Deutschland ist kein Miconazol i.v. im Handel. Bei genauerer Recherche und Rücksprache mit der Firma und dem Importeur stellt sich heraus, dass nur noch in Japan ein parenterales Miconazol-Präparat im Handel ist. Der Import aus Japan ist möglich, aber in der Regel sehr kompliziert und zeitaufwändig. Da eine schnelle Behandlung notwendig ist, stellt sich die Frage nach einer möglichen Alternative.

Wie gehen Sie in der Recherche nach therapeutischen Alternativen vor?

In den Fachbüchern der Infektiologie und Mikrobiologie wird unter dem Stichwort *Pseudallescheria* nach den Behandlungsempfehlungen recherchiert. Vorab sollte in Nachschlagewerken nach Synonyma gesucht werden, um nicht wichtige Literaturstellen zu übersehen. Können in der Tertiärliteratur keine Informationen ermittelt werden, schließt sich die Suche in Sekundärquellen mit Rückgriff auf die Primärliteratur an. Wurden in der gesamten Recherche keine therapeutischen Alternativen gefunden oder ist ihre Wirksamkeit unklar, ist der Kontakt zu Fachspezialisten empfehlenswert.

Für *Pseudallescheria boydii* wird in der Literatur die Behandlung mit Ketoconazol oder Itraconazol oral angegeben (DRUGDEX Drug Evaluations 2001). Die Patientin kann derzeit keine orale Therapie erhalten, deshalb steht die Frage nach parenteral applizierbaren Präparaten. Die Suche zur Verfügbarkeit (wie oben beschrieben) führt zu einem intravenösen Itraconazol-Präparat aus Großbritannien. In der Rücksprache mit dem Importeur wird abgeklärt, wie schnell dieses zur Verfügung stehen kann. Dringende Importe aus dem europäischen Ausland sind meist sehr schnell möglich. Anschließen sollte sich eine Recherche zu Dosierung und Wirksamkeit von intravenösem Itraconazol bei *Pseudallescheria*-Infektionen.

Was teilen Sie dem Arzt in der Antwort mit?

Der Arzt wird darüber in Kenntnis gesetzt, dass Miconazol i.v. weltweit nur noch in Japan erhältlich und ein Import nicht kurzfristig möglich ist. Er wird über die alternativen Empfehlungen zur Behandlung von *Pseudallescheria-boydii-Infektionen* mit oralem Itraconazol oder Ketoconazol informiert. Die Verfügbarkeit von Itraconazol i.v. im europäischen Ausland und die Möglichkeit des kurzfristigen Imports wird ihm mitgeteilt. Ausdrücklich sollte dabei erwähnt werden, dass die Therapieempfehlungen sich auf orales Itraconazol beziehen. Sofern in der Literaturrecherche auch Fallberichte über die Gabe von Itraconazol i.v. bei Pseudallescheria-Infektionen ermittelt wurden, werden ihm diese mit zur Verfügung gestellt.

Fall 4

Ein Arzneimittelinformations-Zentrum erhält den Anruf eines Apothekers aus dem Notdienst, bei dem ein Patient zwei Rezepte einlösen möchte. Das eine bezieht sich auf seine vom Internisten verordnete Phenprocoumon-Dauertherapie. Das zweite Rezept vom Arzt einer Ambulanz ist auf Doxycyclin-Tabletten ausgestellt. Der Apotheker befürchtet Wechselwirkungen und bittet Sie um genauere Auskünfte.

Wie sind Frage und Fragesteller einzuordnen?

Die Frage bezieht sich auf eine Interaktion. Der Apotheker hat bisher nur die unmittelbar vorliegenden Informationen übermittelt. Es kann für ihn schwierig sein, alle Fragen zu Hintergrundinformationen zu beantworten, da der Patient oft nicht ausreichend Auskunft erteilen kann. Eventuell ist dazu die Rücksprache mit dem verordnenden Arzt notwendig.

Welche Hintergrundinformationen sind zu erfragen?

- In welcher Indikation wurde das Doxycyclin verordnet? (Wichtig, um mögliche Alternativen zu identifizieren.)
- Was ist die Indikation für das Phenprocoumon? Auf welchen Quick-Wert bzw. INR ist der Patient eingestellt? (Kann aus dem Antikoagulanzien-Ausweis des Patienten entnommen werden; gibt einen Anhaltspunkt zur Risikoeinschätzung.)
- Weitere Erkrankungen und Medikation

Eine Rückfrage ergibt, dass Doxycyclin 200 mg täglich bei Verdacht auf Borreliose (Zeckenstich mit Erythema migrans) verordnet wurde.

Wie sieht die Suchstrategie aus?

Eine schnelle Orientierung bietet der Blick in die Fachinformationen der Präparate unter dem Stichpunkt »Wechselwirkungen«. Die weitere Recherche schließt Monografien wie »AHFS Drug Information« und spezielle Literatur zu Interaktionen wie »Arzneimittelneben- und -wechselwirkungen« ein. »Drug Facts and Comparisons« (CD-ROM oder Buch) und die DRUGDEX Drug Evaluations-Datenbank sind sehr empfehlenswerte Anlaufstellen für die Recherche von Interaktionen, die häufig detaillierte Angaben enthalten. Standardwerke der Pharmakologie sind meist zu allgemein und bieten wenig spezielle Angaben.

Für den Interaktionstest stehen auch spezielle Datenbanken zur Verfügung, z.B. bei verschiedenen Systemen auf Basis der ABDA-Datenbank oder DRUGREAX von Micromedex.

Je nach bisherigem Suchergebnis und genauer Fragestellung wird man unterschiedlich fortfahren. Konnte in keiner Literaturquelle ein Hinweis auf eine Interaktion gefunden werden, sollte man sich abschließend den Wirkmechanismus und die Pharmakokinetik (Metabolisierung, Proteinbindung, Elimination) der beteiligten Arzneistoffe ansehen. Kann auch hier, auf theoretischer Basis, kein Interaktionspotenzial ermittelt werden, sind klinisch relevante Wechselwirkungen wenig wahrscheinlich. Wurden eindeutige Informationen zur Interaktion oder sogar eine Kontraindikation gefunden, kann die Suche eventuell schon beendet werden. Sind nur ungenaue Hinweise ermittelt worden oder bestehen noch Fragen zu Ausmaß und klinischer Relevanz der Wechselwirkung, muss weiter recherchiert werden.

Die Frage nach der Beendigung der Suche hängt auch von den möglichen Konsequenzen einer Interaktion ab bzw. ob bereits das Vorliegen einer Interaktion vermutet wird. Eine Interaktion mit Phenprocoumon kann z.B. klinisch bedeutsame Änderungen der Gerinnungsfähigkeit nach sich ziehen, so dass eine sehr weitreichende Recherche sinnvoll ist.

Für die weitere Suche werden die Indexierungs- und Abstractsysteme (MEDLINE, EMBASE, usw.) herangezogen. So können sehr seltene und neue Fallberichte aufgefunden werden, die noch nicht in der Tertiärliteratur berücksichtig wurden. Weitere Informationen können auch vom Hersteller bezogen werden.

Wie schon erwähnt, gehören zur Bearbeitung von Interaktionsfragen auch logische Überlegungen zur Pharmakologie und Pharmakokinetik der beteiligten Arzneistoffe. Besonders die Metabolisierung über das Cytochrom-P450-System ist ein kritischer Schritt. Hier ist es wichtig, den oder die genauen Subtypen des Enzyms zu kennen, die an der Verstoffwechselung der untersuchten Stoffe beteiligt sind. Informationen dazu können meist aus Fachinformationen, Monografien oder Pharmakologiebüchern entnommen werden. Die Verstoffwechselung mehrerer Substanzen über den gleichen Subtyp des Enzyms macht eine gegenseitige Beeinflussung wahrscheinlich.

Für Phenprocoumon und Doxycyclin findet sich in der Literatur der Hinweis auf eine Interaktion mit verstärkter Hemmung der Blutgerinnung. Als Mechanismus wird die Beeinflussung von Gerinnungsfaktoren durch Tetracycline angegeben. Die Wechselwirkung wird in der Fachinformation als klinisch bedeutsam bezeichnet (Marcumar®, Stand 03/00).

Welche Zusatzfragen ergeben sich im Ergebnis der Recherche?

Für die verordnete Arzneistoffkombination ist eine Interaktion ermittelt worden. Bei Borrelioseverdacht ist aber eine antibiotische Behandlung empfohlen, es wird also eine Alternative für das Doxycyclin benötigt. Stehen Alternativen ohne Wechselwirkung mit dem Phenprocoumon zur Verfügung? Wenn nein, wie ist die Blutgerinnung des Patienten zu überwachen?

In den Lehrbüchern der Infektiologie werden als Alternative zur Behandlung der Borreliose u.a. Penicilline genannt. Für Amoxicillin werden im Interaktionstest keine Anhaltspunkte auf klinisch relevante Effekte auf die Blutgerinnung ermittelt, es kann als Alternative angegeben werden.

Wie ist die Antwort zu formulieren?

Ist eine mögliche Interaktion ermittelt worden, müssen unbedingt Angaben zur klinischen Relevanz erfolgen. Die harmlose Spiegelerhöhung eines Stoffes erfordert nicht die Umstellung einer erfolgreichen Therapie. Bei relevanten Interaktionen sollten sich Hinweise zu therapeutischen Alternativen oder der weiteren Vorgehensweise (z.B. regelmäßiges Blutbild, Dosisreduktion) anschließen. Sofern bekannt, sollte auch der Mechanismus der Wechselwirkung beschrieben werden. Bei einer rein theoretischen Wechselwirkung muss der Fragesteller genau darüber informiert werden, dass es sich lediglich um eine denkbare Interaktion handelt, für die keine Fallberichte in der Literatur ermittelt werden konnten.

In unserem Beispiel werden dem Apotheker die recherchierten Informationen und der Mechanismus der Wechselwirkung zwischen Phenprocoumon und Doxycyclin mitgeteilt. Er wird darüber informiert, dass alternativ Amoxicillin eingesetzt werden kann, für das keine Interaktion mit Phenprocoumon beschrieben ist. Daraufhin muss der Apotheker den verschreibenden Arzt kontaktieren und ihm die Wechselwirkung und den Alternativvorschlag erläutern. Für Rückfragen kann dem Arzt der Kontakt zum Arzneimittelinformations-Zentrum vorgeschlagen werden.

Fall 5

Eine Krankenschwester ruft Sie mit einer Frage zur Infusionstherapie einer Patientin an. Zur Schmerzbekämpfung hat die Patientin einen Morphin-Dauerperfusor. Eine orale Therapie ist derzeit nicht möglich. Neu angeordnet ist zweimal täglich eine Phenytoin-Kurzinfusion. Kann diese mit der Morphin-Infusion über den gleichen venösen Zugang verabreicht werden?

Wie ordnen Sie die Frage und den Fragesteller ein?

Die Anfrage gehört zum Themengebiet Kompatibilität und Stabilität. Anfragender ist eine Krankenschwester, die Informationen zur Umsetzung einer ärztlichen Anordnung benötigt. Sollten sich in der Bearbeitung grundsätzliche Fragen zur Therapie ergeben, muss dazu mit dem behandelnden Arzt Kontakt aufgenommen werden.

Welche Hintergrundinformationen werden Sie erfragen?

- Handelt es sich um einen peripher- oder zentralvenösen Zugang? Sind weitere Zugänge vorhanden?
- Wie soll die gemeinsame Applikation erfolgen? (Z.B. Kontakt über Y-Stück, Zuspritzen des Phenytoins über 3-Wege-Hahn, Gabe in die Morphindauerinfusion, mehrlumiger Venenzugang.)
- In welchen Konzentrationen werden die Arzneistoffe appliziert?
- In welchen Infusionslösungen erfolgt die Applikation?
- Werden Filter verwendet?
- Weitere Medikation (vollständiges Infusionsschema).

40

Auf Rückfrage erfahren Sie, dass über ein Y-Stück die Phenytoin-Kurz-infusion zur kontinuierlichen Morphingabe dazu erfolgen sollte. Beide Arzneistoffe werden in isotonischer Kochsalzlösung gegeben, es wird ein Bakterienfilter mit 0,2 μm Porengröße verwendet. Die Patientin hat einen peripheren Zugang und erhält keine weiteren Medikamente.

Wie sieht ihre Suchstrategie aus?

Erste Informationen kann die Fachinformation enthalten. Hinweise kön-nen in unterschiedlichen Abschnitten enthalten sein, unter der Über-schrift »Kompatibilität/Inkompatibilität«, aber auch unter »Art und Dau-er der Anwendung« und »Warnhinweise«. Oft werden leider keine oder nur sehr spärliche Informationen gegeben. Weitergehende Angaben erhält man z.T. aus der Standardinformation für Krankenhausapotheker (Stif-Ka), die von der Firma herausgegeben wird und über die Fachinformation hinausgeht. Dort werden oft auch physikalisch-chemische Daten wie pH-Wert und Osmolarität aufgeführt.

Das Standardwerk zu Fragen der Kompatibilität ist das »Handbook on Injectable Drugs«. Es wird jährlich neu herausgegeben und ist nach Arzneistoffen alphabetisch aufgebaut. Enthalten sind Tabellen mit Anga-ben zur Kompatibilität unter Nennung aller Referenzen. Dabei wird die Art der gemeinsamen Applikation, z.B. über Y-Stück oder Mischung in ei-ner Spritze, berücksichtigt. Anhand der Referenzen ist der direkte Zugriff auf die Primärliteratur möglich. Weitere Recherche-Möglichkeiten wie »AHFS Drug Information« und »Drugdex Drug Evaluation« bieten keine so umfassende und aktuelle Zusammenstellung verfügbarer Daten. Anga-ben zur Kompatibilität können auch in speziellen Büchern zur intravenö-sen Therapie, z.B. in der Pädiatrie enthalten sein.

Neben der Literatur stehen auch spezielle Datenbanken zum Test der Kompatibilität zur Verfügung, die z.T. mit finanzieller Unterstützung von Firmen erstellt wurden.

Weiter kann neben der Suche in der Sekundärliteratur auch der Kon-takt zum Hersteller hilfreich sein. Einige Hersteller verfügen über Kom-patibilitätsdaten, die über die Angaben der Fachinformation hinaus ge-hen und sind manchmal bereit, spezielle Untersuchungen durchzu-führen.

Ergänzt werden muss die Beantwortung von Kompatibilitätsfragen durch folgende Überlegungen:

- Sind die genaue Kontaktzeit und die eingesetzten Konzentrationen be-kannt? Für Aussagen zur Kompatibilität sind diese beiden Faktoren entscheidende Parameter.
- Welche pH-Werte weisen die Arzneistofflösungen auf? (Stark unter-schiedliche Werte deuten auf Inkompatibilität hin.)
- Wo liegt die Osmolarität der fertigen Infusionslösung? (Gibt Auskunft

über die Verträglichkeit; oberhalb eines bestimmten Wertes sollte eine Gabe nur in zentrale Venen erfolgen.)
● Gibt es Hinweise auf Adsorption an Leitungen oder Filter?
● Welche Daten zur Stabilität der fertigen Infusionslösung sind verfügbar?

Für das aktuelle Beispiel wird man im »Handbook on Injectable Drugs« und der Fachinformation schnell fündig: Phenytoin ist auf Grund seines stark alkalischen pH-Wertes von 12 und seiner schlechten Löslichkeit sehr problematisch. Es ist mit keinem anderen Arzneistoff mischbar und es darf nur isotonische Kochsalzlösung als Trägerlösung verwendet werden. Die Substanz ist sehr venenreizend und muss nach Vorschrift verdünnt werden, die parenterale Applikation sollte als Kurzinfusion und nicht als Injektion erfolgen. Bei falscher Handhabung ist die Gabe sehr schmerzhaft und Phenytoin fällt als Niederschlag aus.

Wie formulieren Sie eine Antwort?

Die Schwester wird darüber informiert, dass eine gemeinsame Applikation über ein Y-Stück nicht möglich ist. Es wird empfohlen, den Morphin-Perfusor für die Dauer der Kurzinfusion abzustellen und vor und nach der Phenytoin-Applikation mit isotonischer Kochsalzlösung zu spülen. Der Grund für dieses Vorgehen wird ihr erklärt und sie wird noch einmal darauf hingewiesen, dass Phenytoin sehr venenreizend ist und eine falsche Applikation sehr schmerzhaft sein kann.

Fall 6

Eine Patientin Ihrer Apotheke hat über eine mexikanische Pflanze namens »Bauhinia mondrata« gelesen, die sehr gute Erfolge in der Diabetes-Behandlung zeigen soll. Sie bittet Sie um nähere Informationen. Sie recherchieren nach der Ihnen unbekannten Pflanze, ihren Inhaltsstoffen und Angaben zur klinischen Wirksamkeit.

Wie ordnen Sie die Frage und den Fragesteller ein?

Die Anfrage gehört zum Themengebiet Alternative Therapie/Phytotherapie. Die Frage stammt von einer Patientin, also einem medizinischen Laien. Die Genauigkeit ihrer Angaben muss deshalb kritisch hinterfragt werden.

Welche Hintergrundinformationen erfragen Sie?

● Woher stammen die Informationen der Patientin?
● Wann hat sie darüber gelesen?

Die genaue Quelle der Information zu erfahren ist sehr wichtig. Wurde z.B. der Name der Pflanze falsch wiedergegeben, kann so die ursprüngliche Angabe ermittelt werden.

Wie gestalten Sie ihre Suchstrategie?

Erste Informationen versucht man aus den Standardwerken der Phytotherapie zu ermitteln. Anschließend kann die Suche auf allgemeine Nachschlagewerke wie »Hagers Handbuch« und die »Pharmazeutische Stoffliste« ausgedehnt werden. Unter dem Stichwort »*Bauhinia*« kommt man in den genannten Büchern zu keinem Ergebnis. Möglicherweise hat sich die Patientin nicht an den richtigen Namen erinnert, deshalb sollten auch ähnlich klingende Bezeichnungen nachgesehen werden.

Die Recherche in Standardwerken der Pharmakologie und Diabetologie ist wenig erfolgversprechend, da es sich anscheinend nicht um eine etablierte Therapie zur Behandlung des Diabetes handelt.

Die Suche in der Tertiärliteratur bleibt erfolglos und die Recherche wird in sekundären Quellen, z.B. den Datenbanken BIOSIS (für diese Frage sehr empfehlenswert), EMBASE und MEDLINE, fortgesetzt. Werden dort Literaturstellen ermittelt, wird die entsprechende Originalliteratur für genauere Informationen aufgesucht. Über entsprechende Internetadressen kann auf spezifische Informationen der Pharmakognosie und Botanik zurückgegriffen werden. Ist die Suche weiter erfolglos, kann sich eine Recherche mit allgemeinen Suchmaschinen im Internet anschließen. Besonders bei Produkten aus der Werbung wird man hier oft fündig. Hat die Patientin die genaue Quelle der Information genannt, könnte auch auf den Seiten der entsprechenden Zeitschrift recherchiert oder mit den Autoren des Artikels Kontakt aufgenommen werden.

Mit dem Suchbegriff »*Bauhinia*« erhält man bereits in verschiedenen Sekundärquellen ein Ergebnis. Danach handelt es sich um eine südamerikanische Pflanze, von der verschiedene Unterarten (*mondrata, retusa, forficata, megalandra* u.a.) auf blutzuckersenkende Effekte untersucht werden. Die Pflanze wird in der chilenischen und brasilianischen Volksmedizin verwendet. In der Literaturrecherche wurde der Hinweis auf Tierversuche und einen klinischen Versuch am Menschen ermittelt. Um genauere Informationen zur klinischen Wirksamkeit und den Inhaltsstoffen zu erhalten wird die Originalliteratur herangezogen. Es wurden keine Hinweise auf ein zugelassenes Fertigpräparat gefunden. Umfangreiche, kontrollierte Untersuchungen zur klinischen Wirksamkeit und Unbedenklichkeit sind offensichtlich bisher nicht verfügbar.

Fall 7

Ein Kinderarzt ruft Sie an. Er möchte einem 8 Monate alten Kind Hydrochlorothiazid verordnen. Er bittet Sie um Informationen zur Dosierung und zum Zulassungsstatus von Hydrochlorothiazid in der Pädiatrie.

Wie klassifizieren Sie die Frage?

Die Frage umfasst die Themen Dosierung und Zulassung.

Welche Hintergrundinformationen erfragen Sie?

- Genaues Alter, Gewicht, Geschlecht und Größe des Kindes
- Indikation für Hydrochlorothiazid (die Dosierung kann je nach Indikation unterschiedlich sein)
- Weitere Erkrankungen
- Vollständige Medikation
- Leber- und Nierenfunktion

Auf Rückfrage erfahren Sie, dass Hydrochlorothiazid in der Indikation Hypertonie verordnet wird und das Kind ca. 6 kg wiegt.

Warum ist die Frage der Zulassung in der Pädiatrie wichtig?

Der Einsatz von Arzneimitteln außerhalb der zugelassenen Indikationen erfolgt in voller Verantwortung des behandelnden Arztes. Für die rechtliche Situation ist eine Zulassung also sehr wichtig. Als wesentlicher Punkt kommt hinzu, dass für eine Zulassung umfangreiche Daten eingereicht werden müssen, so auch Angaben zur Dosierung. Damit ist eine größere Sicherheit im Umgang mit dem Arzneimittel gewährleistet. Viele Hersteller sind aus ökonomischen Überlegungen heraus nicht bereit, für diese relativ kleine Patientengruppe eigene Studien durchzuführen. Klinische Studien an Kindern sind zudem aus rechtlichen Gründen problematisch.

Kann die Erwachsenendosis einfach auf die Kinderdosis umgerechnet werden?

Kinder weisen im Vergleich zu Erwachsenen eine Reihe physiologischer Unterschiede auf. Dazu gehören Parameter wie ein höherer Anteil an Körperwasser und veränderte Metabolisierungsvorgänge (siehe Lehrbücher der Pädiatrie und Pharmakologie). Dosierungen dürfen deshalb nicht einfach nach Körpergewicht umgerechnet werden, es kann sonst leicht zur Über- oder Unterdosierung kommen. Das bedeutet, dass man immer nach speziellen Dosierungsempfehlungen für die Pädiatrie recherchieren muss.

44

Nach welcher Suchstrategie gehen Sie vor?

Beginnen wird man die Suche in der Fachinformation. Dort können sowohl Angaben zur Dosierung, als auch zu den zugelassenen Indikationen entnommen werden. Viele Fachinformationen enthalten jedoch keine Angaben über pädiatrische Dosierungen. Dies ist auch für Hydrochlorothiazid der Fall: Es finden sich keine Hinweise zur Dosierung bei Kindern oder Angaben zur pädiatrischen Zulassung bzw. Kontraindikation bei Kindern (Esidrix®, Stand 09/99).

Anschließen wird sich die Recherche in den Fachbüchern der Pädiatrie. Angaben zur Dosierung können auch aus Büchern der Pharmakologie und Monografien wie »AHFS Drug Information« oder DRUGDEX Drug Evaluations (Datenbank) entnommen werden. In den beiden letztgenannten (amerikanischen) Quellen sind auch Informationen über den Zulassungsstatus in den USA enthalten. Können in der konsultierten Literatur keine Angaben zur pädiatrischen Dosierung gefunden werden, schließt sich die Suche mit Hilfe der Sekundärquellen an. Hier können Fallberichte über den Einsatz des entsprechenden Arzneistoffs bei Kindern ermittelt werden. Solche Angaben aus der Primärliteratur sind wichtige Anhaltspunkte für die Dosierung.

Weiterhin ist eine Rückfrage beim pharmazeutischen Hersteller möglich. Dieser kann manchmal auf unveröffentlichte Daten zurückgreifen, die für den konkreten Fall hilfreich sind. Gerade zur Frage der Dosierung in der Pädiatrie erhält man aus rechtlichen Gründen oft wenig Informationen. Wichtigster Ansprechpartner ist der Hersteller für die Frage nach den zugelassenen Indikationen, sofern dies nicht eindeutig aus Fachinformation, »Rote Liste« und Beipackzettel beantwortet werden kann.

Konnten in der gesamten Recherche keine zufriedenstellenden Informationen ermittelt werden, kann zu Fachspezialisten (hier der Pädiatrie) Kontakt aufgenommen werden.

Hydrochlorothiazid ist in Deutschland nach Auskunft des Herstellers nicht für die Anwendung bei Kindern zugelassen. Von der amerikanischen Zulassungsbehörde FDA liegt ebenfalls keine Zulassung in der Pädiatrie vor. Aus den Fachbüchern der Pädiatrie konnten jedoch genaue Dosierungsvorschriften nach Alter und Körpergewicht entnommen werden. Kinder im Alter von 8 Monaten mit normaler Nierenfunktion erhalten demnach 2 mg/kg pro Tag oral, aufgeteilt auf zwei Gaben (Taketomo 2000/01).

Was teilen Sie dem Arzt mit?

Der Arzt wird darüber informiert, dass eine Zulassung für die Anwendung bei Kindern nicht vorliegt und die Therapie daher für ihn ein besonderes Haftungsrisiko bedeutet. Die genauen Dosierungsangaben werden ihm zur Verfügung gestellt.

Für die Umsetzung dieser Therapie wird Hydrochlorothiazid in sehr geringer Dosierung zur oralen Gabe benötigt, bei einem Körpergewicht von 6 kg Einzeldosen mit 6 mg. Verfügbar sind auf dem deutschen Markt nur Tabletten zu 25 mg. Das Teilen der Tablette ist bei der geringen Dosierung nicht praktikabel. Der Arzt sollte deshalb auf die Möglichkeit der Kapselherstellung mit der individuell benötigten Wirkstoffmenge hingewiesen werden.

46

Literatur

[1] ASHP Guidelines on the Provision of Medication Information by Pharmacists. Am J Health-Syst Pharm 1996; 53: 1843–5.

[2] Bond CA, Raehl CL, Franke T. Clinical Pharmacy Services and the Hospital Mortality Rates. Pharmacotherapy 1999; 19(5): 556–64.

[3] Butzlaff M, Telzerow A, Lange S, Krüger N. Ärzte, Internet und neues Wissen. Med Klin 2001; 96: 309–20.

[4] Dugas M, Weinzierl S, Pecar A, Hasford J. An intranet database for a university hospital drug information center. Am J Health-Syst Pharm 2001; 58: 799–802.

[5] Erbele SM, Heck AM, Blankenship CS. Survey of computerized documentation system use in drug information centers. Am J Health-Syst Pharm 2001; 58: 695–7.

[6] Fellhauer M. Qualität in der Arzneimittelinformation. Vorschlag der regionalen Arzneimittel-Informationszentren (RAIZ) der Landesapothekerkammer Baden-Württemberg für eine nationale Leitlinie. Krankenhauspharmazie 2000; 10: 511–3.

[7] Kirkwood CF. Modifies systematic approach to answering questions. In: Malone PM, Mosdell KW, Kier KL, Stanovich JE, editors. Drug information: a guide for pharmacists. Appleton and Lange, Stamford; 1996: 15–26.

[8] Milares M, James K. Responding to Drug Information Inquiries: The Process and Resources. In: Millares M, editor: Applied Drug Information: Strategies for Information Management. Applied Therapeutics Inc., Vancouver; 1998: 1.5–1.47.

[9] The Society of Hospital Pharmacists of Australia Committee of Specialty Practice in Clinical Pharmacy. SHPA Standards of Practice for Clinical Pharmacy. In: SHPA Practice Standards, Appendix B; 1996: 2–1 – 2–11.

[10] The Society of Hospital Pharmacists of Australia Committee of Specialty Practice in Drug Information. SHPA Policy Guidelines for Australian Drug Information Services. Aust J Pharm Vol 1989; 19: 166–8.

[11] Watanabe AS, McCart G, Shimomura S. Systematic approach to drug information requests. Am J Hosp Pharm 1975; 32: 1282–5.

[12] Wright SG, LeCroy RL, Kendrach MG. A Review of the Three Types of Biomedical Literature and the Systematic Approach to Answer a Drug Information request. J Pharm Pract 1998; vol XI, No 3: 148–62.

2 Printmedien in der Arzneimittelinformation

Ute Amann

Ziel dieses Kapitels ist es
● dem Leser Beispiele wichtiger Nachschlagewerke für die Praxis der Arzneimittelinformation vorzustellen.

Einleitung

Vorgestellt wird eine kleine Auswahl an Büchern, die sich in der Praxis der Arzneimittelinformation neben medizinisch-pharmazeutischen Datenbanken und Fachzeitschriften bewährt haben. Die Standardliteratur und -lexika der Medizin und Pharmazie, die bereits im Studium verwendet werden oder aufgrund gesetzlicher Vorschriften zur Grundausstattung einer Apotheke gehören, sind nicht genannt.

Zur besseren Übersicht sind die ausgewählten Printmedien nach Themengebieten sortiert. Die Darstellung erfolgt in einheitlicher Form mit bibliografischen Angaben und einer Kurzbeschreibung.

Am Ende dieses Kapitels wird an Hand von Fragen aus der Praxis der tägliche Einsatz der Bücher demonstriert. Wichtig beim Arbeiten mit Literatur ist die Aktualität. Beim Arbeiten mit Fachbüchern müssen diese regelmäßig aktualisiert werden.

Arzneimittelidentifizierung

Gelbe Liste identa 2001
Medi Media
Medizinische Medien Informations GmbH, Neu Isenburg
12. Auflage 2001

Die Gelbe Liste identa bietet eine übersichtliche Darstellung mit derzeit über 3 000 Farbabbildungen von Dragees, Tabletten und Kapseln mit Prägung, Aufdruck, Größen- und Gewichtsangabe.

Weitere Informationen über die Gelbe Liste identa im Internet und zur Identifizierung von amerikanischen Arzneimittel mit der Datenbank AHFS*first* erhalten Sie im Kapitel »Medizinisch-pharmazeutische Datenbanken«.

48

Ausländische Arzneimittel

British National Formulary
British Medical Association and the Royal Pharmaceutical Society of Great Britain
The Pharmaceutical Press, London
41. Auflage 2001
Es dient als Nachschlagewerk von Arzneistoffen und ihren Fertigpräparaten in Großbritannien und ist übersichtlich nach Indikationsgebieten aufgebaut.

Physicians Desk Reference
Sifton D.W. (Hrsg.)
Medical Economics Company, Inc., Montvale
56. Auflage 2002
Der Physicians Desk Reference entspricht der deutschen Rote Liste in den USA – nur ist er erheblich umfangreicher. Enthalten sind die Beipackzettel der Fertigarzneimittel (und damit mehr Informationen zu den einzelnen Präparaten als das deutsche Pendant), eine Liste der Hersteller und orale Arzneimittel mit Abbildungen zur Identifizierung.

AHFS Drug Information 2001
American Society of Health-System Pharmacists
McEvoy G.K. (Hrsg.)
American Society of Health System Pharmacists, Inc., Bethesda
45. Auflage 2002
Die Buchfassung der AHFS Drug Information ist ein hervorragendes Standardwerk der Arzneimittelinformation. Zu über tausend Wirkstoffen sind in Monografieform detaillierte Informationen verfügbar. Eingeschlossen sind neben Wirkmechanismus, Dosierung, Pharmakokinetik auch umfangreiche Angaben zu Nebenwirkungen, Interaktionen, Anwendung in Schwangerschaft und Stillzeit, Kontraindikationen, Hinweise für die Anwendung bei bestimmten Patientengruppen u.a.
Am Ende der Monografie werden die Fertigarzneimittel auf dem amerikanischen Markt angegeben.
Ein unbedingt empfehlenswertes Buch, für das es keine deutsche Entsprechung gibt.

Martindale: The Extra Pharmacopoeia. The Pharmaceutical Press
Royal Pharmaceutical Society of Great Britain
Reynolds J. (Hrsg.)
The Pharmaceutical Press, London
32. Auflage 2000
Der Martindale ist ein umfangreiches Standardnachschlagewerk, das ausführliche Informationen zu Substanzen bereitstellt. In Monografieform

sind pharmakologische, pharmakokinetische und physikalisch-chemische Angaben zusammengestellt, am Ende der Monografie werden internationale Handelspräparate aufgeführt. Zusätzlich sind Salze der Substanzen und Chemikalien aufgeführt.

Index Nominum. International Drug Directory
Swiss Pharmaceutical Society (Hrsg.)
Medpharm GmbH Scientific Publishers, Stuttgart
17. Auflage 2000
Der Index Nominum ist ein Standardwerk der Recherche nach internationalen Fertigarzneimitteln. Die Suche ist über den Namen des Stoffes oder des Präparates möglich.

Ernährung

Die Zusammensetzung der Lebensmittel, Nährwert-Tabellen
Souci S.W., Fachmann W., Kraut H.
Medpharm GmbH Scientific Publishers, Stuttgart
6. Auflage 2000
Ein Standardwerk in der Ernährungsberatung, das genaue Auskunft über die Zusammensetzung von Lebensmitteln bietet. Es ist von Nutzen für die Erstellung von Diätvorschriften und genauen Kostplänen. Eine kleinere Version ist als Taschenbuch verfügbar.

Ernährungsmedizin und Diätetik
Kasper, H.
Urban und Schwarzenberg, München
9. Auflage 2000
Ein für grundsätzliche Fragen zur Ernährung geeignetes Nachschlagewerk. Enthalten sind Angaben zu den einzelnen Nährstoffen, Vitaminen, Mineralien und Spurenelementen inklusive Empfehlungen der Deutschen Gesellschaft für Ernährung (DGE), Erläuterungen zu bestimmten Kost- und Diätformen und Ernährungsempfehlungen bei bestimmten Erkrankungen. Als Basisinformation sehr gut geeignet, für spezielle Fragen z.B. der Ernährung über Magensonde nicht ausreichend.

Leitfaden der Ernährungsmedizin
Pudel V., Müller M.J. (Hrsg.)
Springer-Verlag, Berlin
1. Auflage 1998
Ein kurzes, aber fundiertes Buch zur Übersicht zu bestimmten Ernährungsformen und einzelnen Bestandteilen der Nahrung und gut geeignet zum allgemeinen Einlesen in den Themenkomplex Ernährung.

50

Infektiologie

Antibiotika-Therapie in Klinik und Praxis
Simon C., Stille W.
Schattauer Verlagsgesellschaft, Stuttgart
10. Auflage 2001
Ein ausführliches und aktuelles Nachschlagewerk für alle relevanten Antibiotika, Virustatika und Antimykotika mit praxisorientierten Informationen zu wichtigen Infektionskrankheiten und ihren Behandlungsstrategien.

The Sandford Guide to Antimicrobial Therapy 2000
Gilbert D.N., Moellering R.C., Sande M.
Antimicrobial Therapy, Inc., USA
30. Auflage 2000
Der Sandford Guide ist ein aktuelles, kompaktes Ringbuch, das sowohl die wichtigsten klinisch relevanten Informationen zur antimikrobiellen Therapie inklusive pädiatrische Dosierung, Dosierung bei Niereninsuffizienz, Interaktionen, Nebenwirkungen, antimikrobielles Spektrum der Arzneistoffe als auch zur Prophylaxe und Immunisierung enthält. Das kleine Format und die übersichtliche Darstellung aktueller Informationen in Tabellen macht es zu einem überaus wertvollen Nachschlagewerk für Ärzte und Apotheker im Krankenhaus.

Handbuch Infektionen bei Kindern und Jugendlichen
Deutsche Gesellschaft für pädiatrische Infektiologie e.V. (Hrsg)
Futuramed Verlag, München
3. Auflage 2000
Ein aktuelles Nachschlagewerk über Infektionskrankheiten im Kindes- und Jugendalter der Deutschen Gesellschaft für pädiatrische Infektiologie e.V. (DGPI) mit ausführlicher und praxisnaher Darstellung der Krankheiten und Therapie bei Kindern.

Nachschlagewerke

Römpp kompakt Basislexikon Chemie
Falbe J., Regitz M.(Hrsg.)
Thieme Verlag, Stuttgart
4 Bände, 1998/1999
Das mehrbändige Werk ist eine sehr gute Zusammenstellung chemischer Substanzen unter ihrem Namen und verschiedenen Synonymen. Sehr hilfreich für das Auffinden von Hilfsstoffen, Synonymen, Begriffen und älteren oder ungebräuchlichen Substanzen. Bietet als Lexikon nur eine kurze Information zum Stoff.

Hagers Handbuch der Pharmazeutischen Praxis
Hänsel R., Keller K., Rimpler H., Schneider G. (Hrsg.)
Springer-Verlag, Berlin
10 Bände, Band 6 Register mit CD-ROM, 2000
  Das mehrbändige Werk enthält umfangreiche Informationen zu verschiedenen Themen: Waren und Dienstleistungen, Methoden, Giften, Drogen und Stoffen. Insbesondere die Bände zu Stoffen und Drogen sind eine sehr gute Quelle für die Recherche nach seltenen Substanzen. Sehr hilfreich sind insgesamt die sehr ausführlichen Monografien, die in der Regel auch mit Referenzen versehen sind.

Pharmazeutische Stoffliste
Werbe- und Vertriebsgesellschaft Deutscher Apotheker, Eschborn
Loseblattausgabe mit regelmäßiger Ergänzungslieferung
  Die Pharmazeutische Stoffliste ist ein umfangreiches Nachschlagewerk für medizinisch und pharmazeutisch verwendete Stoffe, das zur Standardausrüstung jeder Apotheke gehören muss. Sie ist alphabetisch aufgebaut und enthält u.a. chemische und physikalische Angaben zu den Substanzen, Synonyme, nationale und internationale Fertigarzneimittel, Struktur- und Summenformel. Die Ringbuchsammlung wird fortlaufend aktualisiert. Sie ist ein elementares Arbeitsmittel zum Auffinden von Wirkstoffen und ausländischen Arzneimitteln. Hervorzuheben ist die Darstellung der Strukturformeln, die in vielen anderen Nachschlagewerken (leider häufig auch in online-Versionen) fehlt.

The Merck Index
Budavari S. (Hrsg)
Merck & Co., New Jersey
12. Auflage 1996
  Enzyklopädie von Chemikalien, Arzneistoffen und Pflanzen, die vor allem physikalisch-chemische Angaben aufführt und auch die Strukturformel enthält. Gute Quelle für die Suche nach Synonymen und Molmassen.

Nebenwirkungen/Interaktionen siehe auch unter Pharmakologie

Arzneimittelneben- und -wechselwirkungen
Ammon H.P. (Hrsg.)
Wissenschaftliche Verlagsgesellschaft, Stuttgart
4. Auflage 2001
  Ein dickes Handbuch und Tabellenwerk für Ärzte und Apotheker, das nun als aktualisierte Auflage zur Verfügung steht. Der spezielle Teil zu Neben- und Wechselwirkung von Arzneistoffen ist nach Organsystemen bzw. nach Arzneistoffgruppen gegliedert und übersichtlich in Tabellen dargestellt.

52

Handbuch der unerwünschten Arzneimittelwirkungen
Müller-Oerlinghausen B., Lasek R., Düppenbecker H., Munter K.-H.
Urban & Fischer, München, Jena
1. Auflage 1999

Schon die Zugehörigkeit der Herausgeber und vieler Autoren dieses Buches zur Arzneimittelkommission der deutschen Ärzteschaft (AkdÄ) bürgt für sachliche Kompetenz. Der Hauptteil enthält die unerwünschten Arzneimittelwirkungen systematisch nach Arzneistoffgruppen unterteilt. Jedes Kapitel endet mit einer Referenzangabe, so dass bei Bedarf auf die Originalquelle zurückgegriffen werden kann. Herausragend ist die grafische Darstellung der prozentualen Verteilung des Nebenwirkungsprofils einer Gruppe nach den Organsystemklassen aus der Datenbank Phoenix® der AkdÄ. Ein Kapitel beschäftigt sich auch mit den Nebenwirkungen von Phytopharmaka. Für die Praxis ein wichtiges Nachschlagewerk für Ärzte und Apotheker.

Cutaneous Drug Reactions
Zürcher K., Krebs A.
Karger AG, Basel
2. Auflage 1992

Zur Bearbeitung von dermatologischen Nebenwirkungsanfragen ist dieses Buch unverzichtbar, da es eine umfangreiche Zusammenstellung von Symptomen und Häufigkeiten von Arzneistoff-Nebenwirkungen auf die Haut, Schleimhäute, Nägel und Haare bietet. Es wird detailliert unterschieden zwischen Exanthem, Pruritus, Urticaria, Angioödemen, Eruptionen, Dermatitis, Erythema multiforma, Vasculitis, Purpurea, Photosensivität und anderen dermatologischen Nebenwirkungen. Das ganze Buch ist eine fortlaufende, übersichtliche Tabelle, sortiert nach Arzneistoffgruppen mit kurzen Kommentaren und Referenzangaben.

Arzneimittel richtig einnehmen.
Wechselwirkungen zwischen Medikamenten und Nahrung
Wunderer H.
Govi-Verlag , Eschborn
2. Auflage 2000

Es werden Einnahmeempfehlungen zu allen wichtigen Arzneistoffen gegeben auf der Grundlage und den aktuellen Erkenntnissen von pharmakokinetischen und pharmakodynamischen Wechselwirkungen zwischen Medikamenten und Nahrungsmitteln. Interessant für die Praxis ist auch das Kapitel der Retardpräparate, da selbst in den Fachinformationen der Hersteller z.T. unkorrekte Angaben zum Einnahmezeitpunkt von Retardpräparaten geben werden.

Onkologie

Kompendium Internistische Onkologie
Schmoll H.-J., Höffken K., Possinger K. (Hrsg.)
Springer-Verlag, Berlin
3. Auflage 1999

Das Kompendium Internistische Onkologie enthält Standards in Diagnostik und Therapie maligner Erkrankungen. Es bietet wertvolle Informationen über Grundlagen, Richtlinien, antineoplastische Substanzen, Toxizitäten, prophylaktische und supportive Therapien und ein umfangreiches onkologisches Adressenverzeichnis von medizinischer Versorgung bis Patientenbegleitung in Deutschland.

Das Rote Buch Hämatologie und internistische Onkologie
Berger P., Engelhardt R., Mertelsmann R.
Ecomed, Landsberg/Lech
2. Auflage 2001

Ein detailliertes und praxisorientiertes Nachschlagewerk für die tägliche onkologische Stationsarbeit mit einer Sammlung von Behandlungsprotokollen bei malignen Erkrankungen.

Praktische Aspekte der supportiven Therapie in Hämatologie und Onkologie
Bokemeyer C., Lipp H.-P. (Hrsg.)
Springer-Verlag, Berlin-Heidelberg
1. Auflage 1998

Dieses Buch widmet sich dem wichtigen Gebiet der supportiven Therapie maligner Erkrankungen und beschreibt den Einsatz von hämatopoetischen Wachstumsfaktoren, Erythropoietin, die antiemetische Therapie, die antimikrobielle Prophylaxe und Therapie bei neutropenischen Patienten, die Schmerztherapie bis hin zu Empfehlung auf dem Gebiet der Ernährung und Maßnahmen bei speziellen Nebenwirkungen von Zytostatika oder bei Extra- und Paravasaten.

Palliativmedizin.
Praktische Einführung in Schmerztherapie, Ethik und Kommunikation
Husebo S., Klaschik E.
Springer-Verlag, Berlin-Heidelberg
1. Auflage 1998

In der Palliativmedizin, die nach Zech D. (1994) »die Befreiung oder Linderung von Symptomen zum alles überragenden Mittelpunkt der Therapie« darstellt, hat die Schmerztherapie einen hohen Stellenwert. Das Buch gibt neben Aspekten zur Ethik, Kommunikation und psychosozialen Fragen vor allem eine praktische Einführung in die Schmerztherapie.

54

Kurzgefasste Interdisziplinäre Leitlinien 2000
Hermanek P. (Hrsg.)
Koordination: Informationszentrum für Standards in der Onkologie
(ISTO)
Im Auftrag der Deutschen Krebsgesellschaft e.V.
Zuckschwerdt Verlag GmbH, München
2. Auflage 2000
Zur Qualitätssicherung in der Onkologie sind die kurzgefassten inter-
disziplinäre Leitlinien zur Diagnose und Therapie maligner Erkrankungen
im Auftrag der deutschen Krebsgesellschaft und der deutschen Krebshilfe
entstanden.

Pädiatrie

Pediatric Dosage Handbook
Taketomo C.K., Hodding J.H., Kraus D.M.
Lexi-Comp, Inc., Hudson, Ohio
7. Auflage 2000–2001
Ein sehr ausführliches und aktuelles Handbuch zu allen klinisch relevanten Informationen der Arzneimitteltherapie von Neugeborenen und
Kindern. Bei den Dosierungsangaben wird genau unterschieden zwischen
den verschiedenen Altersgruppen und der eingesetzten Indikation. Sehr
wertvoll sind neben der alphabetischen Arzneistoffbeschreibung und den
Vergleichstabellen von Arzneistoffen und Vitaminen weitere Informationen zu Kardiologie, Dermatologie, Endokrinologie, Onkologie, Entwicklung und Wachstum, Flüssigkeiten, Elektrolyte und Ernährung.

*PÄD-I.V.: Sichere Anwendung von intravenösen Arzneimitteln bei Kin-
dern*
Baumann B., Frey O., Maier L., Pecar A., Predel B., Wagner R.
Zu beziehen durch: Buchhandlung im Stadt-Center, Hayingen
2. Auflage 2002
Eine relevantes deutschsprachiges Nachschlagewerk zu intravenösen
Arzneimitteln, das aus der praktischen Tätigkeit von Krankenhausapothe-
kern, die als Ansprechpartner zu Arzneimittelanfragen auf pädiatrischen
Intensivstationen zur Verfügung stehen, entstanden ist. Ziel der Krankenhausapotheker mit ihrem Buch ist es, eine sichere Anwendung von intravenösen Arzneimitteln bei Kindern zu gewährleisten.

Checkliste Neonatologie: Das Neo-ABC
Roos R., Genzel-Boroviczény O., Proquitté H.
Thieme Verlag, Stuttgart
1. Auflage 2001
Hervorgegangen ist dieses praxisnahe Kitteltaschenbuch für Pädiater
aus dem »Neo-ABC – ein Leitfaden zur Versorgung von Früh- und Neuge-

borenen« und ist auf Grund der großen Nachfrage nun vom Thieme-Verlag als Checkliste Neonatologie übernommen worden. Es enthält wertvolle Empfehlungen zu Dosierungen und Verdünnungen von Medikamenten speziell für die ganz kleinen Patienten.

NeoFax®: A Manual of Drugs used in Neonatal Care
Young T., Mangum B.
Acorn Publishing, Inc. Raleigh, North Carolina
12. Auflage 1999

Ein Kitteltaschenringbuch der amerikanischen Neonatologen zur medikamentösen Therapie von Früh- und Neugeborenen, das in Ergänzung zur deutschen Literatur sehr hilfreich ist. Neben dem Arzneistoffhauptteil finden sich wertvolle Informationen zur Ernährung inklusive die Zusammensetzung von Muttermilch.

Pharmakokinetik siehe auch unter Pharmakologie

Einführung in die Pharmakokinetik
Gugeler N., Klotz K.
Govi-Verlag, Eschborn
2. Auflage 2000

Darstellung pharmakokinetischer Grundlagen, Prinzipien und ihrer klinischen Bedeutung. Enthält pharmakokinetische Wirkstoffdaten in tabellarischer Form.

Clinical Pharmacokinetics
Murphy J.E. (Hrsg.)
American Society of Health-System Pharmacists Inc., Bethesda
2. Auflage 2001

Dieses Pharmakokinetikbuch der American Society of Health-System Pharmacists ist im Vergleich zu anderen Kinetikbüchern klein, aber dafür sehr praxisrelevant und für das therapeutische Drug Monitoring (TDM) von Aminoglykosiden, Antiepileptika, Antidepressiva, Immunsuppressiva und anderen Arzneistoffen mit geringer therapeutischer Breite unverzichtbar. Es beinhaltet Grundlagen zu kinetischen Daten von besonderen Patientenkollektiven wie Neugeborenen, Kindern, alten Menschen und Patienten mit eingeschränkter Nierenfunktion.

Pharmakologie/Pharmakotherapie

Angewandte Arzneimitteltherapie
Schneemann H., Yang L., Koda-Kimble M.A. (Hrsg.)
Springer Verlag, Berlin
1. deutsche Auflage 2001

56

Sehr praxisorientiertes Buch der angewandten Arzneimitteltherapie, in dem die klinisch-pharmazeutische Betreuung in Fallbeispielen verdeutlicht wird. Für die Einarbeitung in klinisch-pharmazeutisches Denken und Arbeiten sehr empfehlenswert.

Goodman & Gilman's: The pharmacological basis of therapeutics
Limbird L.E., Goodman Gilman A., Hardmann J.G.
The McGraw-Hill Companies Inc., New York
10. Auflage 2001
Ein sehr gutes pharmakologisches Nachschlagewerk, das die pharmakodynamischen Wirkungen der Arzneistoffe ausführlich beschreibt und für die Praxis wertvolle pharmakokinetische Übersichtstabellen enthält.

Arzneiverordnungen – Ratschläge für Ärzte und Studierende
Mitglieder der Arzneimittelkommission der Deutschen Ärzteschaft (Hrsg.)
Deutscher Ärzte-Verlag, Köln
19. Auflage 2000
Die Arzneiverordnungen werden von den Mitgliedern der Arzneimittelkommission der deutschen Ärzteschaft (AkdÄ) als kompetente Entscheidungshilfen für eine wirksame und rationelle Arzneitherapie herausgegeben. Sie erleichtern durch präzise medizinisch-klinische und wirkstoffbezogene Informationen die individuelle Therapieentscheidung. Die Basis der Kommentierung bilden sämtliche in Deutschland zugelassenen Wirkstoffe.

AHFS Drug Information 2001
American Society of Health-System Pharmacists
McEvoy G.K. (Hrsg.)
American Society of Health-System Pharmacists, Inc., Bethesda
44. Auflage 2001
Kurzbeschreibung siehe unter Ausländische Arzneimittel

Handbook of Clinical Drug Data
Anderson P.O., Knoben J.E., Troutman W.G.
Appleton & Lange, Stamford
9. Auflage 1999–2000
Als Kitteltaschenbuch zum schnellen Nachschlagen von klinisch relevanten Arzneimittelinformationen z.B. während der Visite auf der Station sehr empfehlenswert. Von den amerikanischen Stationsapothekern sehr geschätzt.

Pharmacists Drug Handbook
McEvoy G.K. (Hrsg.)
Springhouse Corporation, Springhouse, and American Society of Health-System Pharmacists, Bethesda
1. Auflage 2000

Auch ein kompaktes Handbuch zum schnellen Nachschlagen von klinisch relevanten Arzneimittelinformationen wie Indikation, Dosierung, Pharmakodynamik, -kinetik, Kontraindikationen, Interaktion, Nebenwirkungen, Therapeutisches Monitoring und Patienten Counseling.

Phytotherapie / alternative Therapie

Arzneidrogen und ihre Inhaltsstoffe
Wagner H.
Wissenschaftliche Verlagsgesellschaft, Stuttgart
6. Auflage 1999
Ein kompaktes Handbuch zum schnellen Nachschlagen von Arzneidrogen, ihrer Herkunft, der Verwendung, den Inhaltsstoffen und Verfälschungen. Neuen Kapiteln wie der Biotechnologie, Immunologie, Antibiotika und Pestiziden wird vermehrt Aufmerksamkeit geschenkt.

Teedrogen und Phytopharmaka.
Ein Handbuch für die Praxis auf wissenschaftlicher Grundlage
Wichtl M. (Hrsg.)
Wissenschaftliche Verlagsgesellschaft, Stuttgart
3. Auflage 1997
Ein illustriertes Standardwerk mit Fotos der Pflanzenteile im reellen als auch getrocknetem Zustand. Die Auszüge aus den Empfehlungen der Kommission E, Hinweisen zur volkstümlichen Anwendung, sowie – falls vorhanden – Dosierungsangaben sowie Zubereitungsart aus den Arzneibüchern als auch dünnschichtchromatografische Abbildungen zur Identifizierung machen das Werk zu einem nützlichen Begleiter im Alltag.

Phytotherapie in der Kinderheilkunde.
Handbuch für Ärzte und Apotheker
Schilcher H.
Wissenschaftliche Verlagsgesellschaft, Stuttgart
3. Auflage 1999
Dieses Buch beinhaltet in Monografieform eine alphabetische Liste häufig verwendeter Teedrogen in der Pädiatrie mit Dosierungsangaben. Es enthält im Anhang 110 Originalmonografien der Kommission E.

Arzneimittel der komplementären Medizin
Reichling J., Müller-Jahncke W.-D., Borchardt A. (Hrsg.)
Govi-Verlag, Eschborn
1. Auflage 2001
Darstellung »alternativer« Therapiekonzepte mit theoretischem Hintergrund und therapeutischer Bedeutung: Homöopathie, Biochemie, Anthroposophie, Phytopharmaka, Hildegard-Medizin, Spagyrik, Bachblüten, Aromatherapie, Ayurveda, Traditionelle Chinesische Medizin, Kampo.

Homöopathische Arzneimittel. Materialien zur Bewertung
Keller K., Greiner S., Stockebrand P.
Govi-Verlag, Frankfurt
fortlaufend, 1990

Das Ringbuch ist alphabetisch aufgebaut und enthält neben einem Synonymregister ein Indikationsregister und einen Monografieteil. Die Monografien enthalten die Bezeichnung des homöopathischen Mittels, deren offizielle Bekanntmachung, die Anwendungsgebiete entsprechend dem homöopathischen Arzneibild mit Beispielen, Neben- und Wechselwirkungen, Darreichungsformen, Dosierung und Art der Verwendung. Es finden sich keine wissenschaftlichen Bewertungen wie der Titel des Buches vermuten lässt. Die Ringbuchsammlung wird fortlaufend aktualisiert.

Erweiterte Schulmedizin, Anwendung in Diagnostik und Therapie,
Band 3: Unkonventionelle Therapiemethoden und Arzneimittelverschrei-
bungen.
Saller R., Feiereis H. (Hrsg.)
Hans Marseille Verlag GmbH, München
1. Auflage 1997

Ein für die Praxis empfehlenswertes Buch zur Beurteilung »exotischer« Therapiemethoden und Arzneimittelverschreibungen. Es beinhaltet umfassend recherchierte, mit Quellenangaben versehen kurze Stellungnahmen zu den Themen.

Psychiatrie/Neurologie

Kompendium der Psychiatrischen Pharmakotherapie
Benkert O., Hippius H.
Springer Verlag, Berlin
2. Auflage 2000

Kompaktes Handbuch für die Arzneimitteltherapie in der Psychiatrie mit kurzer Darstellung und therapeutischer Einstufung der Arzneistoffe. Für seltene Nebenwirkungen oder Interaktionen nicht geeignet, bietet aber schnellen Überblick über Behandlungsempfehlungen.

Psychopharmakotherapie. Ein Leitfaden für Klinik und Praxis
Möller H.J., Müller W.E., Volz H.P.
Verlag W. Kohlhammer
2. Auflage 2000

Ausführliche Darstellung der Arzneimitteltherapie in der Psychiatrie, gut für Hintergrundinformationen und Behandlungsempfehlungen. Enthält einen Übersichtsteil der Arzneimittel mit genauer Zusammensetzung, Dosierungsangaben und Besonderheiten. Für spezielle Informationen nicht geeignet. Bietet auch einen guten Überblick über alternative Behandlungsempfehlungen.

Neuroleptika
Möller H.J., Müller W.E., Bandelow B.
Wissenschaftliche Verlagsgesellschaft, Stuttgart
1. Auflage 2001

Ausführliche Darstellung der Arzneistoffgruppe Neuroleptika. Es werden Krankheitsbilder, Pharmakologie und Behandlungsempfehlungen beschrieben. Ein geeignetes Kapitel setzt sich mit Nebenwirkungen und Interaktionen der Neuroleptika auseinander. Im speziellen Teil wird ausführlich auf Vergleichsstudien und Charakteristika einzelner Substanzen eingegangen. Gut geeignet für Verständnisfragen zu Neuroleptika und z.T. für Einzelinformationen.

Lehrbuch der Schmerztherapie
Zenz M., Jurna I. (Hrsg.)
Wissenschaftliche Verlagsgesellschaft, Stuttgart
2. Auflage 2001

Umfangreiche Informationen zur Schmerztherapie, sehr gutes Grundlagenwerk. Darstellung der Pathophysiologie des Schmerzes, verschiedener Therapiemethoden und der medikamentösen Behandlung.

Schmerz bei Kindern: Schmerztherapie in Arztpraxis und Krankenhaus
Gutjahr P. (Hrsg.)
Wissenschaftliche Verlagsgesellschaft, Stuttgart
1. Auflage 2000

Speziell auf die Pädiatrie abgestimmte Zusammenfassung zur Diagnostik, medikamentösen und nichtmedikamentösen Behandlung des Schmerzes. Mit Angabe von Dosierungsempfehlungen für die Pädiatrie und Vorschlägen, welche schmerzlindernden Maßnahmen bei welchen Manipulationen sinnvoll sind.

Schwangerschaft/Stillzeit

Arzneiverordnung in Schwangerschaft und Stillzeit
Spielmann H., Schaefer Ch.
Urban & Fischer Verlag, München, Jena
6. Auflage 2001

Nach Arzneistoffgruppen zusammengefasst werden die verfügbaren Informationen zu den einzelnen Substanzen aufgeführt. Am Ende der Stoffgruppe wird eine Empfehlung gegeben. Die Darstellung erfolgt für die Zeiträume Schwangerschaft und Stillzeit getrennt.

60

Drugs in Pregnancy and Lactation: A reference guide to fetal and neonatal risk
Briggs G.G., Freeman R.K., Yaffee S.J.
Williams & Wilkins, Baltimore, Maryland
6. Auflage 2002

Ausführliche Informationen zu den einzelnen Arzneistoffen. Monografieartiger Aufbau unter Angabe aller Referenzen. Angegeben werden ebenfalls Empfehlungen der American Academy of Pediatrics und die Einstufung nach den amerikanischen Pregnancy Risk Categories. Unbedingt empfehlenswert!

Stabilität/Kompatibilität

Handbook on Injectable Drugs
Trissel L.A. (Hrsg.)
American Society of Health-System Pharmacists Inc., Bethesda
11. Auflage 2001

Ein absolut empfehlenswertes Standardwerk für Fragen zur Stabilität und Kompatibilität. Sehr umfangreiche Informationen mit Angabe aller Referenzen. Durch jährlich neue Auflagen ist dieses Standardwerk in Krankenhausapotheken immer auf dem aktuellsten Stand.

Sonstige

Drug Prescribing in Renal Failure. Dosing Guidelines for adults
Aronoff G.R., Berns J.S., Brier M.E., Golper T.A., Morrison G., Singer I., Swan S.K., Bennett W.M.
American College of Physicians, Philadelphia
4. Auflage 1999

Ein unbedingt empfehlenswertes Handbuch mit Dosierungsangaben für verschiedene Grade der Nierenfunktionseinschränkung und unterschiedliche Dialyseverfahren mit Angabe der Referenzen.

Evidenzbasierte Medizin
Sackett D.L., Richardson W.S., Rosenberg W., Haynes R.B.
Deutsche Ausgabe: Kunz R., Fritsche L.
Zuckschwerdt Verlag, Bern
1. deutsche Auflage 1999

Das Standardwerk für die Grundlagen der evidenzbasierten Medizin mit Erklärung der grundsätzlichen Arbeitsweisen. Für die Einarbeitung in das Themengebiet unverzichtbar.

Clinical Evidence. Die besten Studien für die beste klinische Praxis
Godlee F. (Hrsg.)
aus dem Englischen von Grüner K.
Verlag Hans Huber, Bern
1. Auflage 2000
Eine sehr handliche und übersichtliche Zusammenstellung klinischer Studien nach den Kriterien der evidenzbasierten Medizin. Eine schnell verfügbare Basis für das praktische, evidenzbasierte Arbeiten.

Arzneiformen richtig anwenden
Kircher W.
Deutscher Apotheker Verlag, Stuttgart
2. Auflage 2000
Eine genaue Darstellung der Praxis der Arzneimittelanwendung mit genauen Hinweisen und Tipps. Wertvoll zur eigenen Einarbeitung als Basis der Patientenberatung.

Basic skills in interpreting laboratory data. Illustrated with case studies
Scott L. Traub
American Society of Health-System Pharmacists Inc., Bethesda
2. Auflage 1996
Eine wichtiges Buch zum Verstehen und Interpretieren von Labordaten, das Grundlagenwissen an Hand von Fallbeispielen aus der Praxis und mit Hilfe von gut strukturierten Tabellen darstellt. Wertvoll für die Arzneimittelinformation sind auch die Hinweise auf Arzneistoffe, die möglicherweise zur Beeinflussung von Laborwerten führen können.

FALLBEISPIELE

Bei den folgenden Beispielen soll anhand von Fragen aus der Praxis der tägliche Einsatz der Bücher demonstriert werden, bei dem gezielt eine Recherche nur in den Printmedien ausgewählt wurde. Eine Suche in medizinisch-pharmazeutischen Datenbanken oder im Internet wird hier nicht berücksichtigt, obwohl es in der Praxis für eine vollständige Recherche selbstverständlich ist.

Fall 1

Der Arbeitskreis »Schmerzeinschätzung« Ihres Klinikums möchte eine neue Dosierungsempfehlung für Analgetika erarbeiten. Sie werden gebeten, Angaben zur Dosierung von Metamizol und Paracetamol bei Niereninsuffizienz zusammenzustellen und beginnen ihre Recherche in den Printmedien. Welche Bücher sind geeignet?

Was stellen Sie bei der Suche in der internationalen Literatur fest?

Für die Recherche geeignet sind Bücher aus den Themengebieten Pharmakologie/Pharmakotherapie und spezielle Literatur zur Arzneimitteltherapie bei eingeschränkter Nierenfunktion. Dies kann z.B. »AHFS Drug Information«, »Handbook of Clinical Drug Data« und als spezielle Literatur »Drug Prescribing in Renal Failure« umfassen. Standard-Lehrbücher der Pharmakologie wie Mutschler, »Arzneimittelwirkungen«, und Forth, »Pharmakologie und Toxikologie«, enthalten meist keine detaillierten Angaben zu so speziellen Fragestellungen.

Bei der Suche in der internationalen Literatur stellt man schnell fest, dass sich im Inhaltsverzeichnis unter dem Stichpunkt »Paracetamol« bzw. »Metamizol« meist kein Eintrag findet. Beide Stoffe werden in der englischsprachigen Literatur unter anderen Namen aufgeführt.

Wo würden Sie die Synonyme nachschlagen?

Synonyme lassen sich leicht mit der »Stoffliste« und dem »Martindale« ermitteln. Weitere Möglichkeiten sind auch »Hagers Handbuch der Pharmazeutischen Praxis« und das »Synonymverzeichnis« des Deutschen Arzneibuches. Für Paracetamol wird man so sehr schnell auf die weitere Bezeichnung »Acetaminophen« stoßen und unter diesem Namen in den englischsprachigen Büchern fündig werden. Beim Metamizol findet sich eine Reihe gebräuchlicher Synonyme: Novaminsulfon, Dipyrone, Aminopyrin-Sulfonat und weitere. In der amerikanischen Literatur ist der Name »Dipyrone« am gebräuchlichsten. Auch unter diesem Stichwort lassen sich bei einigen der o.g. Bücher keine Einträge finden. Hintergrund dieser Tatsache ist, dass Metamizol im amerikanischen Raum aufgrund der möglichen schweren Nebenwirkung Agranulozytose nicht eingesetzt wird.

Aus dem diskutierten Beispiel kann man ersehen, dass eine vollständige Recherche immer mögliche Synonyme und regionale Unterschiede in der Arzneimitteltherapie berücksichtigen muss.

Fall 2

Unter der Therapie mit Sultiam ist bei einem Patienten Hautausschlag aufgetreten. Zur Abklärung der Hauterscheinungen werden Sie um Informationen zu dermatologischen Nebenwirkungen von Sultiam gebeten und beginnen ihre Recherche mit Printmedien.

Welche Bücher sind geeignet?

Für die Suche geeignet sind Bücher mit den Schwerpunkten Nebenwirkungen und Pharmakologie. Dazu zählen z.B. »Arzneimittelneben- und -wechselwirkungen«, »Handbuch der unerwünschten Arzneimittelwirkungen«, »AHFS Drug Information«, »Goodman & Gilman's« und als spezielle Literatur »Cutaneous Drug Reactions«.

Zum Sultiam (Synonym: Sulthiame) lassen sich in den meisten Büchern nur sehr wenig Informationen über Nebenwirkungen finden, in einigen englischsprachigen ist die Substanz nicht aufgeführt. Der Grund ist, dass es sich bei Sultiam um einen älteren Arzneistoff handelt, der auch keine Verwendung in den USA findet. Das in Deutschland bekannteste Standardwerk »Arzneimittelneben- und -wechselwirkungen« berücksichtigt zwar die Substanz (die in Deutschland auch verwendet wird), führt aber leider nicht eine Angabe zu dermatologischen Reaktionen auf, obwohl sogar in der Fachinformation ein Hinweis enthalten ist.

Fündig wird man im »Cutaneous Drug Reactions«, das für Sultiam als mögliche dermatologische Nebenwirkungen Exanthem, Erythema multiforme, Angioödem, toxische epidermale Nekrolyse und Stevens-Johnson-Syndrom nennt. An diesem Punkt kommt sehr positiv zum tragen, dass im »Cutaneous Drug Reactions« zu den aufgeführten Effekten eine Literaturstelle angegeben wird. Insbesondere in diesem Fall, wo wenig weitere Informationen in den Printmedien ermittelt werden konnten, ist der Rückgriff auf die Originalliteratur sehr hilfreich. Mithilfe der Originalpublikationen können nähere Angaben zu Inzidenz, Schwere, Zeitpunkt des Auftretens, Reversibilität der Effekte usw. ermittelt und zur Beurteilung des vorliegenden Falles herangezogen werden.

Die Nennung der Quellen einzelner Informationen in Büchern ist also ein sehr hilfreiches Qualitätsmerkmal guter Printmedien. So lassen sich z.B. auch widersprüchliche Angaben in verschiedenen Büchern zurückverfolgen und in ihrer Aussagekraft bewerten.

Fall 3

Ein 50-jähriger Patient unter Dauertherapie mit Simvastatin und ASS 100 mg, soll zur Behandlung einer ambulant erworbenen Pneumonie Telithromycin erhalten. Der behandelnde Arzt bittet Sie um Abklärung möglicher Interaktionen.

64

Welche Printmedien sind für die Recherche geeignet? Weshalb wird die Suche in Büchern schwierig sein?

Für die Recherche bieten sich Bücher aus den Themengebieten Wechselwirkung und Pharmakologie und Monografiesammlungen zu Arzneistoffen an. Bei der Recherche in den vorn aufgeführten Büchern wird man dabei feststellen, dass Telithromycin in den meisten nicht erwähnt wird. Aus der »Pharmazeutische Stoffliste« erfahren Sie, dass die Schreibweise korrekt ist und es sich um ein Ketolid-Antibiotikum handelt. Indem Sie ihre Suche über die Printmedien hinaus erweitern, finden Sie das entsprechende Fertigpräparat, welches erst neu im Handel ist. Durch Recherche in Fachinformation, Datenbanken usw. erhalten Sie dann weiterführende Informationen zum Interaktionspotenzial. Telithromycin ist ein Inhibitor an Cytochrom-P-450-Subklassen und kann als solcher u.a. die Metabolisierung von Simvastatin vermindern. Diese klinisch relevante Interaktion muss dem behandelnden Arzt mitgeteilt und gegebenenfalls auf eine Alternative verwiesen werden.

In diesem Beispiel sieht man eine klare Einschränkung für die Recherche in Büchern: ihre Aktualität. Bücher weisen in der Regel eine Verzögerung von mehreren Jahren in der Aktualität der Informationen auf. Diesen Punkt gilt es in der Recherche zu berücksichtigen, insbesondere wenn es sich um neue Arzneistoffe, neu beschriebene Nebenwirkungen oder Ähnliches handelt.

Fall 4

Die Dosierung von Arzneimitteln bei Kindern ist häufig eine schwierige Angelegenheit. Dies hängt zum einen an der Tatsache, dass die meisten Arzneistoffe bei Kindern nicht untersucht wurden und somit auch keine Zulassung bei Kindern besitzen. Bei Anfragen zur pädiatrischen Dosierung ist somit eine Recherche in der internationalen Literatur häufig unabdingbar. Dazu bieten die Printmedien eine sehr gute Unterstützung zu den Datenbanken. Die regelmäßige Aktualisierung dieser Bücher aus dem Themengebiet Pädiatrie und Infektiologie stärkt das Vertrauen in diese Medien.

Sie werden mit zwei Anfragen zur Antibiotikadosierung in der Pädiatrie betraut. Welche Bücher stehen Ihnen aus der genannten Auswahl zur Verfügung?

Welches Antibiotikum ist zur Therapie von Keuchhusten bei einem Kind mit 4 Jahren geeignet und wie soll es dosiert werden?

Zur Therapie von Keuchhusten bei Kindern wird im »Handbuch Infektionen bei Kindern und Jugendlichen« der Deutschen Gesellschaft für pädiatrische Infektiologie e.V. als Mittel der Wahl Erythromycin oral empfohlen. Aufgrund der In-vitro-Daten lassen auch die neueren Makrolide Wirksamkeit erwarten, jedoch fehlen klinische Daten. Erythromycin sollte hoch dosiert werden, das Estolat mit 40 mg/kg KG/Tag aufgeteilt auf 2 Dosen und das Ethylsuccinat mit 50–60 mg/kg KG/Tag aufgeteilt auf 3 Dosen. Die Therapiedauer wird mit 14 Tagen angegeben, da bei kürzerer Dauer unter Umständen mit einer Erregerpersistenz zu rechnen ist.

Die Dosierangaben zum Erythromycin in »Antibiotika-Therapie in Klinik und Praxis« sind dagegen in dieser Fragestellung nicht spezifisch, da nur allgemein bei Kindern ohne Angabe der Indikation 30–50 mg/kg in 2 bis 4 Einzelgaben aufgeführt werden.

Die amerikanische Fachliteratur »The Sandford Guide to Antimicrobial Therapy 2000« und das »Pediatric Dosage Handbook« empfehlen bei Pertussis auch Erythromycin, bevorzugt das Estolat und geben spezielle Dosierungen für Kinder an, die ähnlich den Empfehlungen der Deutschen Gesellschaft für pädiatrische Infektiologie sind.

Wie soll Cefotaxim bei einem Frühgeborenen 32. SSW, jetzt 11 Tage alt, 2,1 kg, mit Verdacht auf Meningitis, intravenös dosiert werden?

Bei Fragestellungen zu intravenös zu applizierenden Antibiotika in der Pädiatrie ist das »PÄD-I.V.: Sichere Anwendung von intravenösen Arzneimitteln bei Kindern«, das von der ADKA Arbeitsgruppe Pädiatrie herausgegeben wird, von unverzichtbarem Wert. Die Angaben zur Antibiotika-Dosierung variieren in der Literatur zum Teil beachtlich. Dies hängt stark von der Schwere der Infektion und auch von unterschiedlichen Therapieempfehlungen ab. Der Vorteil des »PÄD-I.V.« liegt darin, dass die Angaben zur Dosierung sowohl aus der Fachinformation der deutschen Präparate enthalten sind als auch aus der weiteren relevanten nationalen (z.B. »Checkliste Neonatologie: Das Neo-ABC«) und amerikanischen Literatur (z.B. »Pediatric Dosage Handbook«). In unserer Fragestellung bekommen wir die Empfehlung zur Dosierung von Cefotaxim bei Meningitisverdacht für Frühgeborene > 7 Tage alt und > 1200 g: 150–200 mg/kg/d in 3 ED, so weit keine Einschränkung der Nierenfunktion vorliegt.

Das »Handbuch Infektionen bei Kindern und Jugendlichen« gibt zur Meningitistherapie bei Neugeborenen ab der 2. Lebenswoche für Cefotaxim auch 150–200 mg/kg/d an.

66

Fall 5

Sie werden gefragt, ob Hirtentäschelkrauttee bei postpartalen Blutungen wirksam ist.

In welchen Büchern erhoffen Sie sich Information?

Unter anderem in »Teedrogen und Phytopharmaka. Ein Handbuch für die Praxis auf wissenschaftlicher Grundlage« findet sich der Hinweis, dass Hirtentäschelkraut früher in der Volksmedizin als Mutterkornersatz bei Gebärmutterblutung eingesetzt wurde, jedoch wegen seiner unzuverlässigen Wirkung obsolet und nicht zu vertreten ist. Ein Peptid soll für die in vitro dem Oxytocin ähnliche Wirkung verantwortlich sein. Als Literaturstelle wird »Hagers Handbuch der Pharmazeutischen Praxis« angegeben. Dort befindet sich eine umfangreiche Monografie zu Bursae pastoris herba (Hirtentäschelkraut), die Inhaltsstoffe, Wirkungen und Anwendungsgebiete mit Angaben der Originalliteraturstelle beschreibt. Auch wird der Grund für die Überlegung zum Einsatz von Hirtentäschelkraut genannt, dass Mutterkorn damals schwer zu beschaffen war und deswegen in der Indikation Gebärmutterblutung untersucht wurde. Heute gelten offiziell die Anwendungsgebiete der Aufarbeitungsmonografie der Kommission E, die bei Hirtentäschelkraut als innere Anwendung symptomatische Behandlung leichterer Menorrhagien und Metrorrhagien nennt.

In »Arzneidrogen und ihre Inhaltsstoffe« findet sich kein Eintrag zu Hirtentäschelkraut.

3 Grundlagen der Datenbankrecherche

Sonja Weinzierl

LERNZIELE

Nach Abschluss des Kapitels soll der Leser in der Lage sein
● unterschiedliche Datenbanktypen und -felder zu beschreiben,
● kontrolliertes und unkontrolliertes Vokabular zu unterscheiden und den Nutzen eines Thesaurus zu verstehen,
● Bool'sche Operatoren für eine spezifische Suche einzusetzen,
● Kommandos für eine einschränkende Suche zu verwenden,
● eine Suchstrategie in PubMed zu entwickeln.

Einleitung

Die Verwendung von Suchfunktionen zur Recherche in medizinisch-pharmazeutischen Datenbanken gleicht der Benutzung von Haushaltsgeräten: Kennt man die Grundfunktionen eines Mixers einer bestimmten Marke, kann man diese auch bei anderen Fabrikaten bedienen. Viele Suchmaschinen oder Datenbanken verwenden gleiche Suchwerkzeuge. Das Ergebnis der Operation ist gleich (z.B. Einsatz der Kontext-Operatoren and, or, not, near), unterschiedlich ist jedoch die Schreibweise (z.B. Verwendung nur von Großbuchstaben AND, OR, NOT, NEAR) oder die Lokalisation der Suchfunktion innerhalb der Datenbank (z.B. unter »erweiterte Suche«; die »Hilfe«-Menüs der Datenbanken informieren darüber).

Die Rohdaten der Literaturdatenbank MEDLINE sind in unterschiedlicher Softwareverarbeitung erhältlich und unterscheiden sich in der Benutzerführung, im Datenbankbestand, den Suchfunktionen, dem Zeitraum der Dokumenteninhalte (z.B. ab 1960 oder ab 1985), der Aktualität der Einträge, den Kosten und dem Schlagwort-Zugriff. In diesem Kapitel werden exemplarisch eine Auswahl an Suchfunktionen in PubMed (über das Internet frei zugängliche Version von MEDLINE) beschrieben, die jedoch auch zum großen Teil auf andere Datenbanken übertragbar sind.

68

Datenbankfelder

In einer Datenbank werden zu einem Sachgebiet z.B. Humanmedizin, Pharmakologie/Pharmazie, Toxikologie, Biologie o.ä. aus vorgegebenen Quellen verschiedene Dokumente gesammelt. Man unterscheidet Datenbanken mit umfassender (z.B. MEDLINE, EMBASE) von Datenbanken mit spezialisierter (z.B. Derwent Drug File, AMIS – öffentlicher Teil) Gebietsabdeckung.

Eine Datenbank besteht aus einzelnen Dokumenten, die z.B. bei einer Literaturdatenbank die Datenfelder Titel, Autor, Quellenangabe, Schlagwörter enthalten. Bei einer Recherche in PubMed kann definiert werden, in welchen Datenfeldern gesucht werden soll. Wird ein Artikel in der Zeitschrift »Science« gesucht, kann die Recherche nur auf die Quellenangabe (Suche in der Zeitschrift »Science«) beschränkt werden. Dies bedeutet, dass die Datenbank nur in dem Datenfeld Quellenangabe durchsucht wird. Das Ergebnis ist aussagekräftiger – es interessieren nur Dokumente aus einer speziellen Zeitschrift – als hätte die Suche nach dem Begriff »Science« in allen Datenfeldern, also im gesamten Text, stattgefunden. Bei der Indizierung einzelner Datenfelder durch Feld-Abkürzungen (wichtige Feld-Abkürzung mit Feldnamen zeigt Tabelle 3.1) spricht man von der Verwendung von *Search-Tags*. Die Feldabkürzungen, geschrieben in Kleinbuchstaben, werden dabei in eckige Klammern geschrieben, z.B. science [ta] oder preschool children [ti]. Dabei ist es egal, ob die eckige Klammer direkt im Anschluss an den Suchbegriff oder mit einem Leerzeichen davon getrennt wird.

Zeitschriften können in der ausgeschriebenen Form wie »New England Journal of Medicine«, in deren Medline-Abkürzung wie »N Engl J Med« oder der ISSN-Nummer gesucht werden. Zur Vereinfachung der exakten Angabe der Zeitschrift unterstützt PubMed einen so genannten Journal Browser. Bei der verkürzten Angabe von z.B. »New Engl« erscheint eine alphabetische Liste der Zeitschriften, die mit diesen Wörtern beginnen. Eine Übernahme der exakten Schreibweise in das Suchfeld kann erfolgen.

Bei der Verwendung der Syntax »Nachname Initiale Vorname« (»weinzierl s«) erkennt PubMed, dass ein Autor gesucht wird. Sind die Initialen des Autors nicht bekannt, würde bei der Eingabe nur des Nachnamens der gesamte Text gescreent werden, bei der Verwendung des Search-Tags [au] nach dem Nachnamen (»weinzierl [au]«) werden nur die Autorenfelder durchsucht.

Tab. 3.1: Feld-Abkürzung: Feldname, Übersetzung des Feldnamens

TI:	title words, Wörter des Titels
AU:	author name, Autorenname
TA:	journal title, Zeitschriftenname
LA:	language, Sprache der Veröffentlichung
DP:	publication date, Datum der Publikation
MH:	MeSH terms, Schlagworte des kontrollierten Vokabulars
PT:	publication type, Art der Publikation

Vokabular

Häufig werden in Literaturdatenbanken alle implementierten Artikel mit ausgewählten Suchbegriffen verschlagwortet, die neben einer reinen Frei-text-Suche auch eine gezielte Schlagwort-Suche ermöglichen.

Man unterscheidet unkontrolliertes Vokabular, das nach Ermessen des Indizierers und ohne Konventionen vergeben wird von kontrolliertem Vokabular, für das eine vorgegebene Liste existiert. Kontrolliertes Vokabular gewährleistet eine Uniformität der Verschlagwortung und somit eine Reproduzierbarkeit eines Rechercheergebnisses. Fragen wie »Wird Estrogen auf englisch oestrogen/estrogen geschrieben?«, »Welche Wortendung verwendet man am besten bei der Suche nach Analyse analy-zed, -ze, -sed?« oder »Wird Nierenversagen renal impairment oder renal failure genannt?« werden bei der Verwendung von kontrolliertem Vokabular vermieden. Zusammenfassend lässt sich sagen, dass unterschiedliche Ausdrucks- und Schreibweisen (z.B. britisch/amerikanisch für oestrogen/estrogen), unterschiedlicher Wortendungen (z.B. analy-se, analy-zed, analy-ze, analy-sed), gebräuchliche Abkürzungen (z.B. multiple sclerosis, ms; hormonal replacement therapy, HRT) sowie spezifische Aspekte (z.B. renal impairment, renal failure, renal stenosis) bei der Verwendung von kontrolliertem Vokabular berücksichtigt werden und es sehr wertvoll ist, dieses für eine Recherche zu verwenden.

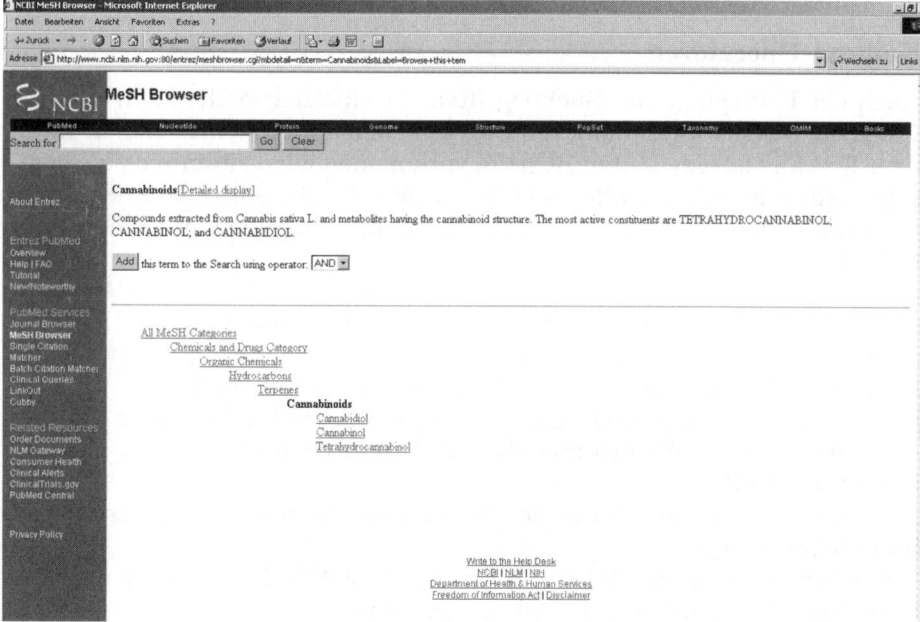

Abb. 3.1: Thematische Zugehörigkeit des Begriffs Cannabinoid

Die Literaturdatenbank MEDLINE enthält über 10 Millionen Dokumente des Fachgebietes Medizin (einschließlich Zahn- und Veterinärmedizin) und deren Randgebiete (Biochemie, Biophysik, Psychologie). Um eine standardisierte Verschlagwortung zu gewährleisten, existiert für die Dokumente in MEDLINE ein von der National Library of Medicine bestimmtes, kontrolliertes Vokabular mit inhaltlichen Beziehungen. Dieser definierte medizinische Wortschatz wird Thesaurus genannt und besteht aus medizinischen Oberbegriffen (*Medical Subject Headings,* MeSH, controlled terms, ca. 48 000 Begriffe; z.B. neoplasms für Krebs) und Begriffen zur thematischen Eingrenzung der Oberbegriffe (*subheadings,* qualifier; z.B. administration and dosage). Es liegt auf der Hand, dass man nicht alle MeSH-Begriffe kennen kann, aber dies ist auch nicht nötig, denn der *MeSH-Browser* bei PubMed unterstützt das Auffinden der Begriffe und deren Beziehung zueinander. Sucht man den MeSH-Begriff zu Krebs, tippt man z.B. »cancer« in den MeSH-Browser ein, so erscheint der Oberbegriff »neoplasms«. Auch bei Eingabe des deutschen Wortes »Krebs« gelangt man zum Suchbegriff »neoplasms«. Ist man sich beispielsweise der englischen Schreibweise für »Cannabinoide« und der thematischen Zugehörigkeit nicht sicher wird z.B. der Wortstamm »cannabino« in den MeSH-Browser eingetragen. Als Ergebnis wird ein Auswahlfeld mit unterschiedlichen Begriffen angegeben. Wählt man den Begriff »Cannabinoids« aus und erteilt die Aufforderung »browse this term« erscheint die Erklärung des Begriffes und die thematische Zugehörigkeit von Ober- und Unterbegriffen wie Abbildung 3.1 zeigt.

Kontext-Operatoren

Nach der Festlegung von Suchbegriffen für eine Recherche stellt sich die Frage, in welcher Beziehung die Begriffe zueinander stehen. Sollen in einem Text alle ausgewählten Begriffe vorkommen wie »vitamin c zinc common cold« oder werden alle Dokumente gesucht, die entweder den Begriff »vitamin c« oder »zinc« in jedem Fall kombiniert mit »common cold« beinhalten?

Um logische Bezüge algebraisch auszudrücken, entwickelte der englische Mathematiker George Boole im 19. Jahrhundert die nach ihm benannten »Bool'schen Operatoren«. Die wichtigsten Operatoren sind AND, NOT und OR. Die Operatoren erlauben eine Einschränkung oder Ausweitung einer Suche. Die algebraischen Bezüge werden im Folgenden am Beispiel des Zusammenhangs zwischen BSE und Creutzfeld-Jakob-Erkrankung dargestellt.

AND bezeichnet die Menge der Dokumente, die beide Suchbegriffe enthält (Schnittmenge).

Die Verknüpfung von BSE und Creutzfeld-Jakob-Erkrankung mit dem Operator AND wird alle Publikationen finden, die sowohl den Begriff BSE als auch den Begriff Creutzfeld-Jakob-Erkrankung enthalten. Alge-

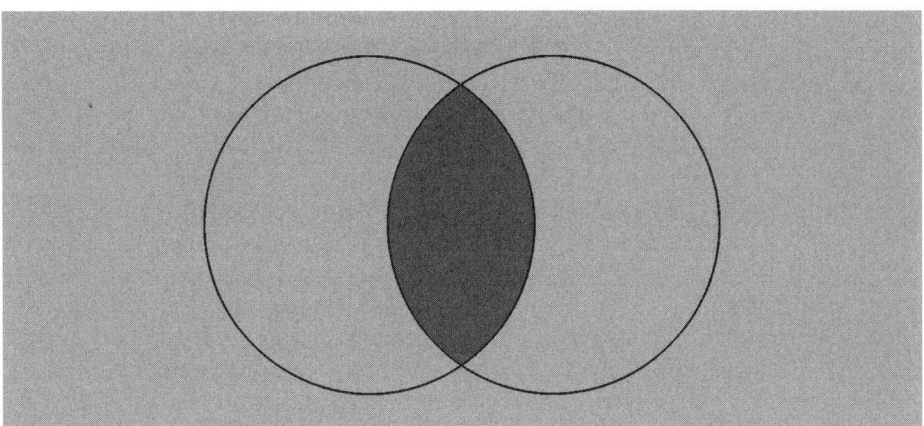

Abb. 3.2: Kontextoperator AND

braisch ausgedrückt, bildet man eine (im Vergleich zum Ausgang kleinere) Schnittmenge an Dokumenten, d.h. die Suche wird eingeschränkt. Der Operator verbindet Wörter, die alle im gesuchten Dokument vorkommen sollen.

OR bezeichnet eine Menge an Dokumenten, die mindestens einen der Suchbegriffe enthält (Summe).

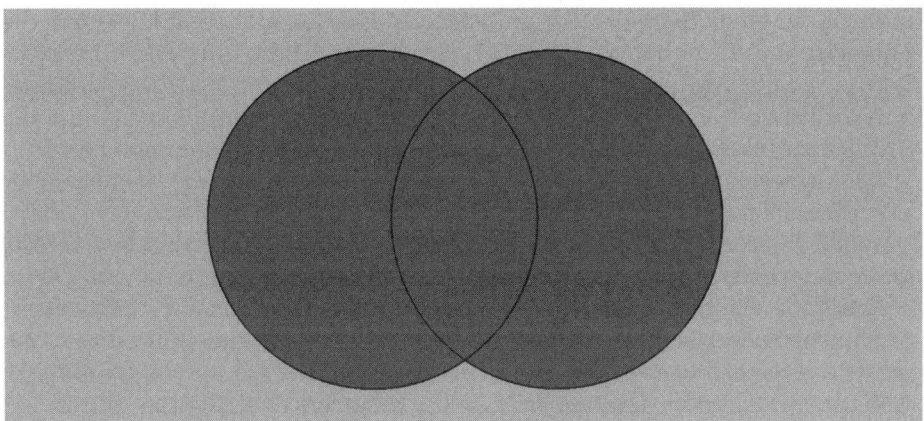

Abb. 3.3: Kontextoperator OR

Die Verknüpfung von BSE und Creutzfeld-Jakob-Erkrankung mit dem Operator OR wird alle Dokumente finden, die entweder den Begriff BSE oder den Begriff Creutzfeld-Jakob-Erkrankung enthalten. Algebraisch ausgedrückt erweitert man die Suchanfrage.

NOT bezeichnet die Menge der Suchbegriffe, die den ersten, aber nicht den zweiten Suchbegriff enthält (Differenz).

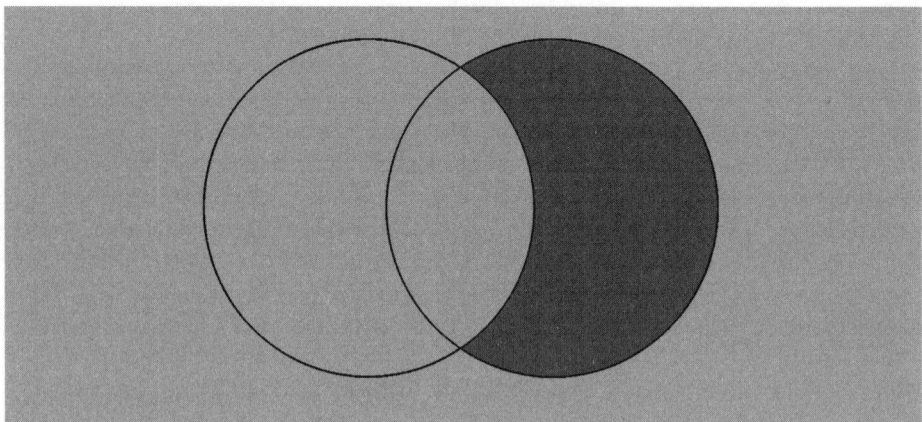

Abb. 3.4: Kontextoperator NOT

Die Verknüpfung von BSE und Creutzfeld-Jakob-Erkrankung mit dem Operator NOT eliminiert alle Dokumente, die den Begriff Creutzfeld-Jakob-Erkrankung enthalten. Enthält eine Publikation sowohl den Begriff BSE als auch Creutzfeld-Jakob-Erkrankung, so wird es aus dem Suchergebnis entfernt, obwohl es eventuell wichtige Erkenntnisse liefern würde. Die Verwendung von NOT muss gut bedacht werden, da die Gefahr groß ist, für das Ergebnis nützliche Publikationen zu eliminieren. Benutzt man z.B. in einer Suche »NOT animals«, so werden alle Publikationen, die Hinweise auf Tiere als auch auf Menschen enthalten, eliminiert. Eine effektivere Suchstrategie bestünde darin, die Suche durch »AND humans« einzuschränken. Dies würde alle reinen Tierstudien eliminieren, ohne die Studien zu unterdrücken, die einige Tierergebnisse aufgenommen haben.

NEAR bezeichnet die Menge der Dokumente, in denen die beiden Suchbegriffe sehr nahe (in der Regel innerhalb eines Satzes) beieinander stehen.

WITH bezeichnet die Menge der Dokumente, in denen beide Suchbegriffe innerhalb eines Datenfeldes (z.B. Titel) stehen.

Bool'sche Operatoren werden sowohl in MEDLINE als auch in anderen Suchdiensten verwendet. Zu beachten ist, dass es für die Operatoren verschiedene Schreibweisen wie z.B. durchgehende Benutzung von Groß- (z.B. AND) oder Kleinbuchstaben (z.B. and), Ersetzen eines Wortes durch ein Symbol (z.B. anstelle von AND wird + gesetzt) gibt. Bei PubMed müssen die Bool'schen Operatoren immer in Großbuchstaben angegeben werden.

Syntax, Konzepte

In PubMed werden die Begriffe von links nach rechts abgearbeitet. Durch Setzen von runden Klammern können Prioritäten festgelegt oder einzelne Suchkonzepte kombiniert werden. So findet man bei der Recherche »(pediatric OR childhood OR infants) AND immunization« Artikel zum Einsatz von Impfungen im Kindesalter, bei »(zinc OR vitamin c) AND common cold« Artikel zum Einsatz von Zink oder Vitamin C bei Erkältungskrankheiten.

Phrasen

Durch Anführungszeichen können zusammengehörende Begriffe oder ganze Sätze festgelegt werden, die in der Sequenz der Wortwahl auf der Seite vorkommen sollen. Bei Angabe von »diabetes mellitus« oder »hormonal replacement therapy« sind im Suchergebnis die zusammengehörenden Begriffe genau in dieser Reihenfolge enthalten.

Bei PubMed ist eine automatische Phrasensuche hinterlegt, d.h. viele Begriffe werden als zusammenghörende Begriffe erkannt. Um zu kennzeichnen, dass in jedem Fall nach Phrasen gesucht werden soll, werden Anführungszeichen um die zusammengehörenden Begriffe gesetzt.

Trunkieren

Ist die genaue Schreibweise eines Begriffes nicht bekannt oder möchte man in einem Kommando alle grammatikalischen Formen einbeziehen, so kann ein Platzhaltersymbol, bei PubMed das Sternchen * (ferner verwendete Platzhaltersymbole sind ?, %, #) an einen Wortstamm angefügt werden. Man spricht dabei von Trunkieren, Verkürzen auf einen Wortstamm. So findet man bei »flavor*« alle Begriffe, die mit flavor beginnen, wie flavored, flavorful, flavoring, etc. PubMed sucht die ersten 150 Variationen des trunkierten Wortes. Wenn ein trunkiertes Wort mehr als 150 Variationen ergibt so z.B. »staph*« wird eine Meldung angezeigt, den Wortstamm zu vergrößern. Zu beachten ist, dass Phrasen mit einem Leerzeichen zwischen den Begriffen nicht in der Trunkierung enthalten sind, so findet PubMed bei »infection*« den Ausdruck »infections«, aber nicht »infection control«.

Als Maskieren bezeichnet man das Einsetzen eines Platzhalters innerhalb eines Wortes. Die Maskierungzeichen werden je nach der Anzahl der auszulassenden Buchstaben verwendet. Bei den DIMDI-Datenbanken steht »?« für eine variable Maskierung. Das bedeutet, dass »?« für eine beliebige Zahl von Zeichen steht. »#« steht für eine maximale Maskierung. Dies bedeutet, dass die Anzahl der »#«-Zeichen für die maximale Anzahl einzusetzender Zeichen gilt.

Limitfelder

Bei PubMed gestattet es die Funktion »limits«, die Trefferliste sehr benutzerfreundlich (man muss die Begriffe nur auswählen und die genauen Abkürzungen nicht kennen) einzuschränken. Als Limitfelder können ausgewählt werden:

74

Publikationstyp

Je nach Fragestellung und Fragesteller (vgl. Kapitel 1) kann es sehr zeitsparend sein, einen gewissen Publikationstyp für seine Recherche auszuwählen. Bereitet man einen Vortrag für eine Selbsthilfegruppe zum Thema
»Morbus Crohn und Ernährung« vor, so ist es ratsam, sich nur »Reviews«,
also Übersichtsartikel zur Thematik anzeigen zu lassen. Ist der Fragesteller ein Gastroenterologe, den die aktuellen, wissenschaftlichen Studien interessieren, recherchiert man u.a. nach »Randomized Controlled Trial«
(randomisierte klinische Studien). Als Publikationstypen stehen zur Verfügung:

- Clinical Trial,
- Editorial,
- Letter,
- Meta-Analysis,
- Practice Guideline,
- Randomized Controlled Trial ,
- Review.

Wen nur Arbeiten interessieren, für die Medline auch eine Zusammenfassung anbietet, kreuzt das Feld »only items with abstract« an.

Sprache

Die meisten wissenschaftlichen Publikationen sind englisch abgefasst,
aber teilweise befinden sich auch deutsche, russische, chinesische oder
spanische Arbeiten in der Trefferliste. Schränkt man die Sprache von
vornherein auf Englisch oder Deutsch ein, so werden nur Dokumente dieser Sprache angezeigt. Folgende Sprachen stehen zur Verfügung:

- English,
- French,
- German,
- Italian,
- Japanese,
- Russian,
- Spanish.

Alter

Die gezielte Auswahl von Altersgruppen ist ein sehr hilfreiches Instrument. Man kann sprichwörtlich keine Äpfel mit Birnen vergleichen und
übertragen ausgedrückt keine Studienergebnisse eines bestimmten Alters-
kollektives auf ein anderes extrapolieren. Besonders wichtig ist dieser
Aspekt bei Neugeborenen oder Kindern, da 75 Prozent der Arzneistoffe
nicht für Kinder zugelassen sind, und bei Arzneistoffen, die noch keine
Zulassung für die Pädiatrie haben, oft weder klinisch-pharmakologische

noch pharmakokinetische Informationen von der pharmazeutischen Industrie vorliegen. Zur Auswahl stehen zur Verfügung:
- All Infant: birth–23 month,
- All Child: 0–18 years,
- All Adult: 19 + years,
- Newborn: birth–1 month, Infant: 1–23 months,
- Preschool Child: 2–5 years, Child: 6–12 years,
- Adolescent: 13–18 years,
- Adult: 19–44 years,
- Middle Aged: 45–64 years,
- Aged: 65 + years 80 and over: 80 + years.

Thematische Klassifikation

Für einige Themengebiete stehen voreingestellte Suchkonzepte zur Verfügung, dies sind:
- AIDS,
- Bioethics,
- Complementary Medicine,
- Space Life Sciences,
- Toxicology.

Besonders hervorzuheben ist der Aspekt der komplementären Medizin oder Naturheilkunde. In Sekundenschnelle können zu diversen Krankheitsbildern Publikationen zu ganzheitlichen Aspekten gesucht werden, oder der Einsatz von Phytopharmaka in unterschiedlichen Indikationen recherchiert werden.

Datum

Die Trefferliste kann sehr einfach eingeschränkt werden, wenn man den Zeitraum der Publikationen auf ein bestimmtes Zeitfenster begrenzt (z.B. Anzeige der Treffer von 1996–2001). Bei »Entrez Date« wird das Datum des Eingangs in MEDLINE, bei – dem häufiger verwendeten – »Publication Date« das Publikationsdatum zu Grunde gelegt. Die Eingabe wird in dem Format YYYY/MM/DD (z.B. 2001/01/30) angegeben, wobei die Angabe des Monats oder Tages (z.B. 2001/01 oder 2001) optional ist.

Weitere Limitfelder sind *Geschlecht* mit der Auswahlmöglichkeit männlich, weiblich und *Studien* mit der Auswahlmöglichkeit am Menschen oder in Tierstudien.

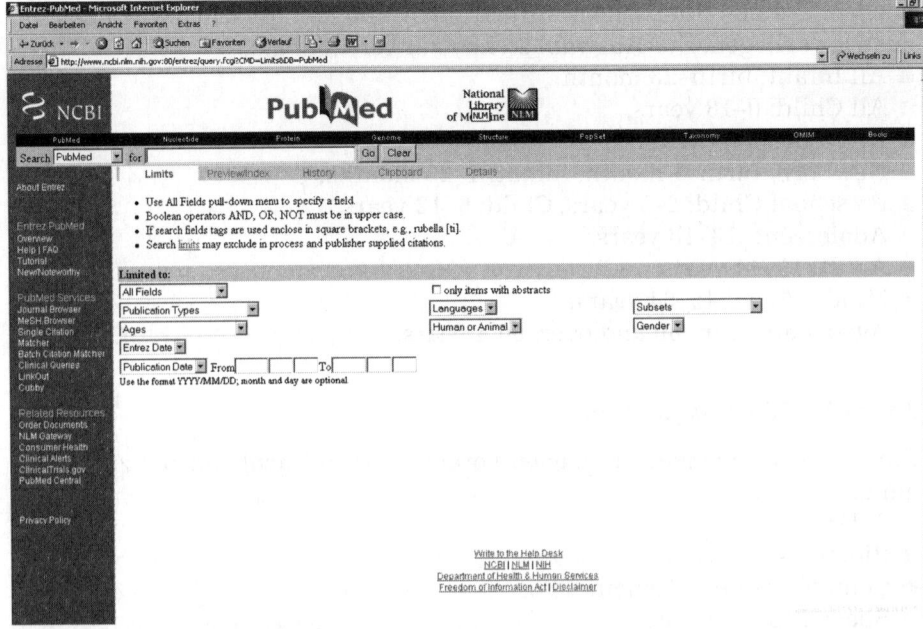

Abb. 3.5: Limitfelder von PubMed

Zusammenfassung

Zur Bearbeitung einer Anfrage stehen unterschiedliche Suchfunktionen zur Verfügung. Den ersten Schritt bildet die Formulierung von treffenden Suchbegiffen unter Verwendung von kontrolliertem Vokabular oder den dazugehörenden Datenfeldern. Im zweiten Schritt legt man die Beziehung der Suchbegriffe fest; dazu hat man die Möglichkeit Bool'sche Operatoren, Syntax und Konzepte zu verwenden. Das Suchergebnis kann durch Einschränkung der Sprache, des Publikationstyps, des Datums der Publikation verfeinert werden. Das Endergebnis wird kritisch bewertet und auf die Suchanfrage übertragen. Die Formulierung der Antwort unter Angabe der Referenzen und die Weitergabe der Antwort schließen eine Recherche ab.

FALLBEISPIELE

Fall 1

Gesucht wird der Einsatz von Prednisolon »bei SLE«.

Wie lauten die Suchbegriffe?

Der erste Schritt ist zu klären, wofür die Abkürzung SLE steht. Im MSD-Manual 6.0 findet man für die Abkürzung SLE die Langform »systemischer Lupus erythematodes«, es handelt sich dabei um eine chronisch entzündliche Bindegewebserkrankung unbekannter Ätiologie mit Beteiligung von Gelenken, Nieren, serösem Gewebe und Gefäßwänden, die bevorzugt bei jungen Frauen, aber auch bei Kindern vorkommt; als Synonyme werden »Lupus erythematodes disseminatus« oder »disseminierter LE« verwendet; die englische Bezeichnung lautet »systemic lupus erythematosus«. Der MeSH-Begriff laut MeSh-Browser ist »lupus erythematosus, systemic«. Diese Informationen wären (teilweise) ebenso im Roche Lexikon, im Hunnius oder in anderen medizischen Wörterbüchern zu finden gewesen.

Bei Eingabe des Begriffs Prednisolon in den MeSH-Browser erhält man eine Auswahl von Begriffen, u.a. Prednisolone und Prednisone. Das »browse this term-Kommando« für Prednisolone ergibt die thematische Zugehörigkeit zu den Ober- und Unterbegriffen.

Definieren Sie die Beziehung zwischen den Begriffen

Die Recherche besteht aus zwei Suchkonzepten:
- Prednisolon,
- Lupus erythematodes.

Die Begriffe zu den einzelnen Suchkonzepten werden mit OR verknüpft und in eine runde Klammer geschrieben. Die beiden Suchkonzepte werden mit AND verknüpft, da Publikationen gesucht werden, die sowohl einen Begriff des einen, als auch des anderen Suchkonzeptes enthalten. Damit die Worte »lupus erythematodes disseminatus« als zusammengehörender Begriff gekennzeichnet werden, setzt man sie in Anführungszeichen.

Somit könnte die Suche formuliert werden: (prednisolone OR steroids OR prednisolon OR pregnadienetriols) AND (systemic lupus erythematosus OR lupus erythematodes, systemic OR »systemischer lupus erythematodes« OR »lupus erythematodes disseminatus«).

Fall 2

Gesucht werden Publikationen von Herrn Tipp Mustermann. Skizzieren Sie die unterschiedlichen Möglichkeiten der Autorensuche in PubMed.

a) Um nach einem Autor zu suchen, wird bei PubMed in die Suchbox der Nachname plus die Initialen ohne Punktuation eingegeben: »mustermann t«. PubMed trunkiert automatisch den Autorennamen und man erhält somit auch Suchergebnisse mit variierenden Initialen. Ein Name, der in dieser Weise eingegeben ist, wird nur im Autorenfeld gesucht.

b) Ist nur der Nachname des Autors angegeben, nicht aber der Vorname, kann man das Search-Tag für Autor ([au]) verwenden: »mustermann [au]«.

Fall 3

Gesucht wird eine klinische Studie aus dem Jahr 2000 zu einer Milzbrand-Impfung in der Zeitschrift British Medical Journal.

Wie lauten die Suchbegriffe?

Der Begriff »Milzbrand« wird in das Suchfeld eingegeben und das Kommando browse this term ausgeführt. Es erscheint u.a. »bacillus anthracis« als Suchbegriff. Bereits an dieser Stelle kann die hier benötigte Form, nämlich »bacillus anthracis vaccine« ausgewählt werden. Der zweite Suchbegriff ist die exakte Angabe der Zeitschrift.

Wie wird die Zeitschrift eingegeben?

Zeitschriften können mit dem gesamten Zeitschriftennamen, hier »British Medical Journal« oder mit der Medline-Abkürzung »BMJ« (der Ausdruck kann im Journal-Browser eruiert werden) oder der dazugehörenden ISSN-Nummer gesucht werden. Zu beachten ist, dass bei Zeitschriftennamen, die aus einem Wort bestehen (z.B. Nature) und gleichzeitig einen MeSH-Begriff darstellen, das Wort als MeSH-Begriff gesucht wird. Bei der Verwendung des Zeitschriftentitel *Search-Tags* [ta] wird der Begriff nur im Suchfeld Zeitschrift gesucht.

Sind Bruchstücke der bibliografischen Angaben zu einer Arbeit bekannt, ist die Verwendung des so genannten *Single Citation Matchers* bei der Recherche sehr hilfreich. In einer vorgegebenen Eingabemaske können bekannte Wörter aus dem Titel der Zeitschrift (ausgeschriebene Form oder Abkürzung), dem Autorennamen und Titelworte sowie zeitliche Begrenzungen kombiniert eingegeben werden. Als Ergebnis der Suche erhält man meist nur ein Zitat, weshalb diesem Dienst der Name Single Citation Matcher gegeben wurde.

Wie kombiniert man die Suchbegriffe?

Die Suchbegriffe werden mit AND verknüpft, da Publikationen gesucht werden, die sowohl den Begriff »bacillus anthracis, vaccine« als auch im Zeitschriftenfeld den Begriff »BMJ« enthalten.

Wie schränkt man die Suche ein?

Es werden nur klinische Studien aus dem Jahr 2000 gesucht. Dadurch ergeben sich zwei Einschränkmöglichkeiten: Limitfeld Publikationsdatum 2000/01/01–2000/12/31 und Limitfeld Publikationstyp »clinical studies«.

Fall 4

Gesucht werden Artikel zur DNA, die von Crick im Jahr 1993 publiziert wurden.

Wie lauten die Suchbegriffe?

Damit die Wortsequenz DNA nicht im gesamten Text gescreent wird, gibt man an, dass es sich bei DNA um einen MeSH-Begriff handelt, also »dna [mh]«. Der Autor Crick ist ein weiterer Suchbegriff. Wie bereits oben dargestellt wird bei Unkenntnis der Initialen der Autor mittels Search-Tag klassifiziert, also »crick [au]«.

Wie werden die Begriffe kombiniert?

Beide Begriffe sollen vorkommen, folglich werden die Begriffe mit AND verknüpft.

Wie wird die Suche eingeschränkt?

Es ist eine Jahreszahl angegeben, diese wird »1993 [dp]« übernommen.

Fall 5

Gesucht werden Artikel zum Einfluss von Feuchtigkeit und Hitze bei Multipler Sklerose, die Wörter können in allen Datenfeldern vorkommen.

Die Suchbegriffe stellen »heat«, »humidity« und »multiple sclerosis« dar. Es kommen zwei Suchkonzepte vor: einerseits »heat OR humidity«, andererseits »multiple sclerosis«. Das erste Suchkonzept wird mit runden Klammern versehen, die beiden Suchkonzepte mit AND verknüpft. Werden keine Search-Tags verwendet, wird der gesamte Text nach den Suchbegriffen abgesucht. Die Suche könnte formuliert werden: »(heat OR humidity) AND multiple sclerosis«.

80

Fall 6

Gesucht werden englische Übersichtsartikel zur Aromatherapie bei Asthma im Vorschulalter.

Die Suchbegriffe lauten »asthma/therapy« und »aromatherapy«.

Welche Möglichkeiten bietet das Limitfeld?

Bei den Limitfeldern kann ausgewählt werden:

a) Sprache: english,
b) Alter: preschool children,
c) Publiationstyp: review,
d) Subset: complementary medicine.

4 Medizinisch-pharmazeutische Datenbanken

Ute Amann

LERNZIELE

Dieses Kapitel stellt Datenbanken vor, mit denen in deutschen Arzneimittelinformationsstellen in Krankenhausapotheken gearbeitet wird. Dabei liegt ein besonderer Schwerpunkt auf der Praxisrelevanz der Datenbanken für die Bearbeitung patientenbezogener Fragen zu Arzneimitteln.

Nach dem Lesen des Kapitels:

- kennt der Leser die gängigsten Datenbanken, CD-ROM Programme und die im Internet angebotenen Datenbanken für die Arzneimittelinformation,
- ist er in der Lage, die unterschiedlichen Qualitäten und Strukturen von Datenbanken zu erkennen,
- eine effiziente Suchstrategie in der Vielzahl der Datenbanken zu finden,
- geeignete Datenquellen zur Beantwortung einer bestimmten Fragenkategorien auszuwählen und
- er weiß, wann es nötig ist, einen erfahrenen Arzneimittelinformationsfachmann oder Experten zu kontaktieren, da die eigenen Erfahrungen oder der nicht vorhandene Zugriff auf spezielle Datenbanken es ihm nicht ermöglichen, umfassende oder qualitativ hochwertige Informationen liefern zu können.

Einleitung

Für die Information und Fortbildung steht dem interessierten Apotheker und Arzt eine zunehmende Zahl an medizinisch-pharmazeutischen Datenbanken zur Verfügung. Eine Auswahl an hilfreichen Datenbanken für einen Arzneimittelinformationsservice wird inhaltlich und mit geeignetem Zugang vorgestellt. Nach der Art der Datenbank kann unterschieden werden zwischen:

- Literaturdatenbanken, die Hinweise in Form von Schlagworten und zum Teil mit Autorenabstracts auf die Originalquelle geben (z.B. MEDLINE, EMBASE oder TOXLINE)
- Faktendatenbanken, die objektive Aus- und Bewertungen von wissenschaftlichen Arbeiten, Studienergebnissen oder Fallbeschreibungen, meist in Form von Monografien systematisch aufgearbeitet, anbieten

(z.B. ABDA-Interaktionen, Cochrane Library, DRUGDEX, REACTIONS Database)
- Volltextdatenbanken, die den kompletten Text einer Meldung, einer Fachinformation oder eines Buches enthalten (z.B. ABDA-Aktuelle Info, FachInfo, SEDBASE).

Die Einteilung im Kapitel erfolgt in deutsch- und englischsprachige Datenbanken. Dabei werden Angaben zu den Kosten der Datenbanken gemacht, die dem Leser eine Hilfestellung bei der Überlegung zur Auswahl für seine berufliche Tätigkeit je nach finanzieller und persönlicher Voraussetzung geben sollen. Die gerundeten Angaben der Kosten beziehen sich in der Regel auf den Nutzungszeitraum von einem Jahr als Einplatzversion. Für Gültigkeit und Korrektheit der Preisangabe kann keine Gewähr übernommen werden (Stand 10/2001).

In Tabelle 4.1 ist eine alphabetische Übersicht ausgewählter Datenbanken für die Arzneimittelinformation mit Inhalten, Quellenangaben und Länderschwerpunkt, Zeitspanne, Aktualisierung, Datenbanktyp und -sprache dargestellt. Im Zeitalter der elektronischen Medien und Informationsverarbeitung kann diese Auflistung der Datenbanken selbstverständlich nicht vollständig sein.

Zunehmend werden wertvolle Informationen für Fachkreise auch kostenfrei im Internet angeboten. Dazu ist häufig ein Passwort notwendig, das der Anwender nach Anmeldung bei den einzelnen Web-Seiten-Administratoren erhält. Zu empfehlen ist der DocCheck-Identifizierungs-service für Ärzte und Apotheker im Internet (http://www.doccheck.de). Mit dem kostenlosen DocCheck-Passwort bekommen Ärzte und Apotheker auf Internetseiten von pharmazeutischen Unternehmen, medizinischen Verlagen oder anderen Informationssystemen Zugang zu Daten, die nur für Fachkreise bestimmt sind.

Am Ende dieses Kapitels wird an Hand von Fallbeispielen aus der Praxis eines Arzneimittelinformationszentrums die zielgerichtete Auswahl und der erfolgversprechende Einsatz der Datenbanken demonstriert.

Deutschsprachige Datenbanken

ABDA-Datenbank

Herausgeber: ABDATA Pharma-Daten-Service, Eschborn
Zugang: meist in Kombination mit Warenwirtschaftsprogrammen, Internet über DIMDI (siehe unter Datenbank DIMDI) oder CD-ROM über PharmaMed, Wissenschaftliche Verlagsgesellschaft, Stuttgart
Kosten: je nach Anbieter

Die ABDA-Datenbank ist das umfassendste deutschsprachige Arzneimittelinformationssystem. Anfang der 1980er-Jahre wurde ein »EDV-gestütztes Arzneimittelinformationssystem« vom damaligen »Arzneibüro« konzipiert und zur Markteinführung 1987 wurde der Name ABDA-Datenbank gewählt. Davor wurden die pharmazeutisch-wissenschaftlichen Informationen in Form von Druckwerken wie »Pharmazeutische Stoffliste« und »Novitäten-Kartei« angeboten.

Heute besteht die ABDA-Datenbank aus vier Modulen *(Fertigarzneimittel, Wirkstoffdossiers, Interaktionen, Pharmazeutische Stoffliste)* und zwei Zusatzmodulen *(Aktuelle Info, C·A·V·E)*.

Die vier Module der ABDA-Datenbank werden monatlich aktualisiert und beinhalten folgende pharmazeutisch-wissenschaftliche Informationen:

- *Fertigarzneimittel:* Informationen zu rund 50 000 deutschen Fertigarzneimitteln und rund 126 300 ausländischen Fertigarzneimitteln aus über 50 Ländern mit ATC-Code-Klassifizierung,
- *Wirkstoffdossiers:* klinisch-pharmakologische Beschreibung von rund 3 500 Wirkstoffen,
- *Interaktionen:* Informationen zu Wechselwirkungen zwischen Arznei-, Nahrungs- und Genussmitteln in Form von rund 730 Monografien auf Stoff- oder Stoffgruppenebene, die ungefähr 1 500 Stoffe und 21 100 Fertigarzneimittel betreffen,
- *Pharmazeutische Stoffliste* mit rund 40 300 Monografien zu weltweit medizinisch und pharmazeutisch verwendeten Stoffen.

Die tagesaktuellen Ergänzungen zur ABDA-Datenbank bietet das Zusatzmodul *ABDA-Aktuelle Info:*

Die Mitteilungen zu Neueinführungen von Arzneimitteln und Nahrungsergänzungsmitteln (»Nichtarzneimittel«) werden von der ABDATA, einem Unternehmensbereich der Werbe- und Vertriebsgesellschaft Deutscher Apotheker mbH, für die Datenbank *ABDA-Aktuelle Info* zur Verfügung gestellt. Neben ökonomischen und pharmazeutischen Änderungen und Neueinführungen beinhaltet die *ABDA-Aktuelle Info* auch Meldungen der Arzneimittelkommission der Deutschen Apotheker (AMK) zu Rückrufen, Widerrufen der Zulassung, Bewertung von Arzneimittelrisiken bzw. aktuelle Stellungnahmen und Meldungen der verschiedenen Bundesinstitute. Zu diesen Einrichtungen zählen das Bundesinstitut für Arzneimittel und Medizinprodukte (BfArM), das Bundesinstitut für gesundheitlichen Verbraucherschutz und Veterinärmedizin (BGVV), das Paul-Ehrlich-Institut (PEI) und das Robert-Koch-Institut (RKI).

Die Daten der *ABDA-Aktuelle Info* werden den Apothekern in bearbeiteter Form von den Softwarehäusern zur Verfügung gestellt.

Als Ergänzung zur ABDA-Datenbank wird seit 2000 das Zusatzmodul *C·A·V·E* angeboten. In den Vorgang der Arzneimittelabgabe in der Apotheke werden alle für eine Überprüfung der Medikation relevanten Informationen unter Einbeziehung der Patientendaten integriert und somit für die Beurteilung von Arzneimittelrisiken effektiv eingesetzt.

84

Die Daten der ABDA-Datenbank werden in die Warenwirtschaftspro-gramme der verschiedenen Apotheken-Softwarehäuser (z.B. Lauer-Fischer, Pharmatechnik, ProMedisoft) und in Informationssysteme (z.B. Pharma-Med, Ifap-Index) integriert und stehen so ungefähr 80 Prozent der deut-schen Apotheken zur Verfügung. Um Informationen aus der ABDA-Daten-bank zu erhalten, muss der Anwender in der Apotheke selbst aktiv werden.

Die Anwendungsprogrammierung und die Versendung der vierzehntägi-gen Updates an die Anwender übernehmen die Anbieter dieser Systeme. Zur Gewährleistung einer leistungsgerechten Umsetzung aus Anwender-sicht hat die Arbeitsgemeinschaft für Pharmazeutische Verfahrenstechnik (APV) in Zusammenarbeit mit der ABDATA Pharma-Daten-Service ein Anforderungsprofil erstellt und das APV-Qualitätssiegel entwickelt. Un-geachtet des Qualitätssiegels werden Daten zu neuen und ausländischen Arzneimitteln z.T. um Wochen bis Monate verzögert oder inhaltlich defi-zitär aufgenommen. Eine Suche in anderen Quellen und ein Anruf bei dem pharmazeutischen Hersteller, Großhändler oder Importeur ist zur Beant-wortung von Fragen zu neuen oder ausländischen Arzneimitteln somit empfehlenswert, da diese mit der ABDA-Datenbank in der Regel nicht umfassend zu beantworten sind.

Die *PharmaMed* Arzneimittelinformationsdatenbank wird als *ABDA-Datenbank Standard* oder mit weiteren Datenbankkombinationen als CD-ROM von der Wissenschaftlichen Verlagsgesellschaft mbH, Stuttgart ver-trieben.

Der *IfAp-Index* der IfAp GmbH, einem Service-Institut für Ärzte und Apotheker enthält rund 50 000 Pharmazentralnummern (PZN) des deut-schen ABDA-Fertigarzneimittelstamms und wird 14-tägig aktualisiert. Das IfAp Service-Institut für Ärzte und Apotheker bietet eine Arzneimit-tel- und Informationsdatenbank für niedergelassene Ärzte und eine weite-re für Krankenhäuser an. Die Online-Datenbank für Fachkreise (http://ifapindex:online@www.ifap-index.de/arztdb/internet.html) gibt nur eine Kurzinformation zu Preis und Hersteller des Arzneimittels. Die Rote Liste (siehe unten), die auch eine Schnellinformation zu Arzneimitteln darstellt, ist im Vergleich dazu ausführlicher.

DIMDI

Herausgeber: Deutsches Institut für Medizinische Dokumentation und In-formation (DIMDI), Köln
Zugang: Internet (http://www.dimdi.de)
Kosten: je nach Datenbank, Recherchedauer und Menge der übertragenen Zeichen.

Das Deutsche Institut für Medizinische Dokumentation und Information (DIMDI) wurde 1969 gegründet und ist eine nachgeordnete Behörde des

Bundesministeriums für Gesundheit (BMG). DIMDI ist laut Arzneimittelgesetz (AMG) und Medizinproduktegesetz (MPG) zuständig für die Einrichtung von datenbankgestützten Informationssystemen für Arzneimittel und Medizinprodukte. Zum weiteren Aufgabenbereich von DIMDI gehört es, der fachlich interessierten Öffentlichkeit aktuelle Informationen aus dem gesamten Gebiet der Biowissenschaften einfach und schnell zugänglich zu machen.

Ausgehend von den Schwerpunkten Gesundheitswesen und Medizin wird das Informationsangebot – auch durch Kooperationen mit anderen Institutionen – stetig erweitert und bietet heute ein umfassendes Spektrum von Datenbanken aus dem gesamten biowissenschaftlichen Bereich und den Sozialwissenschaften an. DIMDI ermöglicht den Zugriff auf ca. 100 Datenbanken mit insgesamt über 80 Millionen Informationseinheiten. Einige Datenbanken haben einen entgelt- und lizenzfreien Zugang über »Free grips® – WebSearch«, die meisten sind jedoch nur mit Anmeldung, Vertrag und User-Code zugänglich. Das komplette Datenbankangebot mit Kurzbeschreibung und Preisen ist im Internet nachzulesen.

Neben dem Datenbankangebot ist DIMDI im Rahmen seiner gesetzlichen Aufgaben u.a. zuständig für die Herausgabe deutschsprachiger Fassungen amtlicher Klassifikationen und Nomenklaturen. Dazu gehört die Internationale Klassifikation der Krankheiten (ICD-9, ICD-10), der Operationenschlüssel nach Paragraph 301 Sozialgesetzbuch V (OPS-301) und die Nomenklatur für Medizinprodukte (UMDNS = Universal Medical Device Nomenclature System). Darüber hinaus erstellt DIMDI die deutsche Übersetzung des Thesaurus Medical Subject Headings (MeSH), der jährlich aktualisiert wird. Als weitere gesetzliche Aufgabe errichtet und betreibt DIMDI ein Informationssystem zum Thema ökonomische Evaluation medizinischer Verfahren und Technologien im Gesundheitswesen.

FachInfo

Herausgeber: Bundesverband Pharmazeutische Industrie (BPI) Service GmbH, Frankfurt/Main
Zugang: CD-ROM
Einzelpreis: € 238,–

Laut Arzneimittelgesetz müssen pharmazeutische Unternehmen für ihre Fertigarzneimittel eine Fachinformation erstellen. Diese Fachinformation muss den Anforderungen des § 11a AMG entsprechen. Nach der erfolgten Zulassung eines Arzneimittels wird die Fachinformation als offizielle Information durch das BfArM (Bundesinstitut für Arzneimittel und Medizinprodukte) freigegeben. Sie ist nach einheitlichen Unterpunkten gegliedert und enthält Daten zu:

- Arzneimittelbezeichnung, Verschreibungsstatus, Darreichungsformen,
- Zusammensetzung mit Wirkstoff und sonstigen Bestandteilen in Menge und Konzentration,
- zugelassenen Anwendungsgebieten,
- Gegenanzeigen, Nebenwirkungen, Wechselwirkungen,
- Warnhinweisen, Inkompatibilität,
- Dosierung mit Einzel- und Tagesgaben, Art und Dauer der Anwendung,
- Notfallmaßnahmen, Symptomen, Gegenmitteln,
- pharmakologischen und toxikologischen Eigenschaften,
- Pharmakokinetik, Bioverfügbarkeit,
- sonstigen Hinweisen, Schwangerschaft, Stillzeit, Haltbarkeit, Lagerungshinweisen,
- Stand der Information, Anschrift des pharmazeutischen Unternehmers.

FachInfo ist ein Fachinformationsverzeichnis, das mehr als 7 000 deutsche Fachinformationen von 269 Firmen enthält. Die CD-ROM bietet einen schnellen Zugriff über den Präparatenamen, die Firma oder über den Wirkstoff und wird vierteljährlich aktualisiert. Leider sind nicht alle Pharmafirmen auf der FachInfo-CD-ROM vertreten und vereinzelt wird nicht die aktuellste Fachinformation angeboten oder zusätzlich zur aktuellen die ältere Version.

Die Printversion der einzelnen Fachinformation kann dagegen kostenlos vom Bundesverband Pharmazeutische Industrie oder von den Pharmafirmen direkt angefordert werden. Manche Firmen bieten für Fachkreise die Fachinformationen zu ihren Produkten auf der Homepage im Internet an.

Ähnlich den deutschen Fachinformationen werden in der Schweiz die Fachinformationen der Arzneimittel den Fachkreisen kostenlos zur Verfügung gestellt. Das *Arzneimittelkompendium der Schweiz* wird online angeboten (http://www.kompendium.ch). Der Zugang ist mit dem Doc-Check-Passwort möglich. Vorteile des Schweizer Arzneimittelkompendiums gegenüber der FachInfo-CD-ROM sind:

- ein zentraler kostenfreier Online-Zugang,
- ein Zugriff für alle Fachkreise international,
- das Suchergebnis nach Wirkstoff wird in Mono- und Kombinationspräparate unterteilt,
- zum Teil ist neben der Fachinformation auch eine Patienteninformation verfügbar,
- es bietet eine Verzweigung auf die *Global Drug Database* (GDDB), die für eine weltweite Arzneimittelrecherche manchmal sehr hilfreich, wenn auch nicht vollständig ist.

Zu beachten ist der möglicherweise unterschiedliche Zulassungsstatus in beiden Ländern.

Gelbe Liste Identa

Herausgeber: Medizinische Medien Informations GmbH, Neu Isenburg
Zugang: Internet (http://www.gelbe-liste.de/identa.html), CD-ROM,
Buch
Kosten: Internetzugang mit DocCheck-Passwort kostenlos

Die Gelbe Liste Identa ist zur Identifizierung von oralen Arzneiformen
im täglichen Einsatz gedacht und enthält eine übersichtliche Darstellung mit derzeit über 3 000 Farbabbildungen von Dragees, Tabletten
und Kapseln mit Prägung, Aufdruck, Größen- und Gewichtsangabe.
Sie wird inzwischen auch im Internet sehr bedienerfreundlich angeboten. Es kann entweder nach dem deutschen Hersteller bzw. Präparat
gesucht werden oder nach Applikationsart, Form und Farbe der oralen
Arzneiform. Sie beinhaltet zusätzlich den *Anatomical Therapeutic Chemical Classification Index,* kurz den ATC-Code der WHO, nachdem alle
Arzneimittel nach Stoffgruppen sortiert sind. Zum Beispiel lautet der
ATC-Code für systemische Antiinfektiva mit Doxycyclin J01AA02.

Rote Liste

Herausgeber: Rote Liste Service GmbH, Frankfurt/Main
Zugang: Internet (http://www.rote-liste.de), CD-ROM, Buch
Kosten: Internetzugang mit DocCheck-Paßwort kostenlos

Die Rote Liste ist das Arzneimittelangebotsverzeichnis der pharmazeutischen Firmen, die einem der folgenden Herstellerverbände angehören:
Bundesverband der Pharmazeutischen Industrie (BPI), Verband For-
schender Arzneimittelhersteller (VFA), Bundesfachverband der Arznei-
mittel-Hersteller (BAH) und Deutscher Generikaverband. Es sind also
nicht alle pharmazeutischen Unternehmen in der Rote Liste vertreten
und somit auch nicht alle Arzneimittel. Die Rote Liste ist das bekannteste Standardwerk und vor allem bei Ärzten sehr beliebt. Sie ist nach
88 Indikations- und Wirkstoffgruppen gegliedert und gibt Kurzinfor-
mationen zu Arzneimitteln und bestimmten Medizinprodukten inklusive Preis und Normgrößen. Zu berücksichtigen ist, dass die Informationen zu Gegenanzeigen, Anwendungsbeschränkungen, Nebenwirkungen, Interaktionen, Schwangerschaft, Stillzeit und Toxizität nicht für
den einzelnen Arzneistoff gegeben werden, sondern überwiegend für
die ganze Arzneistoffgruppe. Zur Abklärung z.B. einer beobachteten
Nebenwirkung oder Interaktion sind die Daten nicht ausreichend. Als
Schnellinformation zu Arzneimitteln ist insbesondere der kostenlose

Onlinezugang für Fachkreise sehr komfortabel in der Bedienung. Der Anwender sollte wissen, dass die Rote Liste im Internet vierteljährlich, die CD-ROM-Version halbjährlich und das Buch jährlich aktualisiert werden.

Englischsprachige Datenbanken

AHFSfirst

Herausgeber: First DataBank, San Bruno und American Society of Health System Pharmacists (ASHP), Bethesda, USA
Zugang: CD-ROM
Kosten: € 733,– (AHFS Drug Information Book € 254,–)

AHFSfirst ist ein neues Softwareprodukt aus den USA, das über 1 000 amerikanische Arzneistoffmonografien der American Society of Health System Pharmacists (ASHP) mit dem kompletten amerikanischen Artikelstamm, dem National Drug Data File (NDDF) kombiniert. Vorteile sind die gleichzeitige Suche in beiden Datenquellen und die Darstellung von über 3 000 Farbabbildungen von Dragees, Tabletten und Kapseln. Farbfotografien deutscher Arzneiformen bietet hingegen die Gelbe Liste Ident (siehe oben).

Für die Tätigkeit in den USA ist das AHFSfirst als kombinierte Datenbank empfehlenswert. Für einen deutschen Apotheker bzw. Mediziner sind insbesondere die Arzneistoff-Monografien der ASHP wertvoll. Sie sind jährlich auch als Printversion zu beziehen und im Jahr 2001 bereits in der 44. Auflage als AHFS Drug Information Book erschienen. Die detaillierten Monografien werden von ungefähr 500 Fachexperten nach den therapeutischen Leitlinien der amerikanischen Fachgesellschaften überarbeitet. Sie beinhalten ausführliche Informationen zu pharmakologischen, pharmakokinetischen und pharmazeutischen (z.B. Stabilität, Gewinnung) Stoffeigenschaften, zum therapeutischen Einsatz mit Dosierung, Applikationstechnik und Einnahmehinweisen, zu Nebenwirkungen und Interaktionen und zum Abschluss den Hinweis auf die verfügbaren Präparate in den USA. Die Fülle der Information zu den einzelnen Arzneistoffen ist bei jedem Nachschlagen erneut beeindruckend, da zum Teil Informationen enthalten sind, die in anderen Büchern und Datenbanken nicht beschrieben werden.

AIDS Meeting Abstracts / AIDSTRIALS / AIDSDRUGS

Herausgeber: National Library of Medicine (NLM), Bethesda, USA
Zugang: Internet über NLM (http://gateway.nlm.nih.gov)
Kosten: entgelt- und lizenzfrei

Die National Library of Medicine (NLM) hat bis Oktober 2001 die Informationen zu publizierter Literatur aus dem medizinischen, klinischen, epidemiologischen und sozialwissenschaftlichen Bereichen zu der Thematik AIDS und HIV über die Datenbank AIDSLINE angeboten. In AIDSLINE wurden seit 1980 über 198 000 Zitate von Veröffentlichungen gesammelt, dabei wurden die Zitate zu HIV und AIDS aus MEDLINE und anderen NLM-Datenbanken übernommen. AIDSLINE wurde im Rahmen von Umstrukturierungsmaßnahmen ersetzt durch den neuen »NLM Gateway«. Dieser durchsucht mehrere Datenbanken (z.B. MEDLINE/PubMed, OLD-MEDLINE, *AIDS Meeting Abstracts*) gleichzeitig. Die Veröffentlichungen in Fachjournalen, auf Kongressen, Symposien und Postern, in Regierungsberichten und Zeitungsartikeln sind meist in Form von Abstracts gesammelt. Die Autorenabstracts der Veröffentlichungen, nicht jedoch die AIDS Meeting Abstracts können somit auch in MEDLINE/PubMed gefunden werden.

Weitere spezielle Datenbanken zum Thema HIV/AIDS, die auch von der NLM über das Internet kostenlos angeboten werden, sind:
- *AIDSDRUGS*, für die Suche nach HIV-Arzneimitteln.
- *AIDSTRIALS*, für die Suche nach klinischen Studien an HIV/AIDS-Patienten.

BIOSIS Previews

Herausgeber: BIOSIS, Philadelphia, USA
Zugang: CD-ROM, Internet z.B. über DIMDI, OVID oder DataStar
Kosten: je nach Anbieter

BIOSIS wurde bereits 1926 gegründet und ist eine Non-Profit-Organisation mit dem Ziel, die Kommunikation und die Entwicklung auf dem Gebiet der biologischen Wissenschaften zu fördern. Zu ihren Produkten gehört seit 1969 unter anderem die Literaturdatenbank BIOSIS Previews mit Hinweisen auf die internationale Literatur auf dem Gebiet der Biologie von Botanik bis zu gentechnischer Herstellung sowie anderer Wissenschaften wie Human- und Veterinärmedizin, Pharmakologie, Biochemie, Biophysik, Ernährung und Ökologie. BIOSIS Previews setzt sich aus zwei Datenbanken, der *Biological Abstracts* und der *Biological Abstracts / RRM* (Reviews, Reports, Meetings) zusammen. Sie enthält über 13 Millionen Zitate zum Teil mit Abstracts und wird wöchentlich aktualisiert. Die Hinweise werden aus über 5 000 internationalen Fachjournalen, aus über 165 000 Dokumenten von ungefähr 1 500 Meetings, aus Büchern und aus amerikanischen Patenten entnommen. Bei Fragen zu Arzneistoffen vor der klinischen Phase oder bei Anfragen zu pflanzlichen Wirkstoffen stellt BIOSIS Previews eine wertvolle Unterstützung dar.

90

CANCERLIT

Herausgeber: National Cancer Institute, Bethesda, USA
Zugang: Internet z.B. über Free grips®-WebSearch von DIMDI
Kosten: entgelt- und lizenzfrei

Auch bei CANCERLIT handelt es sich um eine Literaturdatenbank, die keine Volltextartikel enthält, sondern sie gibt eine schnelle Information zu Titel, Autor, Quelle, Abstract (soweit verfügbar) und andere Basisinformationen über Artikel mit dem Themenschwerpunkt Onkologie. Die Datenbank enthält mehr als 1,5 Millionen Zitate und Abstracts aus über 4 000 verschiedenen Quellen wie medizinische Fachzeitschriften, Bücher, Berichte und wissenschaftliche Arbeiten von 1960 bis heute. Sie wird monatlich mit mehr als 8 000 Berichten aktualisiert. Circa 85 Prozent der Daten können auch in MEDLINE gefunden werden. Jedoch ergibt eine Recherche bei speziellen Onkologie-Anfragen in CANCERLIT mehr Hinweise als in MEDLINE.

The Cochrane Library

Herausgeber: The Cochrane Collaboration, International
Zugang: CD-ROM, Internet (http://www.update-software.com/cochrane/Content.HTM)
Kosten: € 225,– Privat / € 455,– Organisation

Die Cochrane Collaboration ist eine internationale Organisation, die als Antwort auf den Ruf des Epidemiologen Archie Cochrane nach systematischen, aktuellen Reviews zu medizinisch wissenschaftlichen Themen 1993 gegründet wurde. Heute ist sie in 15 Ländern vertreten, es gibt 50 Reviewer-Gruppen und ungefähr 6 000 Mitglieder. Das Deutsche Cochrane Zentrum hat seinen Sitz in Freiburg im Breisgau.

Die erstellten systematischen Review-Arbeiten werden elektronisch innerhalb der *Cochrane Library in der Cochrane Database of Systemic Reviews* (CDSR) als Volltextartikel publiziert. Derzeit werden 1 150 komplette Reviews angeboten. Diese enthalten monografieartig den aktuellsten Stand des Wissens, z.B. zur Antibiotika-Kurztherapie der akuten Otitis media, aufgearbeitet nach den Kriterien der evidenzbasierten Medizin. Die ausführliche Übersichtsarbeit wird von den Autoren kurz zusammengefasst. Bei o.g. Beispiel lautet die »Reviewer's conclusion«: Die 5 Tagebehandlung mit kurzwirkenden Antibiotika ist eine effektive Behandlung einer unkomplizierten Mittelohrinfektion bei Kindern.

Daneben gibt es in der Cochrane Library weitere Datenbanken:
- *The Database of Abstracts of Reviews of Effectiveness* (DARE), die Bewertungen und Zusammenfassungen der medizinischen Fachliteratur durch Spezialisten des British National Health Service (NHS) enthält.

- *The Cochrane Controlled Trial Register* (CCTR), ein Register für kontrollierte Studien, in dem auch Studienberichte von Kongressen oder anderen Quellen zu finden sind, die nicht in MEDLINE oder anderen bibliografischen Datenbanken veröffentlicht wurden.
- *Cochrane Database of Methodology Reviews* (CDMR), enthält die Volltextarbeiten der systematisch erstellten Reviews über empirische und standardisierte Studienmethoden.
- *The Cochrane Methodology Register* mit bibliografischen Angaben zu Artikeln und Büchern.
- *Health Technology Assessment Database* (HTA), eine Bewertung medizinischer Technologien. Technologie in der Gesundheitsversorgung ist ein weit gefasster Begriff. Er umfasst sowohl Produkte (z.B. Arzneimittel, technische Geräte) als auch medizinische Verfahren (z.B. Therapieverfahren) und übergeordnete Prozesse (z.B. Rehabilitation). Die Bewertung bezieht sich auf Aspekte wie Sicherheit, Wirksamkeit, Kosten, Epidemiologie und auf soziale, rechtliche und ethische Implikationen.
- *The NHS Economic Evaluation Database* (NHS EED), eine Bewertung medizinischer Technologien des British National Health Service mit einer Analyse von Kosten und Nutzen.

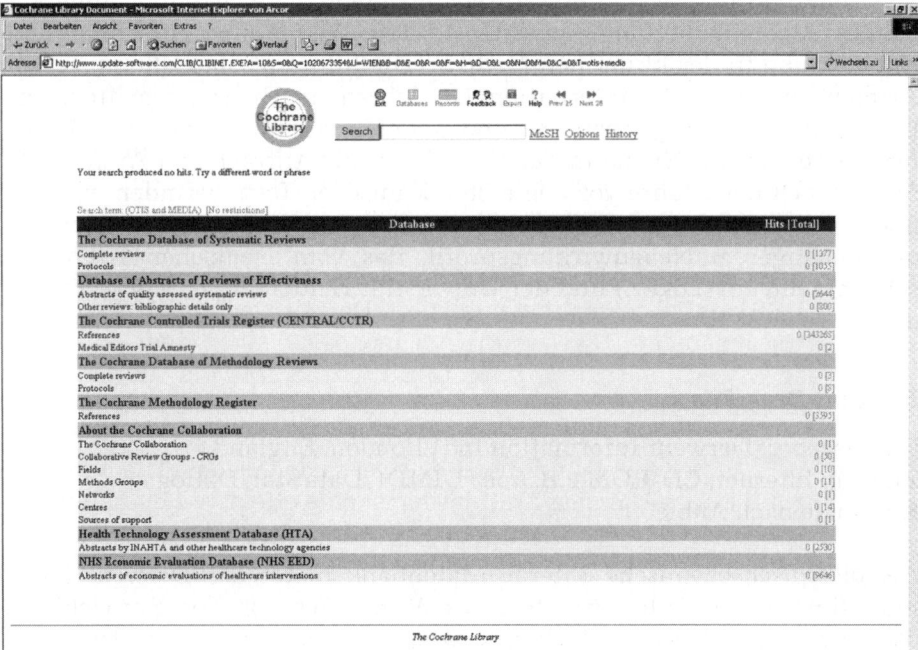

Abb. 4.1: Übersicht des Suchergebnisses zu »Otitis media« der Cochrane Library

Die Vielzahl der verschiedenen Datenbanken erscheint auf den ersten Blick unübersichtlich, jedoch ist die Suche über eine kombinierte Freitextsuche oder mit Hilfe von *Medical Subject Heading* (MeSH)-Begriffen sehr einfach. Das Ergebnis der Suche wird übersichtlich sortiert nach Treffern in den einzelnen Datenbanken dargestellt (siehe Abbildung 4.1). Die Qualität insbesondere der systematischen Review-Arbeiten ist überzeugend und im Zeitalter evidenzbasierter Medizin zur Bewertung des medizinischen Forschungstandes nicht mehr wegzudenken. The Cochrane Library ist eine relative junge, aber stetig wachsende Datenbank, in der die Suche derzeit noch nicht immer zum erwarteten Erfolg führt.

Diese objektive Aus- und Bewertung wissenschaftlicher Arbeiten aus dem Bereich der Medizin und Pharmazie stellt eine fundierte und zudem preiswerte Grundlage für Therapieentscheidungen oder -empfehlungen im Gesundheitswesen dar.

Current Contents / Clinical Medicine

Herausgeber: Institute for Scientific Information (ISI), Philadelphia, USA
Zugang: Internet, CD-ROM z.B. über OVID, DataStar
Kosten: je nach Anbieter

Das Institute for Scientific Information (http://www.isinet.com/isi) bietet eine Plattform für Wissenschaftler im Bereich der Arzneistoffentwicklung und umfasst mit der bibliografischen Datenbank Current Contents / Clinical Medicine umfangreiches Up-to-date-Wissen über Forschung und Entwicklung in der klinischen Medizin. Die Informationen stammen von Artikeln aus ca. 1 130 internationalen führenden Fachzeitschriften, aus Buchzitaten, Meeting-Abstracts und anderen relevanten Quellen. Empfehlenswert ist die Suche in der Datenbank für Anfragen zu Arzneistoffen, die sich noch Jahre vor den ersten klinischen Tests befinden wie z.B. über die Entwicklung von Thioplatin, einem platinhaltigen Zytostatikum mit günstigerem Nebenwirkungsprofil, das vom Deutschen Krebsforschungszentrum (DKFZ) und der Universität Heidelberg entwickelt wurde.

Derwent Drug File

Herausgeber: Derwent Information Inc., London, England
Zugang: Internet, CD-ROM z.B. über DIMDI, DataStar, Dialog
Kosten: je nach Anbieter

Als biologisch-chemische Literaturdatenbank bietet der Derwent Drug File Hinweise auf alle Aspekte eines Wirkstoffes von der Entwicklung über Synthese, Struktur-Wirkungsbeziehung, Pharmakologie, Therapie, Nebenwirkungen, Toxikologie bis hin zur Vermarktung des Arzneimittels.

Als Informationsquellen dienen über 1 150 internationale Zeitschriften und Konferenzberichte. Seit 1964 werden die bibliografischen Zitate gesammelt, über 1,5 Millionen stehen zur Verfügung und die wöchentlichen Updates vergrößern den Umfang kontinuierlich. Je nach Anbieter kann auf die Daten von 1964 bis 1982 und/oder von 1983 bis heute zugegriffen werden. Ungefähr 20 Prozent dieser Daten finden sich in keiner anderen Arzneistoffdatenbank. Die Abstracts sind sehr ausführlich und von Fachleuten erstellt. Sie werden von Experten als aussagekräftiger als herkömmliche Autorenabstracts beurteilt, so dass das Lesen der Originalarbeit zum großen Teil entfallen kann. Ein umfassender und schneller Zugriff auf neue Entwicklungen im Sektor der Pharmakotherapie ist bei Anfragen zu neuen Arzneimitteln oder -stoffen »in der Pipeline« sehr hilfreich. Da der Derwent Drug File überwiegend von der pharmazeutischen Industrie genutzt wird, besteht bei nicht vorhandenem Zugang die Möglichkeit, eine Recherche bei der medizinisch-wissenschaftlichen Abteilung des Herstellers zu beantragen.

DRUGDEX

Herausgeber: Micromedex Thomson Healthcare, Colorado, USA
Zugang: CD-ROM, Internet
Kosten: € 4 740,–

Das DRUGDEX System ist eine der größten pharmakologischen Faktendatenbanken der Welt und ist vom U.S. Congress als offizielles Arzneimittel-Kompendium anerkannt. Seit 1974 werden die Daten weltweit gesammelt. Es enthält ca. 2 000 Arzneistoffmonografien *(Drug Evaluations)*, die alle einheitlich nach folgenden Punkten gegliedert sind:
  Overview
    Dosing information
  Dosage forms
    Adult dosage
    Pediatric dosage
    Dosage in renal failure
    Dosage in hepatic insufficiency
    Dosage in geriatric patients
  Pharmacokinetics
    Onset and duration
    Drug concentration levels
    Absorption
    Distribution
    Metabolism
    Breast milk excretion
    Other excretion
    Half-life

94

Cautions
  Contraindications
  Precautions
  Adverse Reactions
  Teratogenicity/Effects in pregnancy
  Drug-drug interactions
  Drug-food interactions
  Drug-lab modifications
  Intravenous admixtures
Clinical applications
  Monitoring parameters
  Patient instructions
  Place in therapy
  Mechanism of action/pharmacology
  FDA labeled uses
  Therapeutic uses
  Comparative efficacy
References
Author information

So ist es nicht verwunderlich, dass eine Monografie 10 bis über 200 Seiten hat. Der ACE-Hemmer Ramipril wird derzeit auf 137 Seiten, neuere Arzneistoffe wie z.B. Zoledronat aus der Gruppe der Bisphosphonate auf 12 Seiten und Rosiglitazon als Insulinsensitizer auf 19 Seiten behandelt. Arzneistoffe, die nicht auf dem amerikanischen Markt verfügbar sind, sind weniger umfangreich oder gar nicht beschrieben. Der Zugriff zu der gesuchten Information ist sehr komfortabel, da jeder Menupunkt direkt angewählt oder über Stichwortsuche gearbeitet werden kann. Die Suche geht schnell und umfasst sehr detailliert die wichtigsten Arzneistoffinformationen und auch seltene Fallberichte, die nicht in einer Produkt- oder Fachinformation stehen. Sehr hilfreich für die praktische Arbeit ist auch die kurze Angabe im Text, woher und von wann die Information stammt. Dies ist wichtig, da teilweise aus Büchern zitiert wird, die es bereits in einer aktuelleren Auflage auf dem Markt gibt.

Besteht der Wunsch, weitere Einzelheiten zu erfahren, ist über die Quellenangaben (References) am Schluss jeder Monografie ein Zugriff auf die jeweilige Veröffentlichung möglich. Das Datum der letzten Überarbeitung der Monografie ist ganz am Ende (Author information) zu erfahren und sollte immer beachtet werden, weil sich zum Teil auch ältere Monografien in der Datenbank befinden.

Zum DRUGDEX System gehören noch die so genannten *Drug Consults,* eine Zusammenstellung umfangreich recherchierter Antworten auf häufig gestellte Anfragen zu Krankheiten und Therapieformen als auch zu Arzneistoff-Nebenwirkungen. Spezielle Themen wie z.B. Beeinflussung von Laborparametern oder eine Übersicht zu Urin- oder Stuhlverfärbung und Arzneimitteltherapie finden sich selten so kompakt und übersichtlich dargestellt wie hier.

Neben dem DRUGDEX System werden von Micromedex Thomson Healthcare noch 11 weitere medizinische Datenbanken angeboten, die alle von einer Hauptmaske aus bedient und gleichzeitig durchsucht werden können:

- *Martindale,* das weltbekannte pharmakologische Standardwerk der Pharmaceutical Press, London, UK,
- *Index Nominum,* ein internationales Arzneistoff- und Arzneimittelverzeichnis, herausgegeben von der Schweizer Pharmazeutischen Gesellschaft,
- die Interaktionsdatenbank *DRUG-REAX*, die eine Recherche von Wechselwirkungen zwischen bis zu 20 Arzneistoffen und Nahrungsmitteln erlaubt,
- *POISINDEX* für die Themengebiete Toxikologie und Notfallmedizin (siehe Beschreibung in diesem Kapitel),
- *Physicians Desk Reference* (PDR), eine Angebotsliste der amerikanischen Pharmaindustrie, das amerikanische Gegenstück zur deutschen *Roten Liste,*
- *EMERGINDEX*, ein Spezialprogramm für die Notfall- und Intensivmedizin,
- *AltMedDex*, eine phytomedizinische Datenbank mit Monografien zu pflanzlichen Arzneimitteln,
- *P & T Quick* enthält die wichtigsten Arzneimittelmonografien zu neuen Arzneistoffen im Vergleich zu bewährten und eingeführten Substanzen,
- *TOMES Plus*, das wissenschaftliche Gefahrstoff-Informationssystem,
- *Herbal Medicines,* eine Schnellinformation zu den wichtigsten Heilpflanzen,
- *REPRORISK*, die Datenbank zur Abschätzung der Mutagenität, Reproduktionstoxizität und Kanzerogenität von Arzneistoffen und Chemikalien.

Diese Datenbanken von Micromedex Thomson Healthcare werden in Deutschland über die Wissenschaftliche Verlagsgesellschaft mbH, Stuttgart angeboten.

Drug Facts and Comparisons

Herausgeber: Facts and Comparisons, A Wolters Kluwer Company, Missouri, USA
Zugang: CD-ROM, Buch
Kosten: € 388,–

Gegründet wurde Facts and Comparisons bereits im Jahr 1945, als der Apotheker Erwin K. Kastrup pharmazeutische Vergleichstabellen für Ärzte und Apotheker erstellte. 1947 erschien die erste Buchversion mit 200

Tab. 4.1: Pharmakokinetische Vergleichstabelle aus Drug Facts and Comparisons

Angiotensin II Antagonist Pharmacokinetics

Parameters	Candesartan	Irbesartan	Losartan (metabolite)[1]	Telmisartan	Valsartan
Bioavailability	≈ 15 %	60 % to 80 %	≈ 33 %	42 % / 58 % (40 mg / 160 mg)	≈ 25 %
Food effect (AUC/Cmax)	no effect	no effect	↓ 10 % / ↓ 14 %	↓ 6 % / ↓ 20 % (40 mg AUC/ 160 mg AUC)	↓ 40 % / ↓ 50 %
Plasma bound	> 99 %	90 %	98.7 % (99.8 %)	> 99.5 %	95 %
C_{max}	3 to 4 hrs	1.5 to 2 hrs	1 hr (3 to 4 hrs)	0.5 to 1 hr	2 to 4 hrs
Volume of distribution	0.13 L/kg	53 to 93 L	≈ 34 L (≈ 12 L)	≈ 500 L	17 L
Converted to metabolites	minor	< 20 %	(≈ 14 %)	≈ 11 %	≈ 20 %
Metabolism enzymes, primary	nd[2]	CYP2C9	CYP2C9; CYP3A4	acylglucuronide	unknown
Terminal half-life	≈ 9 hrs	11 to 15 hrs	≈ 2 hrs (6 to 9 hrs)	≈ 24 hrs	≈ 6 hrs[3]
Total plasma clearance	0.37 ml/min/kg	157 to 176 ml/min	≈ 600 ml/min (≈ 50 ml/min)	> 800 ml/min	≈ 2 L/hr[3]
Renal clearance	0.19 ml/min/kg	3 to 3.5 ml/min	≈ 75 ml/min (≈ 25 ml/min)	nd[2]	≈ 0.62 L/hr[3]
Recovered in the urine	≈ 33 %	≈ 20 %	≈ 35 %	0.91 %/0.49 % (IV/oral)	13 %
Recovered in the feces	≈ 67 %	≈ 80 %	≈ 60 %	> 97 %	83 %

1 Active
2 nd = no data
3 IV dosing. AIIRAs do not accumulate in plasma upon repeated once–daily dosing

Seiten. Drug Facts and Comparisons etablierte sich bis heute als umfassendes, akkurates, aktuelles und unvoreingenommenes Standardwerk im amerikanischen Gesundheitssystem. Heute beinhaltet Drug Facts and Comparisons mehr als 22 000 Arzneimittel und ungefähr 6 000 OTC-(over the counter)-Präparate, die übersichtlich in Arzneistoffgruppen gegliedert sind. Die Aktualisierug der CD-ROM erfolgt monatlich. Die sehr ausführliche Darstellung einzelner Wirkstoffgruppen und vor allem die ca. 3 000 Vergleichstabellen mit den pharmakokinetischen und -dynamischen Daten der Arzneistoffe einer Gruppe sind für die praktische Tätigkeit auch für den deutschen Arzt und Apotheker eine schnelle und große Hilfe. Zum Beispiel finden sich in der pharmakokinetischen Vergleichstabelle der Angiotensin-II-Rezeptor-Antagonisten Daten zu Resorptionsquoten, Proteinbindung, maximaler Wirkung, Verteilungsvolumen, Metabolismus, Halbwertszeit und Elimination (siehe Tabelle 4.1). In weiteren Tabellen finden sich klinisch relevante Interaktionen und Nebenwirkungen der Angiotensin-II-Rezeptor-Antagonisten.

EMBASE

Herausgeber: Elsevier Science B.V., Amsterdam, Niederlande
Zugang: CD-ROM, Internet z.B. über DIMDI oder DataStar
Kosten: je nach Anbieter

EMBASE (*E*xcerpta *M*edica Data*base*) ist neben MEDLINE die umfassendste pharmakologisch-medizinische Literaturdatenbank mit über 8 Millionen Berichten von 1974 bis heute. Jährlich kommen ca. 445 000 Zitate in wöchentlichen Updates hinzu. Die Zitate stammen aus über 4 000 Fachjournalen aus 70 Ländern. EMBASE bevorzugt europäische und asiatische Zeitschriften, die nicht in MEDLINE indexiert werden. Ihr Zugang zu den Informationen aus der internationalen und überwiegend europäischen Literatur insbesondere über Pharmakologie, Pharmazie, Arzneistoffentwicklung, Pharmakoökonomie, Arzneimittel und Toxikologie macht EMBASE zur bedeutendsten pharmazeutisch-toxikologischen Datenbank. Die Schnittmenge der in EMBASE und MEDLINE enthaltenen Zitate beträgt circa 40 Prozent. Anfragen zu sehr seltenen Nebenwirkungen und Interaktionen lassen sich mit EMBASE häufig zufriedenstellend beantworten. Dazu sollte auf jeden Fall der EMBASE-Thesaurus Anwendung finden, um die korrekte Schreibweise zu finden und durch eine Verknüpfung mit einem Unterbegriff (»subheading«) die Suche einzuschränken (siehe Fallbeispiele). Ungefähr 80 Prozent der Zitate enthalten eine Kurzzusammenfassung (Abstract) des Autors und über die genaue Quellenangabe kann die Originalarbeit über Bibliotheken oder IDIS besorgt werden.

IDIS

Herausgeber: University of Iowa, College of Pharmacy, Iowa, USA
Zugang: CD-ROM, Mikrofilm, Internet
Kosten: € 3 960,–

1965 wurde am College of Pharmacy der Universität von Iowa in den USA die Abteilung Drug Information (DDIS) gegründet. Als Hauptkomponente dieser Serviceabteilung entstand 1966 die IDIS-Datenbank (siehe Abbildung 4.2 im Fallbeispiel 1 Seite 109) ein bibliografisches Indexierungssystem von ungefähr 200 renommierten, englischsprachigen, medizinisch-pharmazeutischen Fachzeitschriften wie beispielsweise das New England Journal of Medicine, The Lancet oder Drugs. Aktualisiert wird die IDIS-Datenbank monatlich. Unter den Themengebieten der indexierten Fachjournale sind neben Pharmazie und Pharmakologie allgemeine und innere Medizin, Infektionskrankheiten, Immunologie, Transplantationsmedizin, Kardiologie, Rheumatologie, Mikrobiologie, Geriatrie und Endokrinologie. Über eine umfangreiche Suchmaske, mit der nach Autor, Zeitschrift, Jahr, Arzneistoff oder Krankheit gesucht werden kann, werden die relevanten Artikel erfasst und chronologisch beginnend mit dem aktuellsten angezeigt. Über die Artikelnummer ist der sofortige Zugriff auf die Originalarbeit aus der Mikrofilmdatei oder zum Teil auch Online möglich. Der Vorteil der Originalliteratur als Informationsquelle ist im Hinblick auf die Aktualität und die Teil- und Fehlinformation durch Zusammenfassungen und Zitate nicht zu unterschätzen.

MEDLINE/PubMed

Herausgeber: National Library of Medicine (NLM), Bethesda, Maryland, USA
Zugang: Internet (www.nlm.nih.gov/hinfo.html), CD-ROM
Kosten: für PubMed keine, für MEDLINE je nach Anbieter

MEDLINE ist die größte und bekannteste medizinische Literaturdatenbank der National Library of Medicine. Sie entstammt dem *Index Medicus*, dem *Index to Dental Literatur* und dem *International Nursing Index* und bietet den Zugang zu über 11 Millionen Zitaten, die von 1966 bis heute aus allen Bereichen der Medizin, einschließlich Zahn- und Veterinärmedizin und Randgebieten wie Krankenhaus- und Gesundheitswesen stammen. OLD-MEDLINE umfasst die alten MEDLINE-Datenbestände von 1960 bis 1965 ohne Abstracts. Quellen von MEDLINE sind fast 4 500 internationale Zeitschriften aus über 70 Ländern und die Updates erfolgen wöchentlich. Bei ca. 60 Prozent der Hinweise sind Abstracts verfügbar, die eine kurze Zusammenfassung des Artikels bieten. Der Zeitraum vom Erscheinen der Artikel bis zur Aufnahme in die Datenbank MEDLINE beträgt bis zu drei Monate.

Sie enthält den besten Thesaurus auf dem Gebiet der Humanmedizin und eine Suche mit den MEDLINE-MeSH-Begriffen kann in allen Datenbanken der NLM durchgeführt werden. Weitere Datenbanken der NLM, die auch in diesem Kapitel beschrieben sind, sind AIDS Meeting Abstracts, AIDSTRIALS, AIDSDRUGS, CANCERLIT und TOXLINE. Ein wichtiges Ereignis im Sinne der Bereitstellung von Literatur für die breite Öffentlichkeit war 1997 die Deklaration des damaligen Vizepräsidenten der Vereinigten Staaten, Al Gore, zukünftig medizinische Literatur kostenlos anzubieten. Seitdem bietet die NLM als Serviceleistung einen kostenlosen Online-Zugang zu allen MEDLINE-Zitaten und Abstracts ab 1971 an. Diese Onlineversion von MEDLINE ist das PubMed (Public Medline), die weltweit über das Internet angeboten wird. Zusätzlich bietet die NLM mit PubMed an:

- Hinweise auf Artikel mit allgemeinwissenschaftlichen Themen wie z.B. Astrophysik, Plattentektonik,
- Pre-MEDLINE, d.h. aktuelle Zitate aus Fachjournalen, die für MEDLINE vorgesehen, jedoch dort noch nicht zugänglich sind,
- bei manchen Zitaten Links zum Volltextartikel und zu anderen verwandten Quellen,
- einen MeSH-Browser, mit dem komfortabel die richtige Schreibweise oder der korrekte Fachausdruck im Thesaurus-System gefunden werden kann.

Grundlagen und Tipps zur Recherche in MEDLINE/PubMed sind detailliert in Kapitel »Grundlagen der Datenbankrecherche« beschrieben.

POISINDEX

Herausgeber: Micromedex Thomson Healthcare, Colorado, USA
Zugang: CD-ROM, Internet
Kosten: € 4.380,–

Wie der Name schon andeutet, ist das POISINDEX-System die Datenbank für die Themengebiete Toxikologie und Notfallmedizin. Es werden Informationen zu Vergiftungen nicht nur durch pharmazeutische Produkte der Human- und Tiermedizin, sondern auch durch kommerzielle Haushaltsprodukte wie Putzmittel, Pflegemittel oder Mittel gegen Ungeziefer, sowie durch industrielle Chemikalien und Produkte und auch zu Lebensmittelvergiftungen angeboten. Die Datenbank dient als Identifizierungssystem für mehrere 100 000 Produkte und Substanzen und verknüpft diese gleichzeitig mit den Informationen für die Notfalldiagnose und Sofortbehandlung wie klinische Effekte, Laborparameter, Grad der Toxizität, kinetische Daten und Behandlungsmaßnahmen bei Vergiftungsfällen. Diese über 900 detaillierten Informations- und Behandlungsprotokolle der über 750 000 pharmazeutischen und biologischen Substanzen sind ähnlich wie die Arzneistoffmonografien im DRUGDEX-System einheitlich nach einem Standardformat gegliedert und mit Referenzen versehen.

100

REACTIONS Database

Herausgeber: Adis International Ltd., Auckland, New Zealand
Zugang: CD-ROM
Kosten: € 2.590,–

Die Adis Reactions Database bietet überwiegend Informationen zu klinisch relevanten Arzneimittelnebenwirkungen, die aus ca. 2 000 medizinischen Publikationen gesammelt und wöchentlich in dem internationalen Newsletter *Reactions Weekly* publiziert werden. Die Reactions Database mit allen *Reactions Weekly* von 1983 bis heute beinhaltet derzeit 24 500 Einträge zu Fallberichten und Häufigkeiten von Nebenwirkungen aus klinischen Studien, Anwendungsbeobachtungen, Reviews und Behördenmitteilungen. Alle Fallberichte bieten dem Leser die relevantesten Informationen in Form leicht lesbarer Kurzzusammenfassungen an. Das Lesen der Originalarbeit ist meist nicht notwendig. Zur Klassifikation, wann es sich z.B. um eine ernste Nebenwirkung handelt, werden die FDA MedWatch Kriterien (http://www.fda.gov/medwatch/report/DESK/ADVEVNT.HTM) verwendet und alle Erstberichte werden durch eine weltweite Literaturrecherche verifiziert. Weiterhin beinhaltet die Datenbank Informationen zu Arzneimittelinteraktionen, Überdosierungen, Arzneimittelmissbrauch und -abhängigkeit. Seit Ende 2000 erfolgt eine monatliche Aktualisierung der CD-ROM (vorher vierteljährlich), was sich leider in einem deutlichen Preisanstieg niederschlug. Wertvoll für die Praxis der Arzneimittelinformation sind jedoch seltene Fallberichte zu klinisch relevanten Nebenwirkungen, die in anderen Informationsquellen nicht erwähnt oder schwer zu finden sind.

SEDBASE

Herausgeber: Elsevier Science B.V. , Amsterdam, Niederlande
Zugang: CD-ROM (letztes Update 1995!)
Kosten: € 315,– (Buch, 14. Auflage 2000)

SEDBASE (*S*ide *E*ffects of *D*rugs Data*base*) enthält vollständige Texte in englischer Sprache mit kritisch bewerteten Informationen über 50 000 klinisch relevante Arzneistoffnebenwirkungen und über 4 000 Arzneistoffinteraktionen. Hervorgegangen ist die Datenbank aus der Buchserie »Meyler's Side Effects of Drugs«, eine Enzyklopädie der Nebenwirkungen und Interaktionen, die von 1952 an, als die erste Ausgabe publiziert wurde, bis heute weltweit als Standardwerk Verwendung findet. Der komplette Text der 11. Ausgabe ist in der Datenbank (letzte Aktualisierung 1995) zugänglich, dagegen gibt es als Buch bereits die 14. Auflage (2000). Zusätzlich sind in der SEDBASE-Datenbank Texte aus der Buchserie »Side Effects of Drugs Annuals« von Dukes und Arzneistoffnamen und Synonyme aus

»Pharmacological and Chemical Synonyms (PCS)« von Marler enthalten sowie Hinweise auf Artikel aus der Excerpta Medica Database (EMBA-SE). Die Herausgeber arbeiten derzeit an einer neuen web-basierten Version von »Meyler's Side Effects of Drugs« und den Daten der SEDBASE-CD-ROM. Diese Version soll im Jahr 2002 auf dem Markt angeboten werden.

TOXLINE

Herausgeber: National Library of Medicine (NLM), Bethesda, USA
Zugang: Internet z.B. über DIMDI »Free grips-WebSearch« oder über das TOXNET (Toxicology Data Network) der NLM (http://toxnet.nlm.nih.gov)
Kosten: entgeld- und lizenzfrei

Mit TOXLINE bietet das NLM eine Zusammenstellung von über 3 Millionen Zitaten zu biochemischen, pharmakologischen, physikalischen und vor allem toxikologischen Effekten der Arzneistoffe und Chemikalien, die zum Teil auch in anderen NLM-Datenbanken vorhanden sind. Einzelne Literaturstellen könnten somit auch in MEDLINE oder einer anderen NLM-Datenbank gefunden werden. Der Vorteil für den Informationssuchenden liegt in der gezielten Suche in TOXLINE, wenn Informationen zu Toxikologie, Vergiftungen und Antidoten oder zu Mutagenität und Teratogenität aber auch zu arzneistoffinduzierten Erkrankungen bzw. Arzneistoffnebenwirkungen benötigt werden. Quellen sind neben internationalen Zeitschriften, Büchern, amerikanischen Regierungs- und Forschungsberichten auch Datenbanken wie IPA (International Pharmaceutical Abstracts), die von der American Society of Health System Pharmacists seit 1969 herausgegeben wird.

Weitere Datenbanken

Für spezielle Fragestellungen z.B. zu Stabilität und Kompatibilität oder für das Therapeutische Drug Monitoring (TDM) gibt es weitere deutsche Programme, die von aktiven Kollegen zum Teil in Kooperation mit der pharmazeutischen Industrie entwickelt wurden (z.B. STABIL, KIK, KOMPA, PHARKIN, Drug Master Base).

Das Gebiet der medizinisch-pharmazeutischen Datenbanken ist umfangreich und selbstverständlich können hier nicht alle Datenbanken und Programme genannt werden. Weiterführende Informationen zu Datenbanken kann der interessierte Leser über medizinische Bibliotheken, bei den Datenbankanbietern (z.B. DIMDI, DataStar, Dialog, OVID) oder direkt bei den Herausgebern erhalten. Jeder Anwender hat auch seine eigenen Schwerpunkte und Favoriten. Wichtig ist es für alle Ärzte und Apotheker, eine Auswahl zu kennen und diese in der täglichen Praxis regelmäßig zu nutzen.

102

Um aus den Datenbanken qualitativ hochwertige und schnell verfügbare Informationen zu bekommen, sind sehr gute Kenntnisse über Umgang und Inhalt der Datenbank unumgänglich. Gute Schulung und die im Laufe der Zeit erworbene Erfahrung schlägt sich in qualitativ besseren Rechercheergebnissen nieder.

Tab. 4.2: Ausgewählte Datenbanken für die Arzneimittelinformation

Datenbank	Inhalte	Quellen/ Geografie	Zeitspanne	Aktualisierung	Datenbanktyp	Sprache
ABDA-Datenbank	Fertigarznei-mittel, pharma-zeutische Stoff-liste, Wirkstoff-dosier, Interaktio-nen, Aktuelle Info, CAVE-Modul	pharmazeutische Industrie, ABDA, AMK, ABDATA, Bundesinstitute/ Deutschland	1987–heute	täglich bis monat-lich je nach Modul und Anbieter	Volltext- und Faktendaten-bank	Deutsch
AHFSfirst	Pharmazie und Pharmakologie	Fachgesellschaften, 500 Experten / USA	1959–heute	vierteljährlich	Faktendatenbank	Englisch
AIDS Meeting Abstracts (NLM-Gateway)	AIDS- und HIV-Infektionen	über 85 000 Referenzen aus 70 Ländern / USA, international	1980–heute	monatlich	Literatur-datenbank	Englisch
Biosis Previews	biologische, gene-tische Entwick-lungen, biologisch-medizinische Wissenschaft	Fachzeitschriften, Meetings, Patente, Bücher / USA, international	1969–heute	wöchentlich	Literatur-datenbank	Englisch
Cancerlit	Onkologie	Fachzeitschriften, Bücher, Berichte, Dissertationen / USA, international	1960–heute	monatlich	Literatur-datenbank	Englisch

Fortsetzung nächste Seite

Fortsetzung Tab. 4.2

Datenbank	Inhalte	Quellen/ Geografie	Zeitspanne	Aktualisierung	Datenbanktyp	Sprache
Cochrane Library	Evidenzbasierte Medizin und Pharmazie	50 Reviewer-gruppen / international	1993–heute	vierteljährlich	Faktendatenbank	Englisch
Current Contents / Clinical Medicine	Arzneistoff-entwicklung, -forschung	über 1 100 Zeit-schriften, Mee-ting-Abstracts / USA, international	1990–heute	wöchentlich	Litertur-datenbank	Englisch
Derwent Drug File	Arzneistoff-entwicklung, -forschung pharmazeutische Wissenschaft	über 1 150 Zeit-schriften, Kon-gressberichte / international	1964–1982 1983–heute	wöchentlich	Literatur-datenbank	Englisch
DIMDI	Medizin, Gesundheitswesen	je nach Datenbank	1969 gegründet	je nach Datenbank	Zugriff auf ca. 100 internationale Datenbanken mit 80 Mio. Informa-tionseinheiten	je nach Daten-Bank
Drugdex	Pharmazie und Pharmakologie	1 150 Referenzen, Pharmakologen, Toxikologen / USA, international	1974–heute	vierteljährlich	Faktendatenbank	Englisch

Fortsetzung nächste Seite

Fortsetzung Tab. 4.2

Datenbank	Inhalte	Quellen/ Geografie	Zeitspanne	Aktualisierung	Datenbanktyp	Sprache
Drug Facts and Comparisons	Pharmazie, Pharmakologie, Arzneistoffgruppen, Vergleichstabellen	Experten / USA	1947–heute	monatlich	Fakten- bzw. Volltextdatenbank mit Arzneistoffgruppen-Monografien	Englisch
Embase	Medizin, Arzneimittel, Wirkstoffe	4 100 Fachjournale / international	1974–heute	wöchentlich	Literaturdatenbank	Englisch
FachInfo	Fachinformationen nach § 11a AMG	Hersteller / Deutschland		vierteljährlich (CD-ROM)	Volltextdatenbank	Deutsch
IDIS	Pharmazie, Pharmakologie, klinische Medizin	200 englischsprachige Fachzeitschriften / USA, international	1966–heute	monatlich	Literaturdatenbank mit Originalpublikationen	Englisch
Medline/PubMed	Medizin und Randgebiete	ca. 4 500 Fachzeitschriften / international	1966–heute	wöchentlich	Literaturdatenbank	Englisch
Poisindex	Toxikologie, Pharmakologie	1 150 Referenzen / USA, international	1974–heute	vierteljährlich	Literaturdatenbank	Englisch

Fortsetzung nächste Seite

Fortsetzung Tab. 4.2

Datenbank	Inhalte	Quellen/ Geografie	Zeitspanne	Aktualisierung	Datenbanktyp	Sprache
Reactions Database	Arzneistoffnebenwirkungen, Interaktionen	ca. 2 000 Publikationen / NZ, international	1983–heute	monatlich	Faktendatenbank	Englisch
Sedbase	Arzneistoffnebenwirkungen, Interaktionen	Enzyklopädie »Meyler's Side Effects of Drugs« u.a. / Europa, international	1952–1995	1995 (CD-ROM) 2000 (14. Auflage Buch)	Volltextdatenbank	Englisch
Toxline	Toxikologie, Pharmakologie	Fachzeitschriften / USA, international	1965–heute	monatlich	Literaturdatenbank	Englisch

FALLBEISPIELE

Bei den folgenden Beispielen soll der praktische Einsatz der beschriebenen Datenbanken vorgestellt und Hilfen zum schnellen Erreichen von relevanten Informationen gegeben werden. Dabei werden Abkürzungen oder Begriffe verwendet, auf die im vorangegangenen Kapitel »Grundlagen der Datenbankrecherche« ausführlich eingegangen wurde.

Soweit fachliche Informationen zum besseren Verständnis gegeben werden, sind diese in Klammern mit der jeweiligen Datenbank- oder anderer Quelle aufgeführt, so dass jederzeit der Ursprung der Information nachvollzogen werden kann.

Fall 1

Sie werden gebeten, Auskunft zum Einsatz von Ribavirin bei Adenoviren-Infektion in der Pädiatrie zu geben. Der anfragende Arzt benötigt insbesondere Informationen zur Dosierung, Art und Dauer der Anwendung und zu den Erfolgsaussichten der Therapie. Weitere Informationen zum Infektionsort werden Ihnen nicht gegeben.

Welche Datenbanken würden Sie auswählen?

Das Virustatikum Ribavirin ist in Deutschland nur zur oralen Therapie der Hepatitis C in Kombination mit Interferon alfa-2b und zur inhalativen Anwendung bei Respiratory Syncytial-Virus (RSV)-Infektion in speziellen Einrichtungen mit Intensivversorgung zugelassen *(FachInfo, ABDA)*.

Im Internet auf der Web-Seite der Europäischen Kommission für Pharmazeutika (http://pharmacos.eudra.org) erfahren Sie, dass Ribavirin einen Orphan-Drug-Status für die Behandlung von Adenoviren-Infektion bei immunsupprimierten Patienten besitzt.

Dosierungsempfehlungen für die Therapie von Adenoviren-Infektion werden nicht gegeben und ein Rückgriff auf weiterführende Datenbanken ist notwendig.

In der Monographie-Datenbank DRUGDEX (Ribavirin/clinical application/therapeutic use/pneumonia adenovirus/pediatric) wird nur ein erfolgreicher Einsatz von Ribavirin intravenös (33 mg/kg loading dose, dann 16 mg/kg alle 6 Stunden über 4 Tage und anschließend 8 mg/kg alle 8 Stunden über 3 Tage) bei einem 10 Monate alten Kind mit Adenovirus Serotyp-1-Pneumonie nach Lebertransplantation erwähnt. Die Autoren weisen abschließend darauf hin, dass kontrollierte Studien nötig sind, um die Wirksamkeit von Ribavirin bei schweren Adenoviren-Infektionen zu belegen (Shetty et al. 2000).

Um zu erfahren, ob weitere Fallberichte bei Kindern in der Literatur beschrieben sind, sollten auf jeden Fall große Literaturdatenbanken wie

MEDLINE oder EMBASE kontaktiert werden. Um das Suchergebnis genau auf die Fragestellung auszurichten, ist es notwendig, sich zuerst eine gute Suchstrategie zu überlegen.

Wie lautet die Suchstrategie in PubMed?

Gefragt ist der therapeutische Einsatz von Ribavirin in der Behandlung von Adenoviren-Infektionen bei Kindern. Dazu wählen wir den MeSH-Hauptbegriff »Ribavirin« und verbinden ihn mit den Unterbegriffen (subheadings) »TU« (therapeutic use) und »AD« (administration and dosage). Zur Behandlung von Adenoviren-Infektion wählen wir mit Hilfe des MeSH-Browsers oder Thesaurus den richtigen MeSH-Hauptbegriff »Adenoviridae Infections« aus und verbinden ihn mit dem Subheading »DT« (drug therapy). Da wir jedoch speziell für die Pädiatrie Informationen benötigen, dürfen wir den Begriff »child« nicht vergessen. Der MeSH-Term »child« beschreibt die Altersgruppe Kinder. Nicht geeignet ist dagegen der MeSH-Term »pediatrics«, da damit das Gebiet der pädiatrischen Medizin allgemein gemeint ist. In unserem PubMed-Suchfeld steht nun »ribavirin/tu AND ribavirin/ad AND Adenoviridae Infections/dt AND child« und als Suchergebnis erhalten wir neun Zitate chronologisch nach dem Erscheinungsjahr aufgelistet, von denen die ersten drei im Folgenden wiedergegeben sind:

1. Pichler MN, Reichenbach J, Schmidt H, Herrmann G, Zielen S.: Severe adenovirus bronchiolitis in children. Acta Paediatr. 2000 Nov; 89 (11):1387–9
   Abstract: Department of Pediatrics, Rheinische Friedrich-Wilhelms-Universitat, Bonn, Germany.
   Severe adenoviral infections such as the necrotizing adenovirus bronchiolitis occur sporadically in infants. Ascertaining the etiologic role of adenovirus in cases of lung disease can pose a diagnostic problem. We present two cases of severe bronchiolitis in previously healthy children in which adenovirus could be shown to be the causing agent. Both children received immunosuppressive therapy with steroids and Cyclosporin for 3 mo and a course of **intravenous Ribavirin for 10 d.** The results were conflicting: despite therapy Patient 1 died due to respiratory failure, Patient 2 improved notably. Conclusions: Adenovirus can cause severe bronchiolitis in previously healthy children. Diagnosis may be difficult to achieve. **The role of antiviral therapy in the treatment of adenoviral infections remains to be cleared.**
   PMID: 11106056 [PubMed - indexed for MEDLINE]

2. Miyamura K, Hamaguchi M, Taji H, Kanie T, Kohno A, Tanimoto M, Saito H, Kojima S, Matsuyama T, Kitaori K, Nagafuji K, Sato T, Kodera Y.: Successful ribavirin therapy for severe adenovirus hemorrhagic cystitis after allogeneic marrow transplant from close HLA donors rather than distant donors. Bone Marrow Transplant. 2000 Mar; 25 (5):545–8

3. Shetty AK, Gans HA, So S, Millan MT, Arvin AM, Gutierrez KM.: Intravenous ribavirin therapy for adenovirus pneumonia. Pediatr Pulmonol. 2000 Jan; 29 (1):69-73.

Abstract: Division of Infectious Diseases, Department of Pediatrics, Stanford University School of Medicine, Palo Alto, CA 94305, USA. We report on the **effectiveness of intravenous ribavirin for severe adenoviral pneumonia in a 10-month-old male** following orthotopic liver transplantation. On day 20 post-transplantation, he developed high fever, marked respiratory compromise, and hypoxemia. The chest radiograph showed bilateral pulmonary infiltrates. Samples of bronchoalveolar lavage fluid grew adenovirus, serotype 1. Marked clinical and radiological improvement was noted **after intravenous ribavirin therapy. A prospective clinical trial is needed to determine the efficacy of ribavirin therapy for severe adenovirus disease. Copyright 2000 Wiley-Liss, Inc.** PMID: 10613789 [PubMed - indexed for MEDLINE]

Ein Blick auf die Titel der zitierten Literaturstellen und auf eine Auswahl der verfügbaren Abstracts zeigt, dass es sich um ein passables, zufriedenstellendes Ergebnis handelt und ein Teil der gesuchten Informationen insbe-

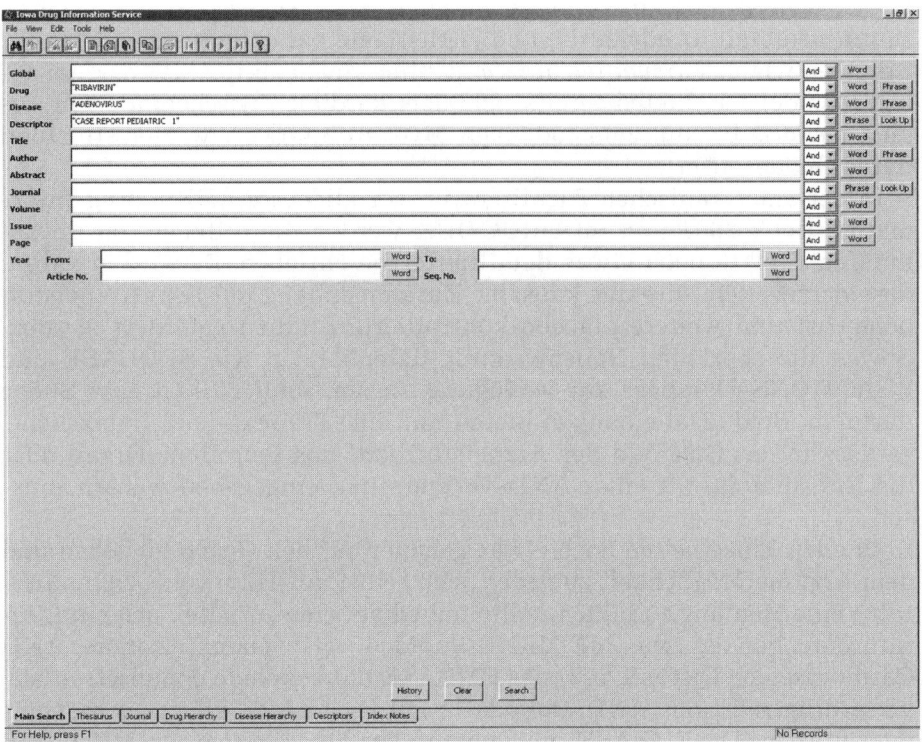

Abb.4.2: IDIS-Suchmaske zum Auffinden von Originalarbeiten – 9 Records gefunden

sondere die eingesetzten Dosierungen nur aus der Originalliteratur zu erhalten sind. Die Originalarbeiten sind zum Teil über PubMed zugänglich, können jedoch auch über SUBITO, den Lieferdienst der Deutschen Bibliotheken online (http://www.subito-doc.de) bestellt werden. Die Lieferung erfolgt am schnellsten per E-Mail. Bei Zugang zur IDIS-DATENBANK kann sofort auf fünf der Volltextartikel zugegriffen werden. Auch zum Auffinden von relevanten Artikeln kann IDIS verwendet werden (siehe Abbildung 4.2). Nach Auswertung der Originalarbeiten und den zusätzlich erhaltenen Informationen kann der Anfragende umfassend informiert werden.

Fall 2

Ein Arzt hat gehört, dass unter der antiemetischen Therapie mit Ondansetron schwerwiegende bis tödlich verlaufende kardiale Nebenwirkungen auftreten können und möchte wissen, wie häufig mit kardialen Nebenwirkungen zu rechnen ist?

Wie gehen Sie vor, welche Datenbanken wählen Sie aus?

In der *Fachinformation* Zofran® (Stand 09/99) heißt es, dass in seltenen Fällen über Brustschmerz mit oder ohne ST-Streckensenkung im EKG, Blutdruckabfall, Bradykardie und Arrhythmie berichtet wurde. Kritische Stimmen wie das *arznei-telegramm* (Online-Suche, http://www.arznei-telegramm.de) berichteten bereits 1992 über kardiale Zwischenfälle von Angina pectoris bis hin zum tödlichen Myokardinfarkt bzw. Herzstillstand durch Ondansetron.

In der amerikanischen Fachliteratur, vor allem im AHFS Drug Information Book 2001 und im DRUGDEX werden die seltenen kardiovaskulären Effekte noch etwas detaillierter beschrieben. Es wird erwähnt, dass derzeit kein direkter kausaler Zusammenhang mit dem Arzneistoff belegt ist und weitere placebo-kontrollierte Studien gefordert werden. Soweit die speziellen Nebenwirkungsdatenbanken wie SEDBASE und REACTIONS Database zur Verfügung stehen, schließt sich eine Suche darin an. Beide Datenbanken bieten nur eine Freitext- und Indexsuche, so dass in das Suchfeld der Arzneistoff und das betroffene Organ oder die Erkrankung mit einer AND-Verknüpfung eingegeben werden müssen.

Um den Einzelheiten noch etwas genauer auf den Grund zu gehen und dem Arzt die Möglichkeit zu geben, sich selbst mit Hilfe von Originalliteratur eine Meinung zu bilden, sollte unbedingt eine gezielte Suche in Literaturdatenbanken wie MEDLINE/PubMed mit »ondansetron/ae AND Cardiovascular Diseases/ci« oder EMBASE mit »explode ondansetron/adverse-drug-reactions AND explode heart-disease/side effect« vorgenommen werden. Da EMBASE ein anderes Thesaurussystem als MEDLINE verwendet, kann nicht mit den gleichen Abkürzungen gesucht werden, sondern es muss der EMBASE-eigene Thesaurus verwendet werden. Es werden die unerwünschten Wirkungen von Ondansetron mit der Nebenwirkung, die beobachtet wurde, verknüpft. Der Begriff »explode« vor dem Hauptbegriff wie zum Beispiel Ondansetron bedeutet, dass nicht nur nach dem speziellen Wort Ondansetron gesucht wird, sondern auch nach den übergeordneten Gruppen wie Serotoninantagonist, antiemetischer Arzneistoff oder Imidazolderivat. Das Suchergebnis wird größer und somit können auch andere Arzneistoffe aus der gleichen Wirkstoffgruppe erfasst werden.

Fall 3

Eine Ärztin aus der Hämostaseologie einer Uniklinik wurde von den Psychiatern informiert, dass eine Pharmakotherapie mit Methylphenidat (Ritalin®) zur Verminderung hyperkinetischer Symptome bei einem Kind mit Hämophilie geplant ist. Die Ärztin hat gelesen, dass als sehr seltene Nebenwirkung von Methylphenidat Gehirnblutungen mit tödlichem Ausgang auftreten können. Auch Thrombozytopenien sind als Nebenwirkung beschrieben. Ihre Frage ist nun, welche pharmakologischen Mechanismen führen zu Hirnblutungen und sind Gerinnungsstörungen unter Methylphenidat bekannt?

Wie gehen Sie an diese Frage heran?

Als Grundlage zur Information über Methylphenidat und Nebenwirkungen steht für Fachkreise die Fachinformation Ritalin® (Stand 10/2000) zur Verfügung (*FachInfo*). Weder in dem Abschnitt Nebenwirkungen noch bei den Symptomen der Intoxikation ist ein Hinweis auf hämatologische Nebenwirkungen zu finden. Unter Sonstige Hinweise am Schluss der Fachinformation steht ohne Erklärung oder Begründung geschrieben: »Bei längerer Behandlungsdauer sollte von Zeit zu Zeit das Differentialblutbild bestimmt werden.«

Auch in DRUGDEX erfahren Sie unter hämatologischen, zentral-nervösen und sonstigen Nebenwirkungen nichts über Gehirnblutung oder Thrombozytopenie. Erwähnt ist, dass ein Methylphenidat-Missbrauch bei intravenöser Applikation zu Eosinophilie führen kann (Hayashi et al. 1980). Im *AHFS Drug Information Book 2001* lesen Sie unter Cautions – Adverse Effects von seltenen Nebenwirkungen wie Thrombozytopenie und/oder leichter Blutergusstendenz, Gingivablutung, Leukopenie, Anämie und Eosinophilie, die bei Patienten unter Methylphenidat beobachtet wurden. Ein kausaler Zusammenhang mit dem Arzneistoff konnte abschließend jedoch nicht bestätigt werden. Die Monografie verweist an dieser Stelle auf die von Klinikern kontrovers diskutierten Vorsichtsmaßnahmen der Hersteller, die periodische Differentialblutbestimmung bei längerer Therapie empfehlen.

112

Sie suchen in den speziellen Nebenwirkungsdatenbanken SEDBASE und Reactions Database und/oder in den Literaturdatenbanken EMBASE oder PubMed, um Fallberichte aufzuspüren. Die Recherche in SEDBASE mit »methylphenidate AND (bleeding OR hemorrhage)« führt Sie zum einen auf den Einzelfallbericht einer ischämischen Kolitis unter Dextroamphetamin zur Therapie der Narkolepsie, die nach Umstellung auf Methylphenidat Besserung zeigte. Des Weiteren werden Einzelfallberichte einer intraventrikulären Blutung, einer akuten femoralen Neuropathie, eines akuten Myokardinfarkts und einer nekrotisierender Arteriitis nach intravenösem Substanzmissbrauch, unter Beteiligung von Amphetaminen beschrieben. Als Quelle wird die Publikation von J. Imanse mit dem Titel »Intraventricular hemorrhage following amphetamin abuse« im Neurology 1990 genannt. In den Literaturdatenbanken PubMed und EMBASE ist diese Arbeit auch zu finden, wenn auch viel schwerer und nur als indexierter Literaturhinweis ohne Abstract. Die Suche in REACTIONS Database, EMBASE und PubMed erbrachte keine weiteren Hinweise.

Ihre Recherche führte nicht zu den von der Ärztin genannten sehr seltenen Nebenwirkung einer Gehirnblutung unter Methylphenidat. Zur Abklärung kontaktieren Sie den Ansprechpartner der medizinisch-wissenschaftlichen Abteilung des Herstellers von Ritalin®. Dieser bestätigt Ihr Rechercheergebnis. Gehirnblutungen als Nebenwirkung von Methylphenidat sind nicht beobachtet worden. Bekannt sind in Einzelfällen ischämische Reaktionen unter Amphetaminen. Auf Grund der sympathomimetischen Eigenschaften kann es unter Amphetaminen insbesondere in hoher Dosierung zu vaskulären Komplikationen wie Arteriitis und einem Verschluss der Arteriolen mit tödlichem Ausgang kommen. In Einzelfällen sind Thrombozytopenien unter Methylphenidat aufgetreten. Ein Einfluss auf die Gerinnung sei nicht bekannt, eine Kontraindikation bei Hämophilie-Patienten ist somit nicht gegeben. Ein Monitoring des Differentialblutbildes bei diesem Patienten sollte erfolgen.

Die zusammengetragenen Informationen können Sie nun an die Ärztin sowohl mündlich als auch in Form einer kurzen schriftlichen Zusammenfassung mit zitierter Literatur und Referenzen weitergeben.

Bei dem Telefongespräch mit der Ärztin erfahren Sie, dass sie die Nebenwirkungen von Methylphenidat in der »Rote Liste 2001« gelesen hat.

Die *Rote Liste* ist ein Nachschlagewerk für Schnellinformation zu Arzneimitteln und die Angabe zu Nebenwirkungen erfolgt für Arzneigruppen, hier als »S 75 Sympathomimetika (Amfepramon, Amfetaminil, Fenetyllin, Mefenorex, Methylphenidat, Pemolin, D-Nor-Pseudoephedrin)« und nicht für den einzelnen Arzneistoff »Methylphenidat«.

Fall 4

Ein Rheuma-Patient hat von seinem Freund gehört, dass es ein neues Mittel gegen Schmerz geben soll, das als Pflaster auf die Haut aufgeklebt wird. Der Patient fragt seinen Arzt, der davon noch nichts gehört hat und dieser wendet sich an Sie. Er hätte gerne ausführliche Informationen zu diesem »Schmerzpflaster«.

Wie sieht Ihre Suchstrategie aus?

Die meisten Patienten erfahren über neue Arzneimittel aus dem Fernsehen, Radio, Magazinen oder Tageszeitungen. Deshalb sollte zu Beginn der Recherche ermittelt werden, welche Arzneimittel derzeit in der Laienpresse bekannt gemacht werden. Suchmaschinen im *Internet* führen häufig sehr schnell zu dem gewünschten Ergebnis. Wissenswertes über Suchmaschinen und die wichtigsten Internetadressen erfahren Sie in Kapitel »Internet in der Arzneimittelinformation«. Bei Eingabe von »schmerzpflaster« in die Google-Suchmaschine erhalten Sie Artikel über das Fentanyl-haltige Pflaster in der Krebsschmerzbehandlung. Möchten Sie wissen, wo der Patient etwas davon gehört haben könnte, dann verknüpfen Sie »schmerzpflaster« mit »magazin« oder ähnlichen Begriffen. Sie erhalten Links zu zum Teil sehr erstaunlichen Informationen über Arzneimittel, die im Fernsehen oder in der Laienpresse kursieren. In der ABDA-Datenbank oder einem Softwareprogramm, das die Daten der ABDA-Datenbank erhält, erfahren Sie den Handelsnamen, die verschiedenen Stärken, Packungsgrößen und den Status als BTM-Verordnung für das Fentanylpflaster. Auch den ATC-Code für Analgetika erfahren Sie aus der ABDA-Datenbank. Den benötigen Sie für die Suche nach weiteren Analgetika-Pflastern. Mit Hilfe einer erweiterten Suche in den apothekenüblichen Softwareprogrammen geben Sie nun den ATC-Code »N02« (für Analgetika) und die Darreichungsform »Pflaster« ein. Auch die Online-Suche in den Volltextfachjournalen wie PZ oder DAZ ist sehr wertvoll im Zusammenhang mit neuen Arzneimitteln. Bei diesen Suchen erfahren Sie über weitere Schmerzpflaster mit den Wirkstoffen Capsaicin oder Nonivamid, die schon länger auf dem Markt und freiverkäuflich sind und über das Buprenorphin-TTS-Pflaster, das seit Juli 2001 bei mäßig starken bis starken, nicht akuten Schmerzen zugelassen ist. Auch Buprenorphin ist ein stark wirksames Opioidanalgetikum und als transdermales therapeutisches System (TTS) besitzt es wie das Fentanylpflaster eine Wirkdauer von 72 Stunden. Nun können Sie den Arzt über die Präparate und den Status der Betäubungsmittelverordnung informieren, dazu ist ein Ausdruck der Fachinformation mit den zugelassenen Indikationen, Dosierung, Nebenwirkungen usw. aus der FachInfo-CD-ROM zu empfehlen. Opioidanalgetika gehören laut nationalen und internationalen Therapieleitlinien nicht zur medikamentösen Standardtherapie rheumatischer Erkrankungen. Auf Wunsch können Sie eine Literaturrecherche in PubMed (da aktueller als

114

MEDLINE) oder EMBASE (mit europäischen Schwerpunkt) zu Anwendungsbeobachtungen von schwach und stark wirksamen Opioidanalgetika bei Rheuma-Patienten vornehmen.

Fall 5

Die Ärzte der Kinderintensivstation suchen dringend eine Erklärung für die kontinuierlich fallenden Valproinsäure-Serumspiegel eines kleinen Patienten und fragen Sie, ob gegebenenfalls Interaktionen mit anderen Medikamenten der Grund sein könnte. Als einzige Veränderung in der medikamentösen Therapie geben sie die zusätzliche Gabe von Morphin i.v. an. Ihre Recherche führte jedoch zu keiner klinisch relevanten Interaktion zwischen Valproinsäure und Morphin. Sie befragen eine Ärztin daraufhin erneut, und erfahren dabei, dass eine antibiotische Sepsistherapie mit Meropenem und Teicoplanin vor fünf Tagen begonnen wurde. Als weiteres Antiepileptikum wird schon seit längerem Topiramat in unveränderter Dosierung gegeben, neu sind noch zur Sedierung Lorazepam und als Diuretika Furosemid und Hydrochlorothiazid.

Die Valproinsäure-Serumspiegel sind nun von 100 µg/ml vor dem Klinikaufenthalt trotz Dosiserhöhung weit in den subtherapeutischen Bereich auf ca. 18 µg/ml gesunken und das Kind zeigt myoklonische Anfälle.

Sie starten einen weiteren Interaktionscheck mit der kompletten Medikation. Welche Datenbanken wählen Sie aus?

Die meisten Apothekensoftware-Programme besitzen das C·A·V·E-Modul der ABDA-Datenbank, damit kann sehr schnell ein Interaktionscheck aller Medikamente inklusive der Hilfsstoffe durchgeführt werden. Zu beachten ist, dass die Daten zum Teil die ganze Stoffgruppe und nicht den einzelnen Arzneistoff betreffen. Micromedex Inc. bietet mit DRUG-REAX ein ähnliches, jedoch ein arzneistoffspezisches System an. Die Daten sind aus den DRUGDEX-Monografien entnommen und können über die Quellenangabe nachvollzogen werden. In der Fachinformation der Valproinsäure können die Wechselwirkungen nachgelesen werden (*FachInfo*). Aus Zeitgründen lesen Sie nicht alle Fachinformationen der eingesetzten Medikamente.

Sie kommen zu dem Ergebnis, dass es zu einer Abnahme der Valproinsäure-Serumspiegel bei gleichzeitiger Gabe mit Topiramat kommen kann, im DRUGDEX wird eine 11-prozentige Abnahme beschrieben. Sie wissen jedoch, dass die Topiramat-Dosierungen in der Klinik nicht verändert wurde und der Grund für den deutlicheren Valproinsäure-Serumspiegel-Abfall somit ein anderer sein muss. Bei der Durchsicht aller Interaktionen der Valproinsäure in DRUGDEX fällt ihnen der Arzneistoff Panipenem auf und die drei beschriebenen Fallberichte zu Interaktionen von Valproinsäure und Panipenem ähneln sehr Ihrem Fall.

Wie und wo suchen Sie weiter?

Panipenem ist wie Meropenem ein Antibiotikum aus der Gruppe der Carbapeneme, und es ist nur in Japan im Handel (ABDA-Datenbank). Um eventuelle Fallberichte zu Interaktionen von Meropenem und Valproinsäure zu finden, ist eine Suche in einer großen Literaturdatenbank mit Schwerpunkt Arzneimitteln sinnvoll. Sie suchen in EMBASE mit Hilfe des Thesaurus die Arzneistoffe »valproic acid« und »meropenem«, verknüpfen beide, und Ihr Verdacht wird sofort bestätigt. Schon der Titel der Veröffentlichung von De-Turck-BJG et al. »Lowering of plasma valproic acid concentrations during concomitant therapy with meropenem and amikacin« im Journal of Antimicrobial Chemotherapy von 1998 deutet auf eine Interaktion zwischen Valproinsäure und Meropenem hin. Die Autoren betrachten Meropenem als Ursache für die deutliche Abnahme der Plasmakonzentration der Valproinsäure auf subtherapeutische Level (bis 5 mg/l) bei zwei erwachsenen, neurochirurgischen Patienten während gleichzeitiger Therapie mit Meropenem und Amikacin. Eine mögliche Erklärung sehen sie in einer beschleunigten renalen Ausscheidung von Valproinsäure. In der Fachinformation Meropenem ist diese mögliche Wechselwirkung sogar aufgeführt, bisher jedoch (noch) nicht in den Fachinformationen der Valproinsäure-haltigen Arzneimittel. Ein gutes Beispiel, um zu zeigen, wie schwierig es sein kann, klinisch relevante seltene Interaktionen zu finden und wie wichtig es für Ärzte und Apotheker ist, insbesondere seltene, beobachtete Neben- und Wechselwirkungen an die zuständige Behörde zu melden und somit zu dokumentieren.

Abrunden würden Sie ihre Suche mit der Recherche in MEDLINE und REACTIONS Database um zu sehen, ob Sie noch weitere Fallberichte finden.

Bei der Weitergabe der Information an die Ärzte sollte zusätzlich der Hinweis erfolgen, dass beim Absetzen von Meropenem die Valproinsäuredosierung erneut angepasst werden muss.

5 Internet in der Arzneimittelinformation

Sonja Weinzierl

LERNZIELE

Nach Abschluss des Kapitels soll der Leser in der Lage sein
- unterschiedliche Internetdienste zu erklären und ihre Vor- und Nachteile zu beschreiben,
- die Funktionen eines Browsers zu verwenden,
- eine Suchstrategie im WWW zu entwickeln,
- unterschiedliche Suchmaschinen verwenden und die Unterschiede erklären zu können,
- relevante arzneimittelbezogene Internet-Seiten zu kennen,
- Vor- und Nachteile einer Internet-Recherche zu diskutieren.

Einleitung

Das Internet bietet eine bisher nicht gekannte Möglichkeit globaler und schneller Informationsübermittlung auch im pharmazeutisch-medizinischen Bereich. Das Problem mit der Suche im Netz besteht weniger darin, überhaupt einen Treffer zu finden, als vielmehr, viel zu viele irrelevante Fundstellen gelistet zu bekommen und ineffektiv zu surfen. Effizienz bedeutet, dass der Nutzen in einem sinnvollen Verhältnis zu den Kosten und der Zeit steht. Dieses Kapitel befasst sich schwerpunktmäßig mit der zielgerichteten und systematischen Verwendung des World Wide Web (WWW) in der Arzneimittelinformation.

Um das Internet verwenden zu können, benötigt man Hardware (PC, Telefonanschluss, Modem oder ISDN-Karte für den PC), Software (oftmals werden die Programme von den Internet-Anbietern kostenlos gestellt) sowie einen Internet-Provider oder Online-Dienst.

Internetdienste [modifiziert aus 1]

Als *E-Mail* bezeichnet man das Versenden und Empfangen von Nachrichten und evtl. angehängter Dateien (Text-, Grafik-, Programmdateien) direkt vom bzw. am PC. Es ersetzt zunehmend die herkömmliche Kommunikation per Post oder Telefax, da die Übertragung in kürzester Zeit (Minuten bis Stunden, je nach Netzauslastung) und ohne Qualitätsverluste erfolgt. Das Zeichen in der Mitte der E-Mail-Adresse – @ – wird im deutschen Sprachraum gerne als »Klammeraffe« bezeichnet und steht für das englische Wort »at« (bei). Neben der persönlichen Kommunikation sind Mailinglisten und Newsgroups praktische Anwendungen der E-Mail-Funktion.

Bei *Mailinglisten* schickt man eine E-Mail an die Adresse eines so genannten Listservers (= Rechner des Mailverteilers), der die E-Mail als Kopie an alle eingeschriebenen Mitglieder der betreffenden Mailingliste weiterleitet. Eine *Newsgroup* ist mit einer elektronischen Pinnwand vergleichbar: auf einem News-Server sind als E-Mail zugesandte Anfragen offen zugänglich hinterlegt. Um diese Anfragen zu lesen muss man ein Programm, den Newsreader-Client, starten. Gegenüber Mailinglisten kann man nach Belieben steuern, ob man mit Anfragen konfrontiert werden will oder nicht. Dies ist dann von Vorteil, wenn man befürchtet, zu viele E-Mails zu erhalten. Allerdings muss man ein sehr unterschiedliches Niveau der Teilnehmer in Kauf nehmen, da der Zugang nicht auf Fachkreise beschränkt ist.

Das Internet-Protokoll *TELNET* ermöglicht über den Aufbau einer Fernverbindung die Arbeit auf einem fremden Rechner (meist einem Unix-Rechner), auf welchem man wie auf dem eigenen Rechner arbeiten kann – allerdings mit dem Betriebssystem des Zielrechners. So kann man beispielsweise eine Bibliotheksrecherche in der National Library of Medicine, Bethesda, Maryland, USA, der größten Medizinbibliothek der Welt, durchführen. Über eine Telnet-Verbindung können auch »Live-Unterhaltungen« über Bildschirm und Tastatur abgehalten werden, die man *Internet Relay Chat* (IRC) nennt.

Das *File Transport Protocol* (FTP) erlaubt unabhängig vom verwendeten Betriebssystem die Übertragung von Dateien, Software etc. von einem Computer zum anderen. In der Regel wird dieser Dienst genutzt, um von FTP-Servern in aller Welt Dateien zu kopieren. Diese Server werden sowohl von den meisten Universitäten als auch von Softwarefirmen unterhalten und beherbergen sowohl Freeware (= Public Domain Software), die kostenlos ist, als auch Shareware, deren Erprobung kostenlos ist, deren Urheber aber im Falle einer regelmäßigen Nutzung eine Bezahlung fordert.

Im *World Wide Web* (WWW) können multimediale Dokumente auf WWW-Servern zur Verfügung gestellt werden: formatierte Texte, Klang, Fotos, Videofilme oder Datenbankabfragen. Die Software für die Nutzung des World Wide Web nennt man Browser. Beispiele sind Netscape Communicator und der Microsoft Internet Explorer.

Suchstrategien im WWW

URL-Adressen

Es muss genau festgelegt sein, wo der Browser nach den gewünschten Informationen suchen soll. Dazu wurde ein eindeutiges Adressierungsschema festgelegt, der Uniform Resource Locator (URL). Ein URL gibt den Internet-Dienst, den Server und den Ort an, an dem die gewünschte Information zu finden ist, so z.B. Protokoll://Rechnername.Domain.TopLevelDomain/Verzeichnis/Dateiname (www://blak.aponet.de). Fehlt die Angabe einer Datei, wird die eingestellte Startseite für dieses Verzeichnis angezeigt. Werden weder Verzeichnis noch Datei angegeben, wird die Startseite des Servers geladen.

Suchdienste

Zum Auffinden von Informationen auf Seiten unbekannter URL gibt es leistungsfähige Suchdienste, die es ermöglichen, das Internet innerhalb kurzer Zeit nach bestimmten Stichworten zu durchsuchen.

Suchmaschinen

Eine Suchmaschine ist ein Dienst, der ein Informationsangebot automatisiert erstellt; bekannte Beispiele sind Altavista oder Google. Weltweit konkurrieren mehr als tausend (!) Suchmaschinen um die Gunst des Internet-Surfers. Eine statistische Untersuchung der Wissenschaftler am NEC-Forschungsinstitut in Princeton, New Jersey, zeigt, dass jede einzelne Suchmaschine nur einen Teil der gesamten Dokumentenmenge im Web indexiert hat. Von den sechs bekanntesten Suchmaschinen, lag Hotbot mit 34 Prozent an der Spitze, gefolgt von Altavista mit 28 und NorthernLight mit 20 Prozent. Excite und Infoseek fielen mit 14 und 10 Prozent schon stark ab [4]. In neueren Untersuchungen der Stiftung Warentest (2001) schnitt die erst seit 1998 bestehende Suchmaschine Google am besten ab. Bewertet wurden dabei nicht nur die »Trefferquote«, sondern auch Handhabung und Ergebnisqualität.

Bevor Sie die Suche starten: Lesen Sie die Bedienungsanleitung – auch wenn's lästig ist – , denn leider verwenden die unterschiedlichen Suchmaschinen verschiedene Wörter oder Schreibweisen (z.B. manche »AND NOT«, manche nur »NOT«, andere »not« für Kontext-Operatoren oder Maskierungs-/Trunkierungssymbole und besitzen verschiedene Limitfelder. Die Bedienungsanleitung steht meist unter Schaltern wie »Help«, »Hilfe« oder »Tips«. Ebenso lohnt es sich, einen Blick auf die erweiterten Funktionen zu werfen: »Advanced Search«, »Detailsuche« oder »mehr Optionen«, um sich einen Überblick zu den Einschränkungsfeldern zu verschaffen. Eine wichtige Möglichkeit ist die Eingrenzung auf einen bestimmten

Erstellungszeitraum, womit sich Verweise auf veraltete Dokumente ausblenden lassen. Auch der gezielte Ausschluss von Domains (z.B. steht .edu für Bildungseinrichtungen; .com für kommerzielle Anbieter; .gov für Regierungsinstitutionen; .org für Organisationen; .de für deutsche Seiten) kann sinnvoll sein – vor allem dann, wenn man kommerzielle Anbieter ausschließen möchte.

Katalog

Ein Katalog enthält demgegenüber ein manuell erstelltes Suchangebot. Prominente Beispiele für Kataloge sind Yahoo oder die Virtual Library der Universität Karlsruhe. Im einfachsten Fall steckt hinter einem manuell erstellten Suchangebot eine alphabetische oder nach thematischen Kriterien geordnete Liste. Für Kataloge spricht die redaktionelle Bewertung, die automatisierte Meta-Sucher so nicht leisten können.

Meta-Suchmaschinen

Meta-Suchmaschinen schließlich sind Recherecheinstrumente der nächsten Generation, die mehrere einfache Suchmaschinen parallel abfragen und die Ergebnisse aufbereiten.

»Metacrawler« führt z.B. eine Simultanabfrage der größten Suchmaschinen durch, sortiert dabei nach Relevanz und sondert Dubletten aus. Allerdings sollte man für ein sinnvolles Ergebnis die voreingestellte Suchzeit von 10 Sekunden auf 30 bis 60 Sekunden im Menü »Customize« der Web-Seite verlängern.

Spezielle Internet-Seiten

Ein schnelleres und spezifischeres Recherecheergebnis als bei der Abfrage von Suchmaschinen erhält man bei der Verwendung von spezifischen Internet-Seiten. Interessiert man sich für die orale Bioverfügbarkeit von Metronidazol, so erhält man in der Fachinformation (die über die einzelne Firma oder über den Bundesverband der pharmazeutischen Industrie abgerufen werden kann) oder in der Faktendatenbank Clinical Pharmacology Online sehr fundierte Informationen, während die Suche nach »(pharmakocinetic OR bioavailability) AND metronidazole« in einer Suchmaschine unspezifische Treffer ergibt.

Alle im Text genannten Internet-Seiten finden Sie mit der URL(Adresse) im Anhang. Hier finden sie ebenso eine kurze Beschreibung aller im Text nicht genannten Internet-Seiten.

Die *Arzneimittel-Datenbanken* Rote Liste, Gelbe Liste Identa, Arzneimittelkompendium der Schweiz, die Datenbanken von DIMDI, die Cochrane Collaboration und PubMed wurden im Kapitel »Medizinisch-pharmazeutische Datenbanken« ausführlich besprochen, die entsprechenden Internet-Seiten finden Sie im Anhang.

Zulassungsbehörden

Sehr wertvolle spezielle Internet-Seiten für die Arzneimittelinformation sind die Homepages der Zulassungsbehörden.

Die deutsche Zulassungsbehörde, das *Bundesinstitut für Arzneimittel und Medizinprodukte* (BfArM), bietet Informationen zu Aufgaben des BfArM, Arzneimitteln (Listen der Arzneistoffe, die sich in der Nachzulassung befinden oder eine fiktive Zulassung haben), Medizinprodukten, Betäubungsmittelrecht/Grundstoffen (Gesetzestexte, Richtlinien). Für Personen, die sich für die Zulassung von Arzneimitteln interessieren (im Regelfall pharmazeutische Firmen) hat das BfArM brauchbare Informationen, für die Arzneimittelinformation leider so gut wie keine.

Die Homepage der europäischen Zulassungsbehörde, *The European Agency for the Evaluation of Medicinal Products* (EMEA), informiert unter der Rubrik »Human Medicines« menügesteuert über aktuelle Pressemeldungen, Produktinformationen, Arzneimittelsicherheit und Qualitätsmanagement. Hervorzuheben im Themenbereich der Produktinformation

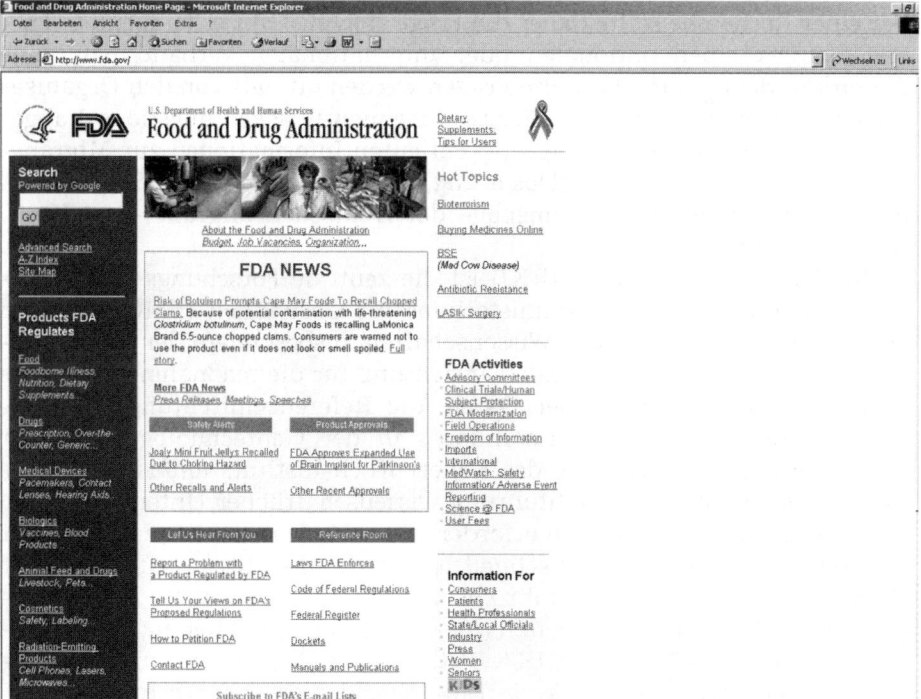

Abb. 5.1: Homepage der amerikanischen Zulassungsbehörde FDA www.fda.gov

ist die Liste der »orphan drugs« (Arzneistoffe für seltene Erkrankungen) und unter »authorised product« die – in unterschiedlichen Sprachen abrufbaren – Packungsbeilagen, Fachinformationen und insbesondere wissenschaftlichen Diskussionen (scientific discussion) zu Arzneistoffen.

Die Web-Site der amerikanischen Zulassungsbehörde, *Food and Drug Administration* (FDA), kann nach Stichworten und nach Themenbereichen durchsucht werden. Im Bereich »Drugs« findet sich z.B. unter der Rubrik »Drug Approvals« eine alphabetische und eine chronologische Liste der Arzneistoffe, die sich in der Zulassung befinden bzw. deren Zulassung bereits abgeschlossen ist. Unter dem Begriff »Label Posted« sind nach der Zulassung die gesamten Produktinformationen und unter »Review Posted« ausführliche Übersichtsarbeiten abrufbar. Das »Orange Book« informiert über Arzneimittel, die von der FDA auf ihre therapeutische Äquivalenz untersucht wurden. In der Rubrik »Safety Alerts« können sehr frühzeitig Warnmeldungen zu unerwünschten Arzneimittelwirkungen abgerufen werden. Eine Eingabemöglichkeit für Suchbegriffe ist ebenfalls vorhanden.

Organisationen

Das Internet bietet Organisationen die Möglichkeit, entweder Mitgliedern in einem geschlossenen Bereich oder der gesamten Bevölkerung spezielle Informationen zu übermitteln und aktiv Öffentlichkeitsarbeit zu betreiben. Vor einer Recherche sollte daher die Frage stehen »Gibt es zu meinem Themenkomplex einen nationalen oder internationalen Verband bzw. eine Behörde?«, denn häufig gestellte Fragen werden oftmals von den Organisationen unter der Überschrift »FAQ« (= frequently asked questions«) abgelegt. Suchen Sie für einen Migräne-Patienten Informationen zur Migräne-Prophylaxe mit Magnesium (Dosierung, Bewertung), so finden Sie dazu eine Stellungnahme in der Homepage der Deutschen Migräne- und Kopfschmerzgesellschaft.

Das *Robert-Koch-Institut* (RKI) ist die zentrale Forschungs- und Referenzeinrichtung des Bundesministeriums für Gesundheit (BMG) auf dem Gebiet der biomedizinischen Wissenschaften, insbesondere der Infektionskrankheiten. Es ist eine zentrale Einrichtung für die maßnahmeorientierte Analyse gesundheitsbezogener Daten, die Referenzeinrichtung für Qualitätskriterien und Verfahrensstandards in der Gentechnologie und der Umweltmedizin. Der Auftrag des Robert-Koch-Instituts umfasst auch die Epidemiologie und die Durchführung wissenschaftlicher Untersuchungen, die es ermöglichen sollen, die erforderlichen Maßnahmen zum Schutz der Gesundheit der Bevölkerung schnell und wirkungsvoll zu treffen. Auf der Homepage stehen folgende Rubriken zur Verfügung: aktuelle Informationen, Gesundheit und Krankheiten (hier: Infektionskrankheiten, Infektionsschutzgesetz (IfSG), BSE/CJK/vCJK, HIV/AIDS, Nicht übertragbare Krankheiten, Krebs, Arbeitskreis Blut, Steckbriefe seltener und »importierter« Infektionserreger, Impfen), Gentechnik, Gesundheitsberichterstattung und Forschung. Benötigt man beispielsweise Informationen zur Post-expositionsprophylaxe bei HIV/AIDS, so findet man unter »Gesundheit und Krankheiten« bei der Auswahl der Erkrankung »HIV/AIDS« die Deutsch-Österreichischen Empfehlungen zur Prophylaxe nach HIV-Exposition. Auch das Epidemiologische Bulletin, das offizielle Organ des RKI ist online recherchierbar und im Volltext einsehbar. Ebenso sind die jeweils aktuellen Empfehlungen der Ständigen Impfkommission unter »Gesundheit und Erkrankungen« bei Anklicken von »Impfen« im Menü auswählbar.

Die *Weltgesundheitsorganisation* (WHO) stellt im Netz nicht nur die einzelnen Abteilungen vor, sondern auch Aktionsprogramme sowie fundierte Informationen zu Krankheiten (»Health Topic« A–Z) und Arzneimitteln (»Site Index« unter »Medicines and Vaccines«; hier kann man unter »Medicines« beispielsweise Informationen zur Basisausstattung mit Arzneimitteln downloaden). Lesenswert sind unter »Vaccines« unter »Tomorrow's world« die Impfstoffe in klinischer Entwicklung, unter »Immunization systems« Informationen zur Sicherheit und Qualität von Impfstoffen und unter »Controlling diseases« laufende Impfschutzprogramme. Die WHO publiziert dreimal jährlich die Zeitschrift »Essential Drugs« über laufende WHO-Programme und den sinnvollen Einsatz von Arzneimitteln.

Das *Center for Disease and Control* (CDC) ist dem U.S. Department of Health and Human Services zugeordnet. Sehr wertvolle Informationen über Reise-/Tropenmedizin, sind unter »Traveler's Health« abgelegt. Umfangreich wird über Präventions- und Impfmaßnahmen für die Reise in einzelne Gebiete (Bsp: Klassifikation der Länder in die WHO-Risikobereiche, Angabe der jeweils notwendigen Malariaprophylaxe) informiert. Unter »Health Topic« finden sich auch hier Informationen zu unzähligen Krankheiten.

Nachschlagewerke

Als schnelle Nachschlagewerke für die tägliche Praxis lassen sich das Roche-Lexikon, das MSD Manual, das Merck-Manual in der so genannten »home edition« nennen.

Wie bereitet man eine Suche vor? [modifiziert nach 3]

Suchbegriff klar formulieren

Formulieren Sie den Suchbegriff möglichst genau. Suchen Sie z.B. Malariaprophylaxe und nicht einfach Malaria.

Unterscheidung zwischen Groß- und Kleinschreibung

Einige Suchmaschinen ignorieren die Groß-/Kleinschreibung des eingegebenen Suchbegriffs, andere hingegen suchen bei der Kleinschreibung sowohl die kleingeschriebene als auch die großgeschriebene Wortform, während bei Großschreibung des Begriffs nicht nach Kleinschreibung gesucht wird. Schreiben Sie am besten alle Begriffe in Kleinbuchstaben, denn dann werden auch die Worte mit den Großbuchstaben gefunden, aber nicht umgekehrt.

Singular benutzen

Verwenden Sie Hauptwörter in der Einzahl. Suchen Sie nach »Medizinprodukt« und nicht nach »Medizinprodukte«. Man erzielt mehr Treffer und die Qualität der Treffer ist meist höher.

Thema eingrenzen

Präzisieren Sie das Thema mit Hilfe logischer Operatoren (siehe Kapitel: Grundlagen zur Recherche). Beispiel: malariaprophylaxe UND kenia. Nicht alle Suchmaschinen unterstützen alle logischen Operatoren. Informationen findet man auf den Hilfeseiten der Suchmaschine.

Schreibweise beachten

Verwenden Sie die richtige Schreibweise für logische Operatoren. Die verschiedenen Suchmaschinen erwarten unterschiedliche Kurzzeichen oder Schreibweisen. Klicken Sie in der Suchmaschine auf Hilfe: Dort erfahren Sie, welche Schreibweise und welche Kurzzeichen akzeptiert werden. Ebenso wichtig ist es, sich vor der Recherche zu überlegen, ob man nur deutsche Seiten erhalten möchte (Schreibweise: deutsch) oder ob man auch engliche Seiten finden möchte, so dass man durch Eingabe von »methotrexat« nicht von vornherein alle Seiten, in denen »methotrexate« (englische Schreibweise) vorkommt, ausschließt.

Logische Formeln verwenden

Einige Suchmaschinen erlauben die Suche über logische Formeln: Verwenden Sie Klammern, um mehrere Operatoren zu einer logischen Formel zu verknüpfen. Beispiel: »malariaprophylaxe UND (kenia OR ostafrika)«. Diese Suchformel findet deutsche Seiten, die den Begriff Malariaprophylaxe enthalten. Außerdem muss die Seite entweder den Begriff Kenia oder Ostafrika enthalten.

Phrasen vorgeben

Die Suche nach Phrasen (feste Begriffsketten; ein Begriff besteht aus mehreren einzelnen Wörtern) bringt mitunter bessere Ergebnisse. Beispiel: Suchen Sie nach »hereditäre fructoseintoleranz«, dann finden Sie mit großer Sicherheit Seiten, die diese Erkrankung enthalten.

Zeitraum eingrenzen

Legen Sie das maximale Alter für die Trefferseiten fest. Wichtig ist das vor allem für aktuelle Anfragen nach Preisen und Tarifen.

Filter einsetzen

Einige Suchmaschinen bieten Suchfilter an: Sie können beispielsweise nur deutsche oder nur englische Treffer zulassen; der Abstand zwischen zwei Worten kann festgelegt werden.

Wo sucht man welche Information?

Bei allgemeinen Fragen starten Sie am besten in einem Katalog wie z.B. Yahoo. Suchen Sie zuerst in den Kategorien. Unter Gesundheit finden Sie eine überschaubare Anzahl von Treffern. Die Ergebnisse sind meist hochwertig. Anders bei der Suche via Suchmaschine wie z.B. Google.de. Die Begriffe Gesundheit und Medizin ergeben ein paar zehntausend Treffer. Das ist wenig hilfreich. Nutzen Sie spezielle Suchmaschinen und Datenbanken für Detailfragen. So finden Sie beispielsweise im Handumdrehen die nächste diensthabende Apotheke. Nutzen Sie mehrere Suchmaschinen: Unterschiedliche Suchmaschinen finden auch unterschiedliche Treffer. Das gilt vor allem für komplexe Fragen und ausführliche Recherchen.

Spuraufnahme

In der Praxis hat es sich bewährt, die Spur zu einer Frage in einer Fachzeitschrift wie z.B. Pharmazeutische Zeitung, Deutsche Apotheker Zeitung oder dem Arznei-telegramm aufzunehmen. Ein Patient fragt in der Apotheke nach einer neuen Chemotherapie gegen Darmkrebs und glaubt, dass das Mittel »Kabezitabin« oder so ähnlich heisst. Bereits bei Eingabe von »darmkrebs« und »neu« finden sich im Archiv der Pharmazeutischen Zeitung Hinweise auf Capecitabin, einem Prodrug von 5-Fluorouracil.

Qualität der Information

Die Prüfung der Qualität und Validität der Informationen nimmt aufgrund der Organisation des Internets bei der Recherche im WWW eine Schlüsselrolle ein. Das Internet besteht aus einer Vielzahl eigenständiger Netze und es gibt keine Person oder Institution, die das Internet »überwacht« und festlegt, was erlaubt ist und was nicht. Für den pharmazeutisch-medizinischen Bereich bedeutet dies, dass unzählige Personen unabhängig von ihren beruflichen Qualifikationen im Internet gesundheitsbezogene Informationen veröffentlichen. Folgende Fragen (modifiziert nach [2]) erleichtern die Trennung des Weizens von der Spreu und sollten routinemäßig geprüft werden.

Wer unterhält die Web-Site?

Es sollte eine eindeutige Adresse des Anbieters erkennbar sein. In der Regel bieten Fachverbände, Behörden, Universitäten, wissenschaftliche Verlage und Selbsthilfegruppen verlässliche Informationen. Bei kommerziellen Angeboten hingegen wird das Internet in der Regel als Marketinginstrument (zur Werbung) benutzt. Bei Seiten einzelner Patienten handelt es sich meist nur um individuelle Erfahrungen bzw. Empfehlungen!

Wer ist verantwortlich für die Information?

Auf jeden Fall sollten Name und Qualifikation des Autors angegeben sein. Nur Personen mit entsprechender wissenschaftlicher Ausbildung sind in der Lage eine fundierte Arzneimittelinformation zu betreiben.

Der Nutzer sollte immer die Möglichkeit erhalten, mit dem Anbieter zwecks weiterer Informationen Kontakt aufnehmen zu können.

Wie alt ist das letzte Update für die Web-Site?

Da sich das Wissen in der Arzneimitteltherapie täglich ändert, aktualisieren seriöse Anbieter kontinuierlich ihre Seiten. Das letzte Update sollte dabei immer mit Datum angegeben sein!

Wie wird die Web-Site finanziert?

Falls kommerziell orientierte Unternehmen beteiligt sind, die einen Einfluss auf den Inhalt der Seite haben können, sollte dies klar erkennbar sein. Ebenso sollten Sponsoren auf der Web-Site genannt werden.

Wie wird der Inhalt der Web-Site überprüft?

Gibt es eine weitere Überprüfung (z.B. ein Review-Mechanismus wie bei Fachzeitschriften) der Arzneimittelinformation oder eine Zertifizierung der Web-Seiten? Gibt es auf der Web-Site wissenschaftliche Hinweise/Beweise zu den Behauptungen der jeweiligen Produkte ?

Kriterien der Health on the Net Foundation

Die Health on the Net Foundation (HON) ist eine gemeinnützige Organisation in Genf mit dem Ziel eines Aufbaus qualifizierter Informationen im Gesundheitswesen. Es wurde ein 8-Punkte-Katalog zur Gewährleistung der Verlässlichkeit der Daten aufgestellt (HON-Code). Seiten, die sich diesem Katalog verpflichtet fühlen, tragen häufig das HON-Logo.

HON-Code

● Medizinische und gesundheitsbezogene Ratschläge werden – wenn nicht anders gekennzeichnet – nur von medizinisch/gesundheitswissenschaftlich geschulten und qualifizierten Fachleuten (Autorenname) gegeben.
● Die Information unterstützt die existierende Arzt-Patienten-Beziehung, ersetzt diese jedoch nicht.
● Die Vertraulichkeit von Daten ist gewährleistet.
● Die Informationen sind mit Referenzangaben wie Quelle, Angabe des Änderungsdatums versehen.
● Ausgewogene, wissenschaftliche Beweise zu Angaben bezüglich des Nutzens/der Wirksamkeit einer bestimmten Therapie oder eines kommerziellen Produkts sind vorhanden.
● Es erfolgt eine klare Darstellung der Informationen, wenn möglich mit Kontaktadressen.
● Sponsoren und Unterstützer der Web-Site sind genannt.
● Klarer Hinweis bei vorhandener Werbung als Einnahmequelle.

Verwendung eines Browsers

Es würde an dieser Stelle den Rahmen sprengen, die Grundfunktionen des Browsers detailliert darzustellen. Aus diesem Grund wird hier unter Angabe der Vorgehensweise insbesondere auf häufige »Anfängerschwierigkeiten« und deren Lösung eingegangen.

Geladene Web-Site erneut laden

Die Web-Site, die Sie zuletzt genutzt haben, können Sie sehr schnell erneut anzeigen, ohne dass Sie die jeweilige – häufig sehr lange und komplizierte – Adresse erneut eingeben. Dazu stehen mehrere Vorgehensweisen zur Verfügung:
● über das Listen-Adressfeld (im Internet Explorer Klicken auf den Pfeil des Eingabefeldes »Adresse«; Anzeige der zuletzt angewählten Adresse; Auswahl der gewünschten Adresse möglich),
● über Symbole der Menüleiste (Klicken auf den Pfeil nach links; es wird eine Seite zurückgeblättert; Klicken auf den Pfeil nach rechts; es wird eine Seite vorwärtsgeblättert; alternativ: Klicken auf das Pfeilsymbol neben dem Symbol zurück bzw. vorwärts, um eine Liste mit den zuletzt ausgewählten Seiten anzuzeigen),

- über die Verlaufsliste (die – je nach Standardeinstellung – angewählten Seiten der letzten Tage können chronologisch angezeigt werden; Menüpunkt »Extras«, »Optionen«, »Verlauf«).

Web-Site speichern und drucken

Es empfiehlt sich bei einer Internet-Recherche zuerst Dokumente zu »sammeln« und am Ende der Recherche auszuwerten und zu drucken, um Online-Kosten zu minimieren. Dazu speichern Sie die Web-Seite lokal auf der Festplatte ab (Tipp: für die Recherche einen neuen Ordner anlegen) und drucken die gewünschten Seiten bei Bedarf zu einem späteren Zeitpunkt (ohne Internetverbindung) aus.

Durchsuchen von Internet-Seiten

Internet-Seiten können einfach nach Stichpunkten durchsucht werden: z.B. beim Netscape Navigator mit der Funktion »Bearbeiten, Seite durchsuchen« (alternativ STRG + F1) und Eingabe des gewünschten Begriffes beim Internet Explorer mit der Funktion Bearbeiten: Seite (aktuelle Seite) durchsuchen oder mit STRG + F. Dies bietet sich insbesondere dann an,

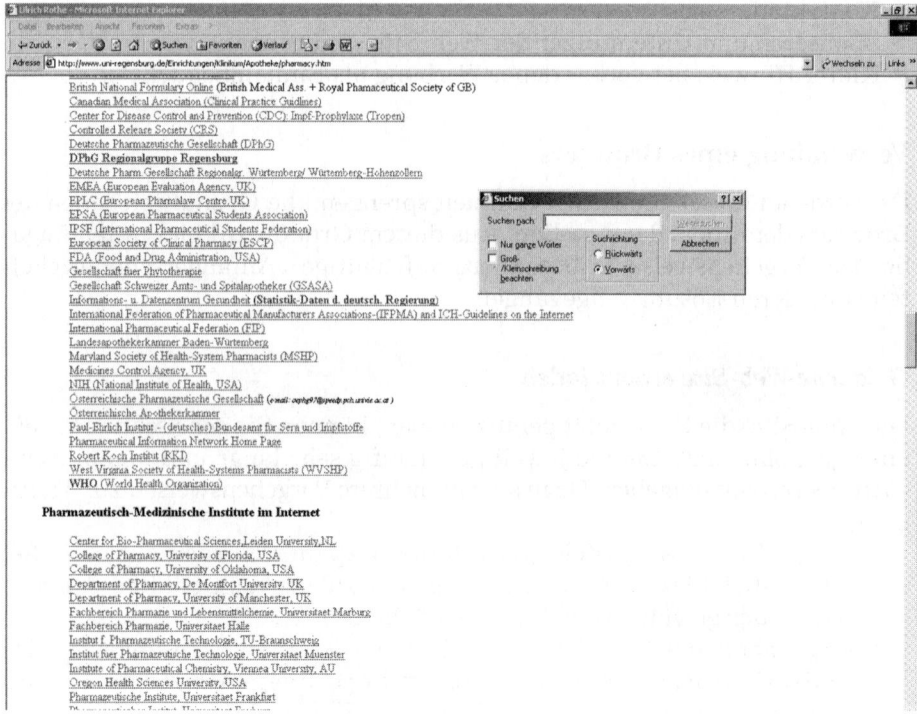

Abb. 5.2: Suche nach CDC in der Bookmark-Liste von Ulrich Rothe

wenn die Internet-Seite lang ist und man wissen möchte, ob ein bestimmter Begriff enthalten ist. Bei der Suchfunktion ist zu beachten, dass sich der Cursor in der aktiven Seite befindet. Möchte man wissen, ob das Center of Disease and Control (Abkürzung CDC) in der Lesezeichen-Datei von Ulrich Rothe enthalten ist, schlägt man die Seite auf und gibt in die Suchmaske z.B. CDC ein. Der gesamte Text wird nach dem Textbaustein CDC abgesucht.

Seite in einem neuen Fenster öffnen

Um das Laden von Fundstellen, das häufig dauert, und das gleichzeitige Recherchieren in einer anderen Seite zu ermöglichen, kann man durch Klicken mit der rechten Maustaste auf die Fundstelle den Befehl »In einem neuen Fenster öffnen« auswählen (siehe Abbildung 5.3).

Ausdruck eines Rahmens (Frames)

Ein Internet-Angebot umfasst meist eine Homepage und mehrere einzelne Web-Seiten. Diese können die fest definierten Bereiche wie Menü- und Symbolleisten enthalten, die für alle Seiten des Web-Angebots gültig und

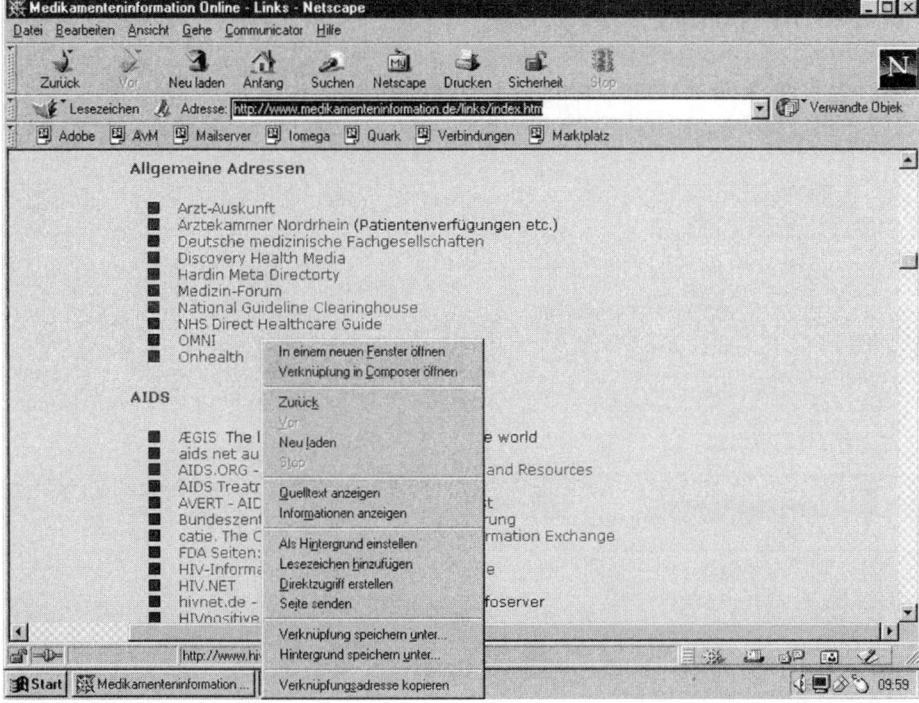

Abb. 5.3: Ergebnis nach Klicken der linken Maustaste auf eine weitere Internetseite

immer sichtbar sind. Diese fest definierten Bereiche werden als *Frames* (Rahmen) bezeichnet. Um zu vermeiden, dass bei einem Druckvorgang einer Internet-Seite nur leere Seiten aus dem Drucker kommen bzw. dass nur die Symbolleiste, aber nicht die von Ihnen gewünschten Informationen, gedruckt werden, aktivieren Sie (kann man am Computer nicht sehen) die Informationen, die sie drucken möchten, zuerst durch Mausklick in den zu druckenden Bereich; dann können die Informationen menügesteuert oder über Auswahl des grafischen Elementes gedruckt werden. In einigen Fällen ist es ratsam, die vorliegenden Web-Seiten (z.B. PubMed) im Querformat auszudrucken, um die Zeilen vollständig auf das Papier zu bringen.

Im Offline-Betrieb arbeiten

Den Text gespeicherter Web-Seiten kann man anzeigen und lesen, ohne eine Verbindung zum Internet aufzubauen. So kann das Dokument in Ruhe studiert werden, ohne Online-Kosten zu erzeugen. Vorgehen: im Dialogfenster DFÜ-Verbindung auf »offline arbeiten« klicken; Menüpunkt »Datei öffnen« aufrufen; Auswählen der gewünschten Datei und mit »Öffnen« be-

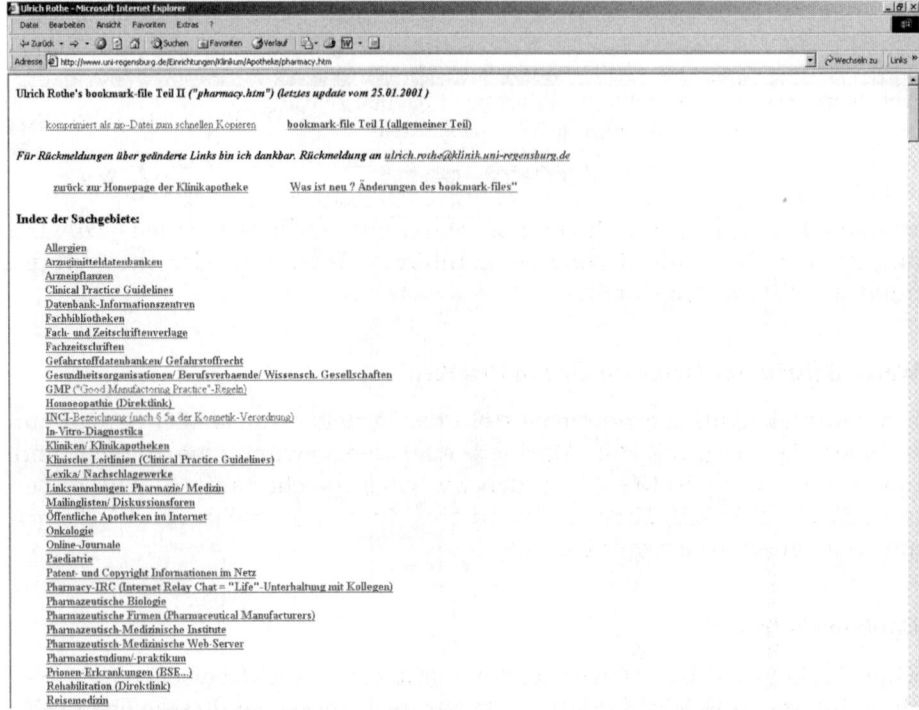

Abb. 5.4: Lesezeichen-Datei von Ulrich Rothe
http://www.uni-regensburg.de/Einrichtungen/Klinikum/Apotheke/pharmacy.htm

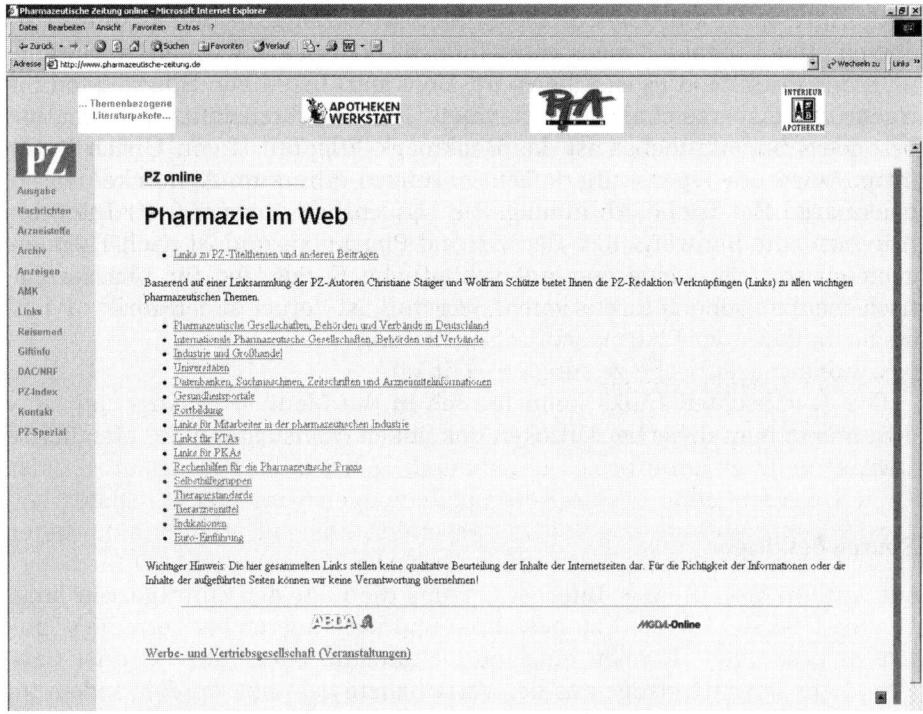

Abb. 5.5: Lesezeichen-Datei der Pharmazeutischen Zeitung
http://www.pharmazeutische-zeitung.de

stätigen. Klickt man im Menüpunkt Datei auf »Offline Arbeiten«, so wird
bei der nächsten Anforderung einer Internet-Adresse wieder eine Verbindung zum WWW hergestellt.

Weiße Schrift auf farbigem Grund drucken

Ein häufiges »Anfängerproblem« stellt das Drucken von weißer Schrift auf
farbigem Hintergrund dar. Markiert man den gewünschten Bereich und
nimmt diesen mit STRG + C in den Zwischenspeicher auf, so kann dieser
mit STRG + V in z.B. Microsoft Word eingefügt und anschließend (schwarz
auf weiß) ausgedruckt werden.

Bookmark-Listen

Eine Bookmark-Liste ist vergleichbar mit einem elektronischen Lesezeichen. Interessante WWW-Seiten können im Browser als Lesezeichen (z.B.
bei Netscape Navigator-Lesezeichen: Lesezeichen hinzufügen; bei Internet
Explorer-Favoriten: Favoriten hinzufügen) angelegt werden. Darin wird die

132

URL-Adresse (Erklärung s.u.) dieser Seite hinterlegt, die Seiten können jederzeit ohne Eingabe der gesamten Internet-Adresse aufgerufen werden.

In der Praxis hat es sich bewährt, Bookmarklisten von Spezialisten ins eigene Adressverzeichnis aufzunehmen. Für die Arzneimittelinformation besonders hervorzuheben ist das Bookmark-File Teil II von Ulrich Rothe (http://www.uni-regensburg.de/Einrichtungen/Klinikum/Apotheke/
bookmark.htm) (siehe Abbildung 5.4). Es enthält über 500 (!) Internet-Adressen zum Schwerpunkt Medizin und Pharmazie und ist nach Themengebieten sortiert – eine fast unerschöpfliche Fundgrube für pharmazeutisch-medizinische Informationen. Wertvoll ist ferner die Rubrik »Pharmazie im Web« der Pharmazeutischen Zeitung
(www.pharmazeutische-zeitung.de → links).

Die gewünschten Links können auch in die Menüleiste eingefügt werden, indem man diese bei Drücken der linken Maustaste in die Menüleiste zieht.

Spuren beseitigen

Oft wird im Verlauf einer Internet-Sitzung die Liste der Einträge sehr lang. Um die Übersichtlichkeit zu bewahren und vor anderen Nutzern die »Spuren zu beseitigen« können einzelne Dokumente oder ganze Ordner bzw. komplette Datumeinträge aus der Verlaufsliste gelöscht werden, indem im Menü »Extras« unter »Internetoptionen« der Befehl »Verlauf leeren« und/oder »Temporäre Internetdateien löschen« gewählt wird. Ähnliches gilt für den Netscape Communicator (Bearbeiten – Einstellungen – History löschen / Adressleiste löschen).

FALLBEISPIELE

Fall 1

Eine aufgeregte Mutter berichtet in der Apotheke, dass der Arzt bei ihrem 7-jährigen Sohn das so genannte Bartter-Syndrom diagnostiziert habe. Sie bittet um Informationen zu diesem Krankheitsbild.

Zum Nachschlagen medizinischer Fachbegriffe wie dem Bartter-Syndrom eignet sich das Roche Lexikon (http://www.roche-lexikon.de/). Weitergehende Informationen zur Pathophysiologie, Diagnostik und Therapiemöglichkeiten finden sich im MSD-Manual (Buch oder http://msdde:
aktuell@www.msd.de/fachkreise/secure/fach_manual/home.html)   sowie dem amerikanischen Pendant, dem Merck Manual on Medical Information (http://www.merck.com/pubs/mmanual_home/search.htm).

Fall 2

Ein Intensivmediziner ruft in der Arzneimittelinformation an und möchte Information zu einem neuen Antimykotikum namens Caspofungin. Er interessiert sich insbesondere für den Zulassungsstatus, die Pharmakokinetik und die Dosierung bei Leberinsuffizienz.

Bei einer Anfrage zu einem neu zugelassenem Arzneistoff prüft man im ersten Schritt z.B. in der ABDA-Datenbank (in der Apothekensoftware integriert bzw. im Internet kostenpflichtig über www.dimdi.de erhältlich), der »Roten Liste« (http://www.rote-liste.de/) oder der Rubrik »Neue Arzneistoffe« der Pharmazeutischen Zeitung (http://www.pharmazeutische-zeitung.de/), ob der Arzneistoff bereits in Deutschland zugelassen ist. Dies scheint nicht der Fall zu sein. Leider sind Informationen zu neuen Zulassungen in der Homepage des Bundesinstitutes für Arzneimittel und Medizinprodukte (www.bfarm.de) nicht vorhanden. Auch auf den Seiten der europäischen Zulassungsbehörde finden sich keine Informationen. Zur Spuraufnahme eignet sich das Archiv der »Pharmazeutischen Zeitung« (http://www.pharmazeutische-zeitung.de/) oder der »Deutschen Apothekerzeitung« (http://www.deutscher-apotheker-verlag.de/cgi-bin/shared/frame.cgi). Bisher war ihre Recherche ergebnislos.

Wie man auf der Homepage der amerikanischen Zulassungsbehörde (www.fda.gov, Rubrik »Drugs«, hier »New and Generic Drug Approval«, Durchsuchen der alphabetischen Liste nach caspofungin – Strg + F –, Anzeigen des »Label Posted« oder »Review Posted«) sehen kann, ist Caspofungin von der amerikanischen Zulassungsbehörde (Firma Merck Research Labs; Handelsname Cancidas; Darreichung steriles Lyophilisat) als Second-line-Therapie bei invasiver Aspergillose nach Versagen anderer Arzneimittel oder deren Unverträglichkeit zugelassen worden. Auf der Homepage der Firma Merck (www.merck.com) hat man die Möglichkeit, sich die Fachinformation zu Cancidas (http://www.merck.com/product/usa/cancidas/hcp/fact_sheet/toc.html) downzuloaden und die Fragen zur Pharmakokinetik und der Dosierung bei Leberinsuffizienz zu bearbeiten.

Fall 3

Sie planen einen 6-monatigen Studienaufenthalt in Mexiko und benötigen Informationen zur Malariaprophylaxe.

Bei Fit for Travel (http://www.fitfortravel.de/start.html), dem Reisemedizinischen Infoservice der LMU München können Sie das Menü »Malariavorbeugung und Malariaregionen« anklicken, erhalten jedoch nur das Ergebnis »je nach ärztlicher Absprache«. Ebenso finden sich nur unkonkrete Informationen im Centrum für Reisemedizin (http://www.crm.de/) Detaillierte Informationen in deutsch sind bei der Deutschen Gesellschaft für Tropenmedizin (http://www.dtg.mwn.de/malaria/prophmed.htm) und in englisch im Center for Disease Control (http://www.cdc.gov/travel/ regionalmalaria/camerica.htm) abrufbar.

Fall 4

Ein Vertreter der örtlichen Krankenkasse ruft an und möchte wissen, ob DHEA erhältlich ist, in welcher Dosierung es gegen den vorzeitigen Alterungsprozess eingesetzt wird und ob es in dieser Indikation Studien zur Wirksamkeit und Unbedenklichkeit gibt.

Dies ist eine vielschichtige Anfrage, bei der das Internet zusätzlich zu den in der Apotheke vorhanden Informationsquellen benutzt werden kann. Die Anfrage zur Verfügbarkeit würde man zunächst in der ABDA-Datenbank oder der »Roten Liste« recherchieren. Da es sich jedoch um ein Nahrungsergänzungsmittel handelt, sind hier die Informationen sehr spärlich (ABDA Datenbank) bzw. nicht vorhanden (Rote Liste). Bei Eingabe der Begriffe »dehydroepiandrosterone OR dhea« AND »product OR produkt« in eine Suchmaschine wie Google (www.google.de) oder Altavista (www.altavista.de) erhält man eine Reihe von (mehr oder weniger seriösen) Anbietern, die DHEA in unterschiedlichen Dosierungen, Abpackungen und Preisen über das Internet vertreiben. Bei Anfragen zu Übersichtsartikeln und der Bewertung von Studien (Dosierungsangaben in der entsprechenden Indikation sind enthalten) hat es sich bewährt, in der umfangreichen Cochrane-Datenbank (Organisation: http://www.cochrane.org/; Datenbank kostenpflichtig) zu recherchieren. Die Cochrane-Collaboration analysiert unterschiedliche, wissenschaftliche Studien statistisch und bewertet die Analyse nach evidenzbasierten Kriterien. Als evidenzbasierte Medizin oder Pharmazie bezeichnet man die Anwendung und Prüfung auf Übertragbarkeit von wissenschaftlichen Ergebnissen kombiniert mit den Erfahrungen des Arztes oder Apothekers auf die Situation eines Patienten. Ebenso wäre die Frage zu Studien bezüglich Wirkungen und Nebenwirkungen in der Indikation vorzeitige Alterung durch eine Medline-Recherche (PubMed unter: http://www.ncbi.nlm.nih.gov/entrez/query.fcgi) lösbar. Die Auswertung der unterschiedlichen Ergebnisse erfordert jedoch eine gewissenhafte Evaluation der Studien, die unter Umständen sehr zeitintensiv ist.

Literatur

[1] Rothe U: Internetdienste in Das Internet: Möglichkeiten des Datenaustauschs und der Information für Pharmazeuten. Krankenhauspharmazie 1998; 3: 111–130.

[2] Pfaff A: Einige Kriterien zur Erkennung unseriöser Arzneimittelinformationen im Internet in
http://www.medikamenteninformation.de/links/index.htm; 1.10.01.

[3] Stiftung Warentest: http://www.warentest.de/pls/sw/sw.main?p_KNr=500 12109169018200010920120041&p_E0=9010&p_E1=0&p_E2=0&p_E3=50&p_E4=0&p_info=p_dateiname:t080002_1.html; 1.10.01.

[4] Science: 1998 April 3; 280 (5360):98, S. Lawrence and C. L. Giles: Searching the World Wide Web; Zusammenfassung auch unter http://www.wissenschaft.de.

[5] Bager J, Kossel A, Karzauninkat S, Möller, E: Preissuchen, www-Suchmaschinen, Kataloge und Metasucher im Vergleich. c't 1999; 23: 162–171.

136

Anhang
Ausgewählte Internet-Seiten
für die Arzneimittelinformation

Internet-Seiten und deren Adressen (URL) sind durch eine sehr kurze Halbwertszeit charakterisiert. Es erscheint trotzdem sinnvoll, eine Auswahl an URL-Adressen
zu listen, auch wenn bei Erscheinen des Buches einige dieser Adressen bereits nicht
mehr funktionstüchtig sein sollten. Um sich mit der Vielfalt der Internet-Adressen
vertraut zu machen, wird besonders empfohlen, in den Einstiegsportalen zu surfen
und diese Adressen in der persönlichen Bookmarkliste abzulegen. Die ausgewählten Internet-Adressen orientieren sich an dem Intensivkurs »Arzneimittelinformation im Internet« der Bayerischen Landesapothekerkammer und wurde mit Geneh-
migung der Referenten (U. Rothe, W. Förg, A. Pfaff, W. Wilczek) in einer modifizier-
ten Weise übernommen.

Einstiegsseiten

DocCheck (siehe Kapitel Medizinisch-pharmazeutische Datenbanken)
http://www.DocCheck.de (Registrierung notwendig)

Pharmalink
http://www.pharmalink.de
Pharmalink ist ein eingetragenes Warenzeichen der PharmaCurrentis GmbH & Co.
KG. Die Pharmalink Linkliste (http://www.pharmalink.de/internet_pharma/
start2.htm) bietet zu den Themen Apotheken, Arzneimittelinformation, Ausbildung
und Job, Beratung, Datenbanken, EDV und Internet, Firmen, Homöopathische Medizin & Paramedizin, Krankenhauspharmazie, medizinische Informationen, nicht-
pharmazeutische Informationen, Organisationen, Behörden und Recht eine umfangreiche Adress-Sammlung.

PZ-Linkliste
http://www.pharmazeutische-zeitung.de/pharma.htm
Die Pharmazeutische Zeitung bietet zu pharmazeutischen Gesellschaften, Behörden und Verbänden in Deutschland und international, zu Industrie und Großhandel, zu Universitäten, Datenbanken, Suchmaschinen, Zeitschriften, Arzneimittelinformationen, Gesundheitsportalen und zu Fortbildungsmöglichkeiten sowie zu
Selbsthilfegruppen eine sehr wertvolle Linksammlung.

ViFaPharm
http://www.vifapharm.de
ViFaPharm steht für virtuelle Fachbibliothek Pharmazie und ist Teil der Univer-
sitätsbibliothek Braunschweig. Zu Themen wie Fachinformationsführer, Digitale
Bibliothek, Fachdatenbanken, den UB-Katalog informiert sie umfassend. Einen Be-
such wert sind die Fachdatenbanken.

Pharmazie-COM
http://www.Pharmazie.com
Die DACON GmbH (Gründungsjahr 1989) ist ein Informations-Dienstleister im medizinisch / pharmazeutischen Bereich. Pharmazie.com stellt ein umfassendes Angebot an internationalen Arzneimittelinformationen für Fachkreise zur Verfügung und ermöglicht einen gleichzeitigen Zugriff auf derzeit 35 Faktendatenbanken mit Arzneimittelinformationen für Fachkreise im deutschen und internationalen Bereich.

Ulrich Rothe's Bookmark-Link Teil 2 (siehe Kapitel Internet)
http://www.uni-regensburg.de/Einrichtungen/Klinikum/Apotheke/pharmacy.htm

Andreas Pfaff's Medikamenteninformation (siehe Kapitel Internet)
http://www.medikamenteninformation.de/links

Spuraufnahme

Arznei-Telegramm (siehe Kapitel Internet)
http://www.arznei-telegramm.de

Pharmazeutische Zeitung (PZ) (siehe Kapitel Internet)
http://www.pharmazeutische-zeitung.de
Das für das Archiv der AMK-Meldungen benötigte Passwort kann jeder gedruckten »Pharmazeutischen Zeitung« entnommen werden.

Deutsche Apothekerzeitung (siehe Kapitel Internet)
http://dav.pharmaline.de/index.html
Das teilweise benötigte Passwort kann jeder gedruckten »Deutschen Apothekerzeitung« entnommen werden.

Nachschlagewerke

Roche-Lexikon (siehe Kapitel Internet)
http://www.roche-lexikon.de

MSD Manual (siehe Kapitel Internet)
http://msdde:aktuell@www.msd.de/fachkreise/secure/fach_manual/home.html

Merck-Manual home edition (siehe Kapitel Internet)
http://www.merck.com/pubs/mmanual_home/search.htm

Leitlinien

AWMF Leitlinien
http://www.uni-duesseldorf.de/WWW/AWMF/ll/index.html
AWMF steht für Arbeitsgemeinschaft der Wissenschaftlichen Medizinischen Fachgesellschaften.
  Die »Leitlinien« der Wissenschaftlichen Medizinischen Fachgesellschaften sind systematisch entwickelte Hilfen für Ärzte zur Entscheidungsfindung in charakteri-

stischen Situationen. Sie beruhen auf aktuellen wissenschaftlichen Erkenntnissen und in der Praxis bewährten Verfahren, sollen aber auch ökonomische Aspekte berücksichtigen. In der AWMF sind derzeit 134 wissenschaftliche Fachgesellschaften aus allen Bereichen der Medizin zusammengeschlossen.

Schottische Leitlinien
http://www.show.scot.nhs.uk/sign/index.html
The Scottish Intercollegiate Guidelines Network (SIGN) wurde 1993 gegründet und hat sich zur Aufgabe gemacht, klinische Leitlinien nach evidenzbasierten Kriterien zu erstellen. Besonders hervorzuheben sind die ausführlichen Leitlinien in der Onkologie (SIGN- Cancer pain: http://www.show.scot.nhs.uk/sign/pdf/qrg44.pdf)

Selbsthilfegruppen

Selbsthilfeforum
http://www.selbsthilfe-forum.de
Das Selbsthilfe-Forum.de bietet eine Plattform für Selbsthilfe-Gruppen im weitesten Sinne. Verantwortlich für den Inhalt ist der Auftraggeber, der auf der jeweiligen Seite genannt ist.

ZDF-Ratgeber – NAKOS
http://www.zdf.de/ratgeber/praxis/nakos/index.html
Die NAKOS ist die Nationale Kontakt- und Informationsstelle zur Anregung und Unterstützung von Selbsthilfegruppen. Sie arbeitet überregional zu grundsätzlichen Fragen der Selbsthilfe-Arbeit, die über spezifische Problemstellungen der Selbsthilfe hinausgehen und klären über Selbsthilfegruppen auf und regen zur Gruppenbildung an.

Behörden und Institutionen

WHO (siehe Kapitel Internet)
http://www.who.int/home-page

RKI – Robert Koch Institut (siehe Kapitel Internet)
http://www.rki.de

BfArM – Bundesinstitut für Arzneimittel (siehe Kapitel Internet)
http://www.bfarm.de/de_ver

EMEA – europäische Zulassungsbehörde (siehe Kapitel Internet)
http://www.emea.eu.int

EMEA – alphabetische Auflistung der Zulassungen (siehe Kapitel Internet)
http://www.eudra.org/humandocs/humans/epar.htm

EMEA – Opinion (siehe Kapitel Internet)
http://www.emea.eu.int/htms/human/opinion/opinionj.htm

FDA – Food and Drug Administration, amerikanische Zulassungsbehörde (siehe Kapitel Internet)
http://www.fda.gov

National Institute of Health (siehe Kapitel Internet)
http://www.nih.gov

Datenbanken

Gelbe Liste (siehe Kapitel Medizinisch-pharmazeutische Datenbanken)
http://www.gelbe-liste.de

Gelbe Liste identa (siehe Kapitel Medizinisch-pharmazeutische Datenbanken)
http://www.gelbe-liste.de/identa.html

Rote Liste (siehe Kapitel Medizinisch-pharmazeutische Datenbanken)
http://www.rote-liste.de

Arzneimittelkompendium Schweiz (siehe Kapitel Medizinisch-pharmazeutische Datenbanken)
http://www.kompendium.ch

Arzneimittelkompendium Schweiz (Suchform; siehe Kapitel Medizinisch-pharmazeutische Datenbanken)
http://www.kompendium.ch/app/search_d.cfm

BNF – British National Formulary (Registrierung notwendig)
http://bnf.vhn.net
Das BNF, The British National Formulary, ist das Pendant zur »Rote Liste« aus Großbritannien und wird zweimal jährlich aktualisiert. Es enthält umfangreiche, gut gegliederte Arzneimittelmonografien.

PubMed (siehe Kapitel Medizinisch-pharmazeutische Datenbanken)
http://www.ncbi.nlm.nih.gov/PubMed

Ifap-Index (siehe Kapitel Medizinische Datenbanken)
http://ifapindex:online@www.ifap-index.de/arztdb/internet.html

Deutsches Institut für Medizinische Dokumentation und Information (DIMDI) (siehe Kapitel Medizinisch-pharmazeutische Datenbanken)
http://www.dimdi.de

The Cochrane Collaboration (siehe Kapitel Medizinisch-pharmazeutische Datenbanken)
http://www.update-software.com/cochrane/Content.HTM

Patentdatenbank
http://de.espacenet.com
Auf der Homepage der Europe's Network of patent databases (espacenet) können Patentanmeldungen in Originalsprache aus Deutschland und anderen europäischen Ländern, dem Europäischen Patentamt und der WIPO recherchiert werden. Ferner sind Patentanmeldungen mit englischer Zusammenfassung aus weltweit 30 Millionen Dokumenten verfügbar.

Onkologische Links

Cancernet PDQ Patienten – Deutsch (siehe Kapitel Medizinisch-pharmazeutische Datenbanken)
http://www.meb.uni-bonn.de/cancernet/deutsch/index.html

CancerNet (siehe Kapitel Medizinisch-pharmazeutische Datenbanken)
http://cancernet.nci.nih.gov

Krebsinformationsdienst
http://www.krebsinformation.de
KID steht für den telefonischen Krebsinformationsdienst im Deutschen Krebsforschungszentrum in Heidelberg und informiert kostenlos, individuell, verständlich, aktuell und umfassend über alle Fragen, die mit Krebs zusammenhängen: Ursachen, Vorbeugung, Entstehung, Erkennung, Behandlung und Nachsorge. KID gibt auch Hinweise auf kostenlose Broschüren und auf Bücher über Krebs und nennt Adressen von Einrichtungen der Krebsbehandlung, Nachsorge und Beratung für Krebspatienten und Angehörige. KID hat seit 1986 über 170 000 Anfragen aus ganz Deutschland beantwortet.

Alternative Therapiekonzepte

MCP – Longwood Herbal Taskforce
http://www.mcp.edu/herbal
The Longwood Herbal Taskforce wurde 1998 von Children's Hospital, dem Massachusetts College of Pharmacy and Health Science sowie dem Dana Faber Cancer Institute gegründet und informiert über wissenschaftliche Literatur zu Heilpflanzen.

TNP – The Natural Pharmacist
http://www.tnp.com
Die Firma The Natural Pharmacist (TNP.com) informiert und illustriert auf der Homepage (von Ärzten und Apothekern gesichtete Daten) unter dem Topic TNP-Substance (http://www.tnp.com/encyclopedia/substance) über Inhaltsstoffe von Arzneidrogen und Nahrungsergänzungsmitteln.

Schoepke
http://schoepke.de
Thomas Schöpke aus dem Institut für Pharmazie der Ernst-Moritz-Arndt-Universität Greifswald bietet auf dieser Homepage fundierte Informationen zur Systematik der Arzneipflanzen, Mikroorganismen, Viren, Angiospermen. Ferner sind das

Kleine Arzneipflanzenlexikon, Pflanzenbilder, Köhler's Medizinal-Pflanzen, Exkursionsberichte, ein Verzeichnis verwendeter medizinischer und botanischer Fachbegriffe sowie Vorlesungsskripte online verfügbar.

Schwangerschaft/Stillzeit

American Academy of Pediatrics (AAP)
http://www.aap.org/default.htm
Die AAP ist die American Academy of Pediatrics. Die Homepage enthält Informationen zur Thematik Arzneimittel und Kinder.

Giftnotruf Berlin
http://giftnotruf.de
Die Beratungsstelle für Vergiftungserscheinungen und Embryonaltoxikologie ist dem Giftnotruf Berlin angegliedert. Unter der Thematik Embryonal-toxikologische Beratungen finden sich Hinweise zur Arzneimitteltherapie in der Stillperiode (Zusammenfassung), dem Medikamentenrisiko und der Beratung von Schwangeren und Stillenden, zum Lehrbuch »Arzneiverordnung in Schwangerschaft und Stillzeit« und dem European Network of Teratology Information Services (ENTIS) sowie zur Embryonal-Entwicklung.

Motherisk
http://motherisk.org/intro.htm
Motherisk ist eine amerikanische Gesellschaft mit dem Ziel, das ungeborene Kind zu schützen und die werdende Mutter bei Bedarf zu behandeln. Die Homepage informiert sowohl über die Arzneimittelgabe als auch über Erkrankungen in Schwangerschaft und Stillzeit.

Life Style und Nahrungsergänzungsmittel (NEM)

IBIDS – Office of Dietary Supplements, IBIDS Database NEM
http://ods.od.nih.gov/databases/ibids.html
IBIDS steht für The International Bibliographic Information on Dietary Supplements und stellt die Datenbank der Office of Dietary Supplements (ODS), angegliedert an das National Institute of Health, dar.

NCCAM – The National Center for Complementary and Alternative Medicine
http://www.nlm.nih.gov/nccam/camonpubmed.html
Auch das National Center for Complementary and Alternative Medicine untersteht dem National Institute for Health.

Ernährung

Pro Diät (nur alphabetische Liste kostenfrei)
http://www.prodiaet.de

DGE – Deutsche Gesellschaft für Ernährung
http://www.dge.de

Die Deutsche Gesellschaft für Ernährung hat es sich zur Aufgabe gemacht, neue ernährungswissenschaftliche Forschungsergebnisse zusammenzutragen, auszuwerten und in einer Dokumentation zur Verfügung zu stellen. Die DGE-Datenbank (auf der Homepage) bietet die Möglichkeit einer Volltextsuche in allen Internet-Dateien der DGE.

E-Nummern Uni-Freiburg:
http://frhewww.physik.uni-freiburg.de/kabuff/texte/e-nummer/e-nummer.html
Die Lebensmittelzusatzstoffe sind auf der Homepage der Universität Freiburg unterteilt in naturidentische Farbstoffe (E100–E163), synthetische Farben (E102–E180), Konservierungsstoffe (E200–E290), Antioxydantien (E300–E321), Emulgatoren, Stabilisatoren, Säuerungsmittel (E322-E415), sonstige Zusatzstoffe (Teil I) (E420–E530) und sonstige Zusatzstoffe (Teil II).

Rezeptur

Arbeitssicherheit – Toxikologische Basisinformation: UniRgb – GefStoff
http://www.uni-regensburg.de/Einrichtungen/Gefahrstoffbeauftragter/daba/-chemdb.htm
Die Chemikaliendatenbank der Universität Regensburg stellt allen, die mit Gefahrstoffen umgehen, die für den Umgang relevanten Daten zur Verfügung, unterstützt die Verantwortlichen bei der Erfüllung der Ermittlungs- (GefStoffV, § 16) sowie der Unterweisungspflicht (GefStoffV, § 20) und erfüllt die Forderung nach einem Gefahrstoff-Verzeichnis (GefStoffV, § 16, Abs 3a). Die integrierte Chemikalienbörse soll helfen das Gefahrenpotenzial zu mindern (Abbau nicht mehr benötigter Bestände), die Entsorgungskosten zu reduzieren (Verbrauch vor Entsorgung) und Einsparungen beim Chemikalienkauf zu erzielen.

Rezepturdatenbank Stefan Wulle
http://www.biblio.tu-bs.de/cgi-bin/acwww25u/maske.pl?db=rezepte
Diese Rezepturdatenbank ist der virtuellen Fachbibliothek der Universität Braunschweig angegliedert.

Neues Rezeptur-Formularium
http://www.pharmazeutische-zeitung.de
Auf der Homepage der »Pharmazeutische Zeitung« sind unter der Rubrik DAC/NRF viele herstellungstechnische Informationen des Pharmazeutischen Laboratorium abgelegt, die Apothekerinnen und Apotheker regelmäßig nachfragen. Diese »Rezepturhinweise« werden kontinuierlich aktualisiert und thematisch ergänzt. Ferner sind allgemeine und spezielle galenischen Informationen rund um Arznei- und Hilfsstoffe, Rezepturformeln, Herstellungsverfahren, Inkompatibilität, Konservierung, Sterilisation, Verpackung und Haltbarkeit online verfügbar.

Reise

CRM – Centrum für Reisemedizin (siehe Kapitel Internet)
http://www.crm.de

DTG – Deutsche Gesellschaft für Tropenmedizin (siehe Kapitel Internet)
http://www.dtg.mwn.de/impfen/impf.htm

CDC Center for Disease Control (siehe Kapitel Internet)
http://www.cdc.gov/travel

Fit For Travel (Rechte liegen bei GlaxoWellcome; siehe Kapitel Internet)
http://www.fit-for-travel.de

6 Effektive Information bei Vergiftungen

Christiane Groth-Tonberge

LERNZIELE

In diesem Abschnitt soll dem Leser vermittelt werden, wie man am besten vorgeht, wenn man mit einem Vergiftungsfall konfrontiert wird. Nicht selten ist die Apotheke Anlaufpunkt für besorgte Eltern, deren Kinder Pflanzen oder Haushaltsprodukte gegessen haben oder für Schwangere und Stillende, die Fragen zur Medikamenteneinnahme haben. Ärzte, die zu Vergiftungsunfällen gerufen werden, sei es gewerblicher oder suizidaler Art, benötigen Informationen zu Produkt und Therapiemaßnahmen. Im Bereich der Vergiftungen ist die Bandbreite möglicher Stoffe unendlich groß, so dass vor allem das Wissen um geeignete Informationsquellen unerlässlich ist. Auch sollte man als Pharmazeut die Schwere einer Vergiftung ungefähr einschätzen können sowie die gängigen Erstmaßnahmen kennen. So kann man viel dazu beitragen, einen Patienten einer dem Umfang und der Schwere der Vergiftung angemessenen Therapie zuzuführen.

Sofortmaßnahmen bei Vergiftungen

Wird man zu einer Vergiftung befragt, sei es per Telefon oder persönlich in der Apotheke, gilt als oberstes Gebot, wie bei anderen Unfällen auch: *Ruhe bewahren* und beruhigend auf den Betroffenen einwirken. Das gilt umso mehr, je aufgeregter der Anfragende ist. Nur in einer sachlichen Atmosphäre erhält man die für die Beratung unerlässlichen Informationen.

Zunächst ist abzuklären, ob ein vitaler Notfall vorliegt: Hat der Patient Atemnot, ist er bewusstlos, erleidet er einen Krampfanfall? In diesem Fall ist unverzüglich der Notarzt (meist Tel. 1 92 22 oder 112) zu rufen und Erste-Hilfe (ABC-Maßnahmen) zu leisten unter Sicherung der Vitalfuntionen und gegebenenfalls unter Beachtung des Selbstschutzes (z.B. bei Gasen).

Weitere Erstmaßnahmen

Nach akzidenteller Vergiftung oder Verätzung sollte man den Patienten ein Glas Wasser oder Tee anbieten. Keine Milch! Größere Mengen Flüssigkeit

sollten nicht getrunken werden, um nicht auf Grund des Magendehnungs-
reizes Erbrechen zu provozieren.

Ersthelfer sollten *nie* Erbrechen künstlich auslösen oder Salzwasser als
Emetikum verabreichen! Das Erbrechen könnte zu einer Aspiration führen und Kochsalz selbst ist in größeren Mengen toxisch (s.u.). Bei *Säure-
und Laugeningestionen,* wobei akute Verätzungsgefahr droht, würde das
Erbrechen die Speiseröhre ein zweites Mal schädigen.

Verätzte Augen mindestens 10 Minuten lang unter laufendem lauwar-
mem Wasser unter Offenhaltung des Lides spülen, dann den Augenarzt
aufsuchen.

Bei *Hautkontakt durch resorbierbare Gifte* (z.B. einige Insektizide) und
Hautverätzung ebenfalls ausreichend spülen; bei Laugenverätzungen mindestens 20 Minuten lang, da Laugen in tiefere Hautschichten eindringen
und zu schweren Kolliquationen führen können.

Bei *Pilz- und Pflanzenvergiftungen* Reste zur Bestimmung sichern (bei
Pilzen ausnahmsweise auch Erbrochenes).

Frischluft bei allen *inhalativen Intoxikationen*.

Nach akzidentellen *Tensidingestionen*, also nach Einnahme eines
Schluckes Haarshampoo, Duschgel, Handspülmittel o. Ä. sollten vor der
Flüssigkeitsgabe Kindern 1 bis 2 Teelöffel eines dimeticonhaltigen Entschäumers (bei Erwachsenen 1 bis 2 Esslöffel) verabreicht werden. Tenside in kleinen Mengen sind systemisch nicht giftig, das Aspirationsrisiko
durch Husten, Würgen oder Erbrechen kann aber erheblich sein. Dimeti-
conhaltige Präparate, die eine ausdrückliche Zulassung für Tensidintoxi-
kationen haben sind z.Z. sab simplex® und Epumisan®.

Informationen einholen

Nach erfolgten Erstmaßnahmen braucht man für das weitere Vorgehen
Daten über die Vergiftungsumstände und die aufgenommene Substanz.

Am besten bestückt mit substanzspezifischen Informationen sind die
Giftinformationszentralen. Im Notfall nimmt am ehesten der Notarzt
selbst, oder der behandelnde Krankenhausarzt Kontakt mit der für seine
Region zuständigen Giftzentrale auf. Ansonsten stehen die Giftinformati-
onszentralen allen Anrufern rund um die Uhr als Ansprechpartner zur
Verfügung. (Liste der Giftzentralen in Deutschland s.u.)

Man muss sich dabei stets vor Augen halten, dass bei einer telefonischen Beratung kein Kontakt zum Patienten besteht. Die Beurteilung seines Zustandes erfolgt allein durch Rückfragen. Mit den erhaltenen Informationen muss der Berater entscheiden, welche Therapie der Patient
braucht. Das kann einschneidende Konsequenzen für den Betroffenen haben, gerade wenn es um die Frage ambulante oder stationäre Therapie
geht. Deshalb sind präzise Angaben für die Beratung unerlässlich (vgl.
auch Homepage der Vergiftungs-Informationszentrale Freiburg, s.S. 166).

Zielgerichtete Fragen als Beratungsgrundlage

Wer hat sich vergiftet?

Wichtig ist die Angabe des Alters und des Gewichts. Es gibt Substanzen, die bei Kindern viel eher Symptome hervorrufen als bei Erwachsenen; man denke z.B. an Alkohol und Nikotin. Auf der anderen Seite sind kindliche Vergiftungen in der Regel akzidenteller Art und damit oft Bagatellfälle.

Bei einer Medikamentenintoxikation ist für die Einschätzung der Schwere sowie für eine entsprechende Therapieempfehlung die Kenntnis des Körpergewichts erforderlich. Toxische Dosen werden meistens, wie therapeutische Dosen auch auf das Körpergewicht (KG) bezogen.

Wann erfolgte die Vergiftung?

Die Zeitspanne zwischen Vergiftung und Behandlung ist häufig therapieentscheidend und somit für den Giftberater eine ganz wichtige Information. Eine Magenspülung zwei Stunden nach Einnahme von Tabletten, die ihre maximale Plasmakonzentration schon nach einer Stunde erreicht haben, ist nicht sinnvoll. Anders kann es bei Retardpräparaten oder sehr großen Tablettenmengen aussehen. Bei Pilzen, hier sei speziell der Knollenblätterpilz genannt, oder lang im Magen verweilenden Pflanzenteilen wie z.B. Eibennadeln, ist eine Magenspülung auch nach vielen Stunden noch hilfreich.

Auch gibt es Medikamente, häufig aus dem Bereich der Psychopharmaka, mit einer sehr langen Halbwertszeit und z. T. erst spät einsetzenden toxischen Symptomen. Um sich in diesen Fällen nach initial leichtem Verlauf nicht in falscher Sicherheit zu wiegen kann hier nur mit Kenntnis des Einnahmezeitpunktes und der kinetischen Daten die notwendige Überwachungsdauer empfohlen werden. Beispiel: Späte Herzrhythmusstörungen nach Haloperidolintoxikation. Hier muss auf eine verlängerte Überwachungszeit hingewiesen werden.

Was führte zur Vergiftung?
In welcher Menge wurde das Gift aufgenommen?

Es ist oft gar nicht so leicht, die genaue Substanz, die zur Vergiftung führte, zu benennen: Oft wurde die vermutete Einnahme durch Kleinkinder nicht genau beobachtet (Tablettenschachtel der Großmutter ausgeleert, einige Tabletten fehlen), oder die Pflanze, die gegessen wurde, ist den Eltern nicht bekannt. Die Mengen sind gerade bei Kindern meist nur zu schätzen. Wie voll war der Behälter, wie viel fehlt jetzt? Wurde viel verschüttet? Oft muss man den Eltern Vergleichsmaße anbieten, da Mengen in Volumen- oder Gewichtseinheiten von Laien oft völlig falsch eingeschätzt werden. Angaben wie »5 ml sind ungefähr so viel wie ein Teelöffel und entsprechen einem Schluck bei einem Kleinkind« helfen Eltern oft weiter.

Manchmal werden Chemikalien, Reiniger oder Pflanzenschutzmittel für den Gebrauch zu Hause aus dem Originalbehälter umgefüllt und nicht beschriftet; im Vergiftungsfall ist dann weder Substanz noch Konzentration bekannt. Oft werden Produkte auch mit ähnlich klingenden Namen verwechselt; Beispiel ist die Engelstrompete, die oft als Trompetenbaum bezeichnet wird (s.u.).

Oder ein für die Zusammensetzung entscheidender Zusatz des Namens, wie forte, mono, extra stark etc., wird nicht angegeben. Manchmal werden Synonyme verwendet, wie z.B. Eau de Javel für Bleichmittel. Auch sollte man sich nicht auf die deklarierten Inhaltsstoffe auf der Packung verlassen; es kommt vor, dass gerade die entscheidenden giftigen Bestandteile nicht deklariert sind (Beispiel s.u.).

In solchen Fällen sollte man sich die Vergiftungsumstände, Art und Herkunft der Substanzen, deren Eigenschaften, Zeitpunkt der Anschaffung, Firmennamen etc. genau schildern lassen, um möglichst viele Informationen zusammenzutragen. Man kann aus der Zugehörigkeit zu einer Produktgruppe in gewissem Umfang auf die Toxizität schließen.

Aus welchem Grund geschah die Vergiftung?
Welcher Art war die Exposition?

Die Unterscheidung akzidentell oder suizidal, oral, inhalativ oder dermal gibt erste Hinweise auf Art und Schwere der Vergiftung und Beschaffenheit der Therapie. Während akzidentelle Vergiftungen meist nur mit einer Substanz in kleiner Menge erfolgen, werden für Suizidversuche häufig eine Vielzahl verschiedener Medikamente gleichzeitig eingenommen. Hier erfordert die Beratung umfangreiche und detaillierte Recherchen. Bei gewerblichen Vergiftungsunfällen sind oft Chemikalien beteiligt, die vielfach auf inhalativem oder dermalem Wege aufgenommen werden. Laien fällt in diesem Bereich die exakte Bezeichnung der Noxe schwer; schnell kann es zu Missverständnissen kommen, die Gefahr falscher Therapieentscheidungen steigt.

Wie geht es dem Patienten?
Welche Maßnahmen wurden bisher durchgeführt?

Erste Symptome geben oft erste Hinweise auf die Schwere einer Vergiftung. Spontan einsetzender starker Husten nach Einnahme von Tensiden deuten auf eine mögliche Aspiration hin.

Oft sind falsche Erstmaßnahmen gefährlicher als die Vergiftung selbst. Bestes Beispiel dafür ist die Gabe von Kochsalz zur Auslösung von Erbrechen: Kochsalz kann schon in relativ kleinen Mengen tödlich wirken; beim kleinen Säugling kann das bereits ein Teelöffel sein, beim Erwachsenen 2 bis 3 Esslöffel.

Nach solchen Maßnahmen muss deshalb routinemäßig gefragt werden.

Wer hat angerufen?

Bei telefonischen Anfragen muss die Telefonnummer notiert werden. Es kommt immer wieder vor, dass man nach erfolgter Beratung doch noch eine Ergänzung oder Erläuterung hinzufügen muss. Auch will man den einen oder anderen Fall nachverfolgen, um zu wissen wie er ausgegangen ist.

Für die Giftinformationszentren ist das »follow up« naturgemäß essenzieller Bestandteil ihrer Datensammlungen. Nur auf der Basis von Kasuistiken lassen sich Therapierichtlinien und Empfehlungen erstellen, die auch immer wieder aktualisiert und ergänzt werden müssen.

Stoffgruppenbezogene Suchstrategien

Um die Fülle der möglichen Substanzen und die daraus resultierenden unterschiedlichen Datenquellen etwas zu gliedern werden die Stoffe hier in Gruppen zusammengefasst und die für jede Stoffgruppe primären und geeigneten Informationsquellen besprochen. Natürlich enthalten die besprochenen Bücher und Datenbanken nicht exklusiv eine Stoffgruppe. Meist wird eine Übersicht über die gesamte Palette versucht. Die Praxis zeigt aber, dass für bestimmte Stoffgruppen bestimmte Informationsquellen besonders geeignet sind. Im Text werden die Informationsquellen durch Kursivdruck kenntlich gemacht und nur mit Namen bezeichnet. Eine exakte Auflistung folgt im Anschluss an diesen Abschnitt. Die besprochene Literatur erhebt keinen Anspruch auf Vollständigkeit – sie findet allein deshalb Erwähnung, weil sie sich im Alltag der Giftberatung bewährt hat.

Arzneimittel

Der Großteil der Vergiftungen im Erwachsenenalter geschieht, meist in suizidaler Absicht, mit Arzneimitteln. Medikamentenintoxikationen verlaufen im Vergleich zu solchen mit Haushaltsprodukten oder Pflanzen zwar oft schwerer, die Datenlage zur Beratung ist aber allein schon auf Grund der klinischen Studien, die für jedes zugelassene Medikament durchgeführt wurden, weitaus besser. Allerdings erfordert die Medikamentenintoxikation auch wesentlich detailliertere Informationen für den behandelnden Arzt. Zunächst muss die toxische Dosis ermittelt werden. Durch die Auswertung vieler Fallbeispiele und auf Grund der Daten aus klinischen Studien kennt man für viele Arzneimittel potenziell toxische Dosen. Beste Quelle für die Beratung ist die Datenbank POISINDEX/

150

DRUGDEX *von Micromedex*. Sie ist die umfangreichste und aussagekräftigste, gerade auch für das Gebiet der Arzneimittelintoxikationen. Sie enthält viele Kasuistiken samt Literaturangaben und bespricht alle relevanten Symptome einschließlich der selten vorkommenden.

Für den weiteren Verlauf der Beratung sind die kinetischen Daten wie Zeitpunkt des maximalen Plasmaspiegels, Wirkdauer und Eliminationshalbwertszeit wichtige Parameter für den Arzt zur Beurteilung des Vergiftungsverlaufs. Sie können oft den *Fachinformationen* entnommen werden.

Auch die Therapieempfehlung ist Sache des Giftberaters: zunächst ist die Frage der primären Giftentfernung zu klären, d.h. Magenspülung ja/nein, Kohle ja/nein, wenn ja, einmalig oder wiederholt. Die Beantwortung hängt zum einen von den zeitlichen Verhältnissen (vor allem für die Magenspülung) und von der Substanz ab (einige Substanzen binden nicht an Kohle, z.B. Lithium). Basis der Empfehlung für die primäre Giftentfernung sollten die Richtlinien der *EAPCCT (European Association of Poison Centres and Clinical Toxicologists)* und *AACT (American Academy of Clinical Toxicology)* sein. Die fraktionierte Kohlegabe wird nur bei durch Studien gesicherter Wirkung empfohlen (Ausnahmefälle sind möglich).

Spezielle wirkstoffgebundene oder auch arzneigruppenspezifische Therapieempfehlungen schließen sich den primären Giftentfernungsmaßnahmen an; hier sucht man in *Poisindex* und in eigenen Monografiesammlungen der Giftzentralen. Grundlagenwissen über Arzneimittelvergiftungen erhält man in *Goldfrank's Toxicologic Emergencies*, in *Haddad, Poisoning and Drug Overdose*, und in *Ellenhorn's Medical Toxicology*. Reichlich intensivmedizinische Erfahrung bei einer Reihe von Medikamentenintoxikationen finden sich auch in *Albrecht, Intensivtherapie akuter Vergiftungen*. Unverzichtbar für ausländische Präparate sind die *Pharmazeutische Stoffliste*, der *European Drug Index* sowie wiederum DRUGDEX/POISINDEX. Die umfangreichste Sammlung von Wirkstoffeigenschaften bietet der *Martindale*. Um eine Sensibilität für eventuell noch unbekannte Nebenwirkungen, vor allem bei neueren Präparaten zu bekommen, empfiehlt sich auch das regelmäßige Sichten des *Arzneimitteltelegramms*.

Für pflanzliche, naturheilkundliche und homöppatische Arzneimittel sollte man auf die *Präparate-Liste der Naturheilkunde* sowie auf *Firmenlisten* wie die der *DHU, Wala* und *Weleda* zugreifen können.

Auch einige der deutschen Giftnotrufzentralen erstellen, z.T. im Verbund, selbst toxikologische Datenbanken. Diese sind aber nicht allgemein zugänglich, sondern dienen nur den Mitarbeitern der jeweiligen Giftzentralen als Arbeitsgrundlage.

Auf einige Fallen für den Giftberater, wenn es heißt »symptomatische Therapie empfohlen«, sei an dieser Stelle kurz hingewiesen:
● Eine Atemdepression nach Benzodiazepin-Mischintoxikation sollte nicht mit Flumazenil behandelt werden, da sonst Krampfanfälle drohen. Besser: frühzeitig intubieren und beatmen. Andererseits kann

durch den Intubationsversuch bei Asthmatikern ein Asthmaanfall aus-
gelöst werden,
- Herzrhythmusstörungen, ein häufiges Symptom bei Intoxikationen mit
  trizyklischen Antidepressiva, dürfen nicht mit Physostigmin behandelt
  werden, da die Krampfgefahr erhöht wird und unbehandelbare cardiale
  Arreste drohen,
- wenn die Wirkung eines Arzneimittels krampfauslösend ist oder eine
  baldige Eintrübung erwarten lässt, muss bei der Indikation für eine
  Magenspülung unbedingt auf diesen Umstand hingewiesen werden,
- bei der Empfehlung von Kohle muss die Aspirationsgefahr erwähnt
  werden, wenn das Arzneimittel eine zunehmende Somnolenz erwarten
  lässt; hier besser über die Magensonde verabreichen,
- sollte der Ersthelfer Kochsalz verabreicht haben und der Patient er-
  bricht nicht, muss auf Grund der Toxizität größerer Mengen Kochsalz
  eine Magenspülung durchgeführt werden.

Tierarzneimittel

Auch Vergiftungen mit Tierarzneimitteln kommen vor – meist aber akzidenteller Art durch Kinder. Tierarzneimittel findet man in der *Lila Liste,*
oder über die Homepage des Instituts der *Veterinärpharmakologie- und
Toxikologie der Universität Zürich* nachfolgend kurz *vetpharm* Zürich
(s.u.) genannt.

Pflanzen

Die häufigsten kindlichen Vergiftungen sind Pflanzeningestionen.
   Glücklicherweise verlaufen akzidentelle Pflanzenvergiftungen bei
Kleinkindern, die gewöhnlich beaufsichtigt werden und nur kleine Mengen einnehmen, oft glimpflich. Trotzdem ist eine genaue Kenntnis der
Pflanze erforderlich, um eine Beratung durchzuführen. Deshalb schickt
man bei unbekannten Pflanzen die Eltern am besten mit einem Zweig zur
Bestimmung zum Gärtner. Ist der nicht erreichbar, kann man auch kundi-
ge Nachbarn befragen. Nachts kann es natürlich problematisch werden,
eine Pflanzenbestimmung zu erhalten. Für die kinderärztliche Ambulanz
empfiehlt es sich, für diese Zwecke ein Bestimmungsbuch bereit zu haben,
das Gleiche gilt für die Apotheke, die im Notdienst mit dieser Aufgabe
konfrontiert wird. Für diesen Zweck wurde das *Notfallhandbuch Giftpflanzen* von *R. Nowack* erstellt, das mithilfe von Bestimmungsschlüsseln
schnell in die richtige Richtung weist.
   Ist nur der deutsche Name, bzw. der englische oder französische bekannt, kann im *Zander: Handwörterbuch der Pflanzennamen* die genaue
botanische Bezeichnung nachgeschlagen werden. Viele umgangssprachli-
che Namen von Drogen, Heilkräutern usw. finden sich in *Arends: Volkstümliche Namen.*

Ist die Pflanze bestimmt und gilt es, die Toxizität und gegebenenfalls Therapiemöglichkeíten in Erfahrung zu bringen gibt es wiederum verschiedene Nachschlagemöglichkeiten:

Mühlendahl: Vergiftungen im Kindesalter hat einen ausführlichen Anhang zu Pflanzenvergiftungen mit Pflanzeninhaltsstoffen, Symptomatiken, Fallberichten und Therapieempfehlung (alphabetisch geordnet).

Frohne, Pfänder: Giftpflanzen in diesem Buch werden die Pflanzenfamilien als Einheit besprochen; das Buch enthält viele Fotos, z.T. Fallberichte und beschreibt die toxischen Inhaltsstoffe im Rahmen der Gattungsmerkmale.

Micromedex POISINDEX als große amerikanische Datenbank enthält fast alle bezeichneten Pflanzen; teilweise werden sie als Gruppen besprochen. In jeder Monografie finden sich Hinweise zur Toxizität, Symptomatik und Therapie. Auch empfehlenswert sind die *Giftpflanzenlisten des Berliner und Mainzer Giftnotrufs* (über die jeweilige Homepage, s.u.).

Roth, Daunderer: Giftpflanzen, Pflanzengifte enthält eine genaue Systematik der Pflanzen mit Pflanzeninhaltsstoffen und guten Abbildungen. Die Therapieempfehlungen sind aber veraltet.

Um genauere Auskünfte über die Toxizität von Pflanzeninhaltsstoffen zu bekommen sei auf *Teuscher: Biogene Gifte* verwiesen.

Auch die Inhaltsstoffe von Nutzpflanzen sind oft Grund von Nachfragen; hierzu gibt das Buch von *Franke: Nutzpflanzenkunde* umfangreich Auskunft.

Pilze

Zur Identifizierung unbekannter Pilze liegen den Giftinformationszentren Listen von anerkannten Pilzberatern der entsprechenden Regionen vor. Auch nach bereits erfolgter Ingestion kann der Fachmann anhand von Speiseresten oder Erbrochenem die Identität eines Pilzes noch feststellen (vergl. Erstmaßnahmen: Asservierung von Pilzresten). Über Symptome und z.T. auch zur Therapie informieren *Bresinsky, Besl: Giftpilze*, ein sehr ausführliches Informationswerk zu Pilzen. Ferner *Benjamin: Mushrooms;* Eventuell noch *Flammer: Giftpilze – Pilzgifte;* letzteres ist zwar ziemlich alt, aber gut gegliedert und übersichtlich. Die Münchner und die Mainzer Giftzentralen bieten über ihre Homepage Zugriff auf Pilzlisten (s.u.).

Haushaltsprodukte

Ein umfangreiches Gebiet gerade für kindliche Vergiftungen sind die Haushaltsprodukte, unter den Giftzentralen auch Publikumsmittel genannt. Hierher gehören Putz- und Reinigungsmittel, Wasch- und Spülmittel; Entkalker, Entfärber, Spezialreiniger, Pflegemittel für die verschiedensten Materialien (Schuhe, Metall, Möbel etc.); Luftverbesserer wie WC-Steine oder Raumparfums; Pflanzenschutz- und Düngemittel; Büromaterialen wie Stifte, Farben oder Klebstoffe; Lacke und Malerfarben; Körperpflegemittel wie Shampoo, Duschgel, Cremes, Deodorants oder Parfums; Grillanzünder; Thermometerflüssigkeiten, Batterien, Alkoholika, Tabakprodukte und Fremdkörper aller Art.

Allein diese Auflistung zeigt schon die Schwierigkeit der Beratung. Problematisch kann es vor allem bei Produkten sein, die gerade erst auf den Markt gekommen sind. Auch die häufigen Umbenennungen bekannter Produkte schaffen Verwirrung.

Als besonders bedenklich sind einzustufen: Nitroverdünner, Benzin, Terpentinersatz, Petroleum, Lampenöle, Duftöle, Kühlerfrostschutzmittel, Bremsflüssigkeit, z.T. Spezialreiniger.

Zu den möglicherweise stark ätzenden Haushaltsmitteln gehören: Abfluss- und Backofenreiniger, Bleichlaugen, z.T. in Sanitärreinigern, Desinfektionsmittel, Kaliumpermanganat.

Hier ist die Befragung des Anrufers zum Produkt extrem wichtig. Die Giftinformationszentralen haben Zugang zur *BGVV-Datenbank LARS*, die Rahmenrezepturen der Hersteller der Kosmetik- und Waschmittelindustrie auf der Basis der freiwilligen Meldung archivieren (BGVV = Bundesinstitut für gesundheitlichen Verbraucherschutz und Veterinärmedizin). Auf einen Großteil der Produkte und ihre Inhaltsstoffe aus diesem Bereich kann so schnell zugegriffen werden. Diese Datenbank löst zunehmend die bestehenden Stoffkartensammlungen in Karteikartenformat ab.

Ist auf diese Weise die Zusammensetzung nicht ermittelbar hilft nur noch ein Anruf beim Hersteller. Oft lohnt auch ein Blick ins Internet, da viele Hersteller ihre Produktpalette dort vorstellen, z.T. sogar mit Sicherheitsdatenblatt, dem dann alle relevanten Inhaltsstoffe zu entnehmen sind. Als Buch für diesen Bereich sei *Velvart: Toxikologie der Haushaltsprodukte* genannt, der viele Produktgruppen bespricht, z.T. mit allgemeinen Rahmenrezepturen.

Bei Vergiftungen mit Pestiziden greift man zunächst auf das Buch des *Agrarverbandes Industrie: Wirkstoffe in Pflanzenschutz- und Schädlingsbekämpfungsmitteln* zurück. Hier finden sich Monographien der wichtigsten Insektizide mit Daten zu chemischen Eigenschaften, toxikologischen Daten aus Tierversuchen, Humandaten soweit vorhanden und Namen entsprechender Handelsprodukte. Für die weitere Beratung der Therapie empfehlen sich *Poisindex* bzw. eigene Monografien der Giftzentralen.

Bei kindlichen Vergiftungen sollte stets der *Mühlendahl: Vergiftungen im Kindesalter* zurate gezogen werden. Dieses Buch ist äußerst praxisbezogen, streng alphabetisch geordnet und deshalb schnell zu handhaben. Er bespricht fast alle erdenklichen Substanzen, die Kinder in den Mund stecken. Man denke hier an das viel zitierte Heizkörperverteilerröhrchen. Als Ergänzung ist noch *Bates: Paediatric Toxicology* zu nennen.

154

Da Intoxikationen durch Lebensmittel in diesem Rahmen nicht gesondert besprochen werden, soll an dieser Stelle doch der Hinweis auf *Lindner: Toxikologie der Nahrungsmittel* erfolgen; er beschreibt sowohl toxische Inhaltsstoffe einiger pflanzlicher Nahrungsmittel (z.B. in der Bohne), sowie Lebensmittelzusätze und durch Verderben in Nahrungsmittel gelangte Giftstoffe (z.B. Schimmelarten).

Chemikalien

Chemikalienvergiftungen kommen sowohl im häuslichen wie auch im gewerblichen Bereich vor. Hier kommt es neben der oralen Aufnahme häufig auch zu inhalativen und dermalen Intoxikationen. Um sich zunächst Klarheit über den Stoff zu verschaffen, ist für diesen Bereich *Römpp: Chemielexikon* wichtigstes Nachschlagewerk. Für gewerbliche Unfälle unerlässlich ist der *Bia-Report – Gefahrstoffliste,* sowie die GESTIS *Stoffdatenbank,* das Gefahrstoffinformationssystem der gewerblichen Berufsgenossenschaften (über Internet).

Empfehlenswerte Datenbanken neben POISINDEX sind für diesen Bereich die *BGVV-Datenbank* STOFFE UND PRODUKTE, ferner TOXNET, die Datenbank der National Library of Medicine mit ihren Unterdatenbanken wie *HSDB, IRIS* etc. (über Internet). Auch haben die Giftzentralen oft gute eigene Monografiesammlungen für diese Stoffe.

Bei Schwermetallvergiftungen lohnt sich auch der Blick in *Moeschlin: Klinik und Therapie der Vergiftungen.* Das Buch ist zwar schon recht alt, bietet aber in diesem Bereich viele Informationen und ausführliche Kasuistiken.

Tiervergiftungen

Unfälle mit Gifttieren muten im ersten Moment recht exotisch an. Anfragen zu diesem Thema sind jedoch gar nicht so selten. Zum einen suchen viele Fernreisende und Terrarienbesitzer Rat für richtiges Verhalten bei Schlangenbissen, Skorpionstichen oder Kontakt mit giftigen Meerestieren. Zum anderen ist für die Ärzte die Konfrontation mit einer Tiervergiftung oft ungewohnt. Das es auch in unseren Breiten die giftige Dornfingerspinne gibt, deren Biss recht heftige, langanhaltende, lokale Symptome, z.T. mit systemischer Begleitwirkung, verursacht, ist den meisten nicht bekannt. Auch alle anderen nicht giftigen Spinnen können beißen und, ähnlich den Insektenstichen, lokale Reaktionen hervorrufen. Standardwerk bei Tiervergiftungen ist *Mebs: Gifttiere.* Weiter empfehlenswert ist POISINDEX und die Gifttierliste der Münchner Giftzentrale (über die Homepage, s.S. 166).

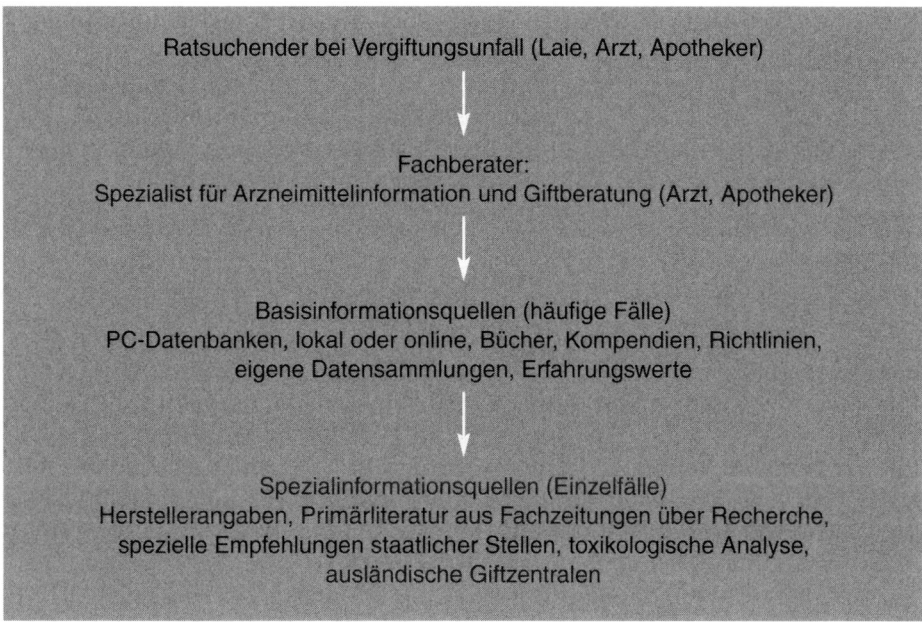

Abb. 6.1: Ablauf der Informationsbeschaffung

Drogen

Die klassischen Drogen wie Heroin, Kokain oder Cannabis sind nur selten
Grund zur Laienanfrage in der Giftzentrale. Hier erwartet der Konsument
eine Wirkung und sieht sich selbst nicht als vergiftet. Ausnahme ist die be-
handlungsbedürftige Überdosierung, bei deren Therapie Ärzte Rat suchen.
Anlass zu häufigen Anfragen sind jedoch Ingestionen von pflanzlichen
Drogen wie Engelstrompetensud, Samen der Kaiserwinde, hawaianische
Holzrose oder psychogene Pilze durch Jugendliche. Gerade bei der Engelstrompete sind die Symptome z.T. so imponierend, dass die Patienten stationär aufgenommen werden müssen. Als Literatur für diesen Bereich ist
zu empfehlen: *Parnefjord: Das Drogentaschenbuch; Heinemeyer: Der Ver-
giftungs- und Drogennotfall; Sauer: Drogen.* Ferner sei auf POISINDEX
verwiesen; auch finden sich Infos zu Drogen auf den Web-Seiten der Bonner und Mainzer Giftzentrale (s.S. 166).

Fallstricke bei der Giftberatung

Vorab sei angemerkt, dass jeder Giftberater für die Informationen, die er
am Telefon weitergibt, mit allen rechtlichen Konsequenzen verantwortlich
ist. Umso mehr muss ihm daran gelegen sein, Fehlerquellen so weit wie
möglich zu reduzieren. Häufigste Ursache, die zur falschen Einschätzung
einer Vergiftung führt, ist eine mangelhafte oder fehlerhafte Kenntnis der

Noxe. Die Gründe dafür können verschiedenster Art sein. Zum Beispiel eine unvollständige Deklaration auf der Verpackung.

Beispiel aus jüngster Vergangenheit: Ein Vater rief an, seine 2-jährige Tochter habe einen Schluck Frostschutzmittel für die Scheibenwaschanlage getrunken. Als Inhaltsstoff auf der Flasche wurde Isopropanol angegeben. Eine Nachfrage des Giftberaters beim Hersteller ergab aber, dass in diesem Produkt zu 70 Prozent das viel toxischer Ethylenglykol enthalten ist.

Aber auch der Anruf beim Hersteller bietet keine absolute Garantie für die Richtigkeit der Inhaltsstoffe: Der Arzt einer Aufnahmestation rief an, er habe einen Patienten mit Ingestion von 1 L Frostschutz für die Scheibenwaschanlage plus 1,5 L Wodka vor 24 Stunden in suizidaler Absicht. Der verantwortliche Mitarbeiter des Herstellers gab an, besagtes Produkt nicht zu vertreiben, im Übrigen wären alle Produktinformationen bei einer Giftzentrale hinterlegt. Die Nachfrage bei der entsprechenden Giftzentrale führte jedoch zu keinem Ergebnis. Einen Tag später, nach Verlegung des Patienten in ein anderes Krankenhaus und erneuter Nachfrage beim Hersteller durch eine andere Giftzentrale konnte derselbe Mitarbeiter des Herstellers eine exakte Inhaltsangabe mitteilen. Was war geschehen? Ausführliche Nachforschungen des verantwortlichen Mitarbeiters ergaben, dass die Marketingabteilung der Firma ihre Produktlinie vor geraumer Zeit unter Beibehaltung der alten Rezeptur umbenannt hatte. Versäumt wurde dabei, die zuständige Giftzentrale zu informieren und entsprechende Vermerke in der eigenen Sicherheitsabteilung zu hinterlegen.

Auch *Mühlendahl* berichtet von einem ähnlichen Beispiel: Noch 1990 seien Mottenkugeln auf dem Markt gewesen, die zu > 99 Prozent aus Campher bestanden, während auf der Verpackung als Inhaltstoffe nur < 0,1 Prozent Pyrethroide deklariert waren.

Zur falschen Einschätzung der Toxizität kommt es häufig auch bei Vergiftungen von Tieren. Vor noch nicht allzu langer Zeit lagen den Giftzentralen für diesen Bereich kaum Daten vor. Um Anfragen von Tierärzten zu beantworten, konnte man meist nur auf Humandaten zurückgreifen. Nun reagieren aber Kleintiere, wie Hamster, Katzen oder Vögel auf zahlreiche Pflanzen, die z.B. für Kinder relativ unbedenklich sind, viel empfindlicher. Es werden nach Aufnahme von Alpenveilchenblättern oder -Blüten bei Kleintieren wie Hamster oder Katze Todesfälle beschrieben, während Kinder auf größere Mengen allenfalls mit milden gastrointestinalen Beschwerden reagieren. Auch die Tatsache, dass Hunde nach dem Genuss von Gemüsezwiebeln eine schwere Hämolyse entwickeln können, ist aus der Humantoxikologie nicht ersichtlich. Für diesen Bereich empfiehlt sich immer die Internet-Recherche, speziell der Zugriff auf die Web-Seite der *vetpharm* Zürich.

Es gibt auch Fälle, in denen der Ratsuchende eine völlig falsche Noxe für seine Symptome in Verdacht hat. So eine Anruferin, die nach überstandener heftiger Gastroenteritis den von ihr verzehrten Senf eines frisch geöffneten Glases untersuchen lassen wollte, weil der entsprechende Senfhersteller vor Jahren mit der Vergiftung seiner Produkte erpresst worden war. Erst nach langer, eindringlicher Befragung durch den Giftberater kam heraus, dass das Fleisch, zu dem sie den Senf gegessen hatte, schon merkwürdig gerochen und bläulich geschimmert hatte. An dieser Stelle sei daraufhin gewiesen, dass die *Chemischen Landesuntersuchungsämter* Lebensmitteluntersuchungen durchführen.

Beratungsprobleme bereitet auch die Verwendung umgangssprachlicher Synonyme von Pflanzen oder Slangbezeichnungen von Drogen. Beispiele: Der Ausdruck Butterblume wird regional für so unterschiedliche Pflanzen wie Taraxacum, Calendula, Farfara, Potentilla oder Trollius verwendet. Dickblattgewächse laufen unter Bezeichnungen wie Pfennigkraut, Geldbaum, Fette Henne usw. In solchen Fällen im *Arends* und *Zander* nachschauen!

Viele Anrufer nennen die hochproblematische Engelstrompete Trompetenbaum. Der aber ist so gut wie kaum toxisch und sieht auch völlig anders aus. Genaues Nachfragen kann hier rasch Klarheit schaffen.

Auch neue Arten oder Neuzüchtungen von Zimmerpflanzen geben oft Rätsel auf: Häufig findet man die Namen nicht in den einschlägigen Pflanzenbüchern: Hier lohnt sich eine Suche im Internet mithilfe guter Suchmaschinen (z.B. google, alltheweb etc).

Viele Slangbezeichnungen von Drogen findet man ebenfalls im Internet. Manchmal ergibt sich auch ein Hinweis auf die Inhaltsstoffe der Droge. Im Vergiftungsfall mit vermutetem Drogen- oder Tablettenabusus unbekannter Herkunft sollte aber stets ein Drogenscreening empfohlen werden. Wenn das nicht weiterhilft führen viele Labors auch toxikologische Analysen, so genannte »general-unkown-Analysen« durch. Laborlisten liegen den meisten Giftzentralen vor.

Schwierig gestaltet sich auch die Beratung bei ausländischen Publikumsmitteln, wie jüngst ein Haushaltsreiniger einer britischen Billigmarktkette zeigte. In Bagatellfällen kann man nach klinischem Bild und analog vergleichbarer deutscher Produkte beraten. In toxikologisch problematischen Fällen muss man in einer Giftzentrale des entsprechenden Landes anrufen. Telefonnummern ausländischer Giftzentralen finden sich im Anhang der »*Rote Liste*« (rosa Seiten).

Empfehlungen staatlicher Stellen auf Grund gesammelter Kasuistiken

Im August 1990 wurde mit In-Kraft-Treten des novellierten Chemikaliengesetzes die Meldepflicht bei Vergiftungen oder bei Verdachtsfällen von Vergiftungen durch die behandelnden Ärzte eingeführt. Alle gesundheitlichen Beeinträchtigungen mit chemischen Stoffen oder der Verdacht darauf

158

müssen an die »Zentrale Erfassungsstelle für Vergiftungen, gefährliche Stoffe und Zubereitungen und Umweltmedizin« im Bundesinstitut für Gesundheitlichen Verbraucherschutz und Veterinärmedizin, BGVV, gemeldet werden (Falldatenbank). Ergänzt werden die Meldungen durch die Hinweise aus den Giftinformationszentren der Länder. Gleichzeitig erfolgen Meldungen aus der Industrie über gefährliche Produkte nach § 16 Abs. 1, nach der Kosmetikaverordnung § 5d und Freiwillige Meldungen an das BGVV (Produktdatenbank). Diese Meldungen werden bewertet und analysiert und führen zu humanen Datensammlungen, Publikationen und Produktinformationssystemen mit Risikobewertung für die Fachöffentlichkeit, Industrieverbände und die Ministerien.

Diese Meldungen haben auch praktische Konsequenzen für den Verbraucherschutz und die öffentliche Gesundheit. Nur einige aktuelle Beispiele sollen hier aufgeführt werden. Zum Beispiel zeigten Auswertungen der Vergiftungsfälle mit Lampenölen bei Kleinkindern, dass bereits eine oral aufgenommene Menge von etwa ein Schluck (ca. 10 ml) genügt, um eine schwere chemische Pneumonie zu verursachen. Das führte zu einem Verbot parfümierter und gefärbter paraffinhaltiger und petroleumhaltiger Lampenöle. Entsprechend schlagen sich solche Feststellungen auch in der Beratung nieder; in diesen Fällen wird empfohlen, jedes Kind, auch bei Aufnahme kleinster Mengen petroleumhaltigen Lampenöls stationär zu überwachen und ein Röntgenbild des Thorax durchzuführen.

Kürzlich wurden Verätzungsfälle mit hypochlorithaltigen Hygienereinigern ausgewertet. Erste Hinweise zeigen, dass hier oftmals ösophagial nur eine leichte Reizung besteht, schaut man aber gastroskopisch genauer nach finden sich im Antrumbereich höhergradige Verätzungen, bis hin zu Grad 2 (eigene Fälle). Als Folge für die Giftberater ergibt sich, dass man bei Ingestion solcher Produkte, abhängig vom pH-Wert auch bei relativer Symptomlosigkeit nach Mund-Racheninspektion, trotzdem eine Gastroskopie empfehlen muss.

Ganz aktuell werden zur Zeit Fälle mit Paracetamolingestionen bei Kleinkindern gesammelt; es scheint, dass die Grenze für eine potenzielle Leberschädigung nach Paracetamol für junge, gesunde Kinder höher anzusetzen ist, als bisher vermutet, während fiebernde Kinder möglicherweise ein höheres Risiko tragen. Konsequenz daraus wäre eine neue Festsetzung der toxischen Grenze für die Indikation zur Antidottherapie mit Acetylcystein.

Zu den Empfehlungen staatlicher Stellen gehören natürlich auch die Impfempfehlungen. Hier sollte man Zugriff auf die Empfehlungen der ständigen Impfkommission (STIKO) des Robert-Bosch-Instituts haben (über Internet), um bei Anfragen stets auf dem neuesten Stand zu sein. Gerade die FSME-Impfung nach Zeckenbiss ist im Frühjahr erfahrungsgemäß häufiger Grund von Anfragen.

Auch Tollwut ist immer wieder ein Thema; hierzu sollte man zum aktuellen Stand der Ausbreitung das jeweils zuständige Regierungspräsidium befragen und danach die Impfempfehlungen einsehen.

FALLBEISPIELE

Es sind oft nicht die schweren Medikamentenintoxikationen mit Psychopharmaka oder Analgetika, die für den Giftberater bei der Recherche zu Problemen führen. Hier gibt es für die häufigen Substanzen ausführliche Monografien mit gut dokumentierten Kasuistiken, auf die man zurückgreifen kann. Es sind die Exoten, die seltenen Einzelfälle, die das Geschick und den Spürsinn des Beraters herausfordern.

Dem Giftberater liegen für die telefonische Beratung vorgedruckte Formulare vor, die einmal als Orientierung zur Abfrage aller wichtigen Fakten und zum anderen als Dokumentationsnachweis dienen. Letzteres hat auch rechtliche Gründe.

Nachfolgend sollen exemplarisch Beratungssituationen dargestellt werden.

Möglichst schon mit Beginn des Gesprächs wird das Datum und die Uhrzeit des Anrufs auf dem Dokumentationsbogen festgehalten. Ferner wird, sobald es die Gesprächssituation zulässt, Name, Ort und Telefonnummer des Anrufers notiert.

Fall 1

Anruf eines aufgeregten Vaters, er sei hier in einem Kinderausstattungsgeschäft und seine 1-jährige Tochter habe in einem unbeobachteten Moment drei Mottenkugeln aus einer Packung gegessen. Was soll er jetzt tun?

Diesem ersten Satz kann der Giftberater schon sechs Antworten auf seine »Zielgerichteten Fragen« entnehmen und notieren:

* Wer hat sich vergiftet?   Ein 1-jähriges Mädchen
* Was führte zu der Vergiftung?   Mottenkugeln
* In welcher Menge wurden sie aufgenommen?   3 Stück
* Aus welchem Grund geschah die Vergiftung?   Akzidentell
* Welcher Art war die Exposition?   Oral
* Wer hat angerufen?   Vater

Da vom Vater aus keine Informationen mehr kommen fragt der Giftberater gezielt weiter:

* Wann erfolgte die Vergiftung?   Gerade eben
* Wie geht es dem Kind?   Gut
* Welche Maßnahmen wurden bisher durchgeführt?   Keine
* Wie schwer ist das Kind?   12 kg

Während man den Vater bittet, einen Moment zu warten, beginnt man seine Recherche.

Erste Quelle für akzidentelle kindliche Vergiftungen ist der *Mühlendahl*. Und man wird auch dank des alphabetischen Aufbaus des Buches sofort fündig: Mottenkugeln bestehen aus Paradichlorbenzol oder Pyrethroiden. Auch Campher oder Naphthalin wird für die Herstellung verwendet. Alle vier Substanzen, besonders aber Campher, das schwere ZNS-Symptome hervorruft, wären in der angegebenen Menge (drei Kugeln) problematisch. Auf der anderen Seite zeichnen sich Paradichlorbenzol und Naphthalin durch einen unangenehmen Geruch aus und Campher wirkt sehr stark schleimhautreizend, so dass die freiwillige Einnahme von drei Kugeln zweifelhaft erscheint.

Der Giftberater schließt also auf Grund der gewonnenen Informationen weitere Fragen an:

- Wie lange war das Kind unbeobachtet? — Nur einen Moment
- Sind Sie sicher, dass es 3 Kugeln waren? — Ganz sicher!
- Wie groß sind die Kugeln? — Stecknadelkopfgroß
- Welcher Art war die Verpackung? — Kleines Papiersäckchen, ca 3-mal 3cm groß
- Hat das Päckchen eine Aufschrift? — Ja, Silicagel, und »Do not eat«

Daraufhin kann man den Vater beruhigen, dass es sich nicht um toxische Mottenkugeln handelte, sondern um ein Trockenmittel, das in kleinen Mengen aufgenommen harmlos ist und die Gabe von etwas Flüssigkeit ausreicht. Die Informationen über Silicagel entnimmt man ebenfalls dem *Mühlendahl*.

Fall 2

Anruf einer jungen Frau, sie habe einen Eintopf aus Zierkürbissen gekocht und gegessen, in der Annahme, sie seien essbar. Der Eintopf habe leicht bitter geschmeckt und in der Nacht habe sie dann heftige Magenbeschwerden mit Erbrechen und blutigen Durchfällen bekommen.

Folgenden Informationen können aus dem Gesagten schon notiert werden:

- Wer hat sich vergiftet? — Junge Erwachsene, weiblich
- Was führt zu der Vergiftung? — Zierkürbisse, bitter
- Welcher Art war die Exposition? — Oral
- Aus welchem Grund geschah die Vergiftung? — Nicht eindeutig zuzuordnen – eher akzidentell

● Wie geht es dem Patienten?	Symptome sind: heftige Magenbeschwerden mit Erbrechen und blutigen Durchfällen
● Wer hat angerufen?	Patientin selbst
Weitere Fragen des Giftberaters:	
● Welche Maßnahmen wurden bisher durchgeführt?	Keine
● Welche Menge wurde aufgenommen?	1 Portion, ca. 1 Essteller voll
● Wann erfolgte die Vergiftung?	Vor ca. 18 Stunden
● Genaue Bezeichnung der Kürbisse, evtl. botanischer Name?	Unbekannt
● Beschreibung der Zierkürbisse?	Tischtennisballgroß, abgeflacht, gelborange

Da diese Recherche voraussichtlich etwas Zeit brauchen wird, bittet man die Anruferin, auf den Rückruf in einigen Minuten zu warten.

Die Suche in der hauseigenen Datenbank sowie *Poisindex* war negativ, ebenso die Suche in den entsprechenden Web-Seiten des Berliner und Mainzer Giftnotrufs. In *Franke: Nutzpflanzenkunde* findet sich ein umfangreiches Kapitel über Kürbisse, Familie der Curcubitaceae, in dem auch die Verwendung von Zierkürbisarten als Nahrungsmittel erwähnt wird. Toxische Inhaltsstoffe werden dort nicht beschrieben. In *Teuscher, Lindequist: Biogene Gifte* werden die Curcubitacine als toxische Inhaltsstoffe der Kürbisgewächse ausführlich behandelt. Danach sind sie für den bitteren Geschmack verantwortlich; kultivierte Kürbisgewächs enthalten als Ergebnis der Züchtung keine Curcubitacine die in der Literatur mit pseudomembranöser Kolitis in Verbindung gebracht werden, Wildpflanzen können sie aber enthalten. Eine Recherche nach ähnlichen Fallberichten über *PubMed* und *Medline* ergab keine beschriebenen Fälle dieser Art.

Der Patientin wurde empfohlen, stationär eine differenzialdiagnostische Abklärung durchführen zu lassen. Für das follow-up erhielten wir vom behandelnden Krankenhaus den Arztbrief; danach war nach Abklingen der gastrointestinalen Symptome der weitere klinische Befund unauffällig. Unserer Bitte, uns die entsprechende Kürbissorte zur Analyse zuzusenden, kam die Patientin leider nicht nach.

Fall 3

Anruf einer Mutter, ihr 21 Monate alter Junge hätte gerade eben mit einem Spülmaschinen-Tab gespielt und jetzt einige Krümel am Mund. Ob er etwas verschluckt habe, könne sie nicht sagen.

Folgende Informationen können gleich notiert werden:

- Wer hat sich vergiftet?   Ein 21 Monate alter Junge
- Wann erfolgte die Vergiftung?   Gerade eben,
  also vermutlich vor 5 Minuten
- Was führte zur Vergiftung?   Geschirrspülmaschinenreiniger;
  genaue Bezeichnung muss noch erfragt werden
- In welcher Menge wurde es   Unbekannt;
  aufgenommen?   tatsächliche Ingestion fraglich
- Aus welchem Grund geschah die   Akzidentell
  Vergiftung?
- Welcher Art war die Vergiftung?   Oral
- Wer hat angerufen?   Die Mutter
  Der Giftberater fragt weiter:
- Wie geht es dem Patienten?
  Hustet er, hat er erbrochen,   Kein Husten, kein Erbrechen,
  würgt er?   kein Würgen
- Welche Maßnahmen   Keine
  wurden bisher durchgeführt?
- Genaue Bezeichnung des   Hausmarke einer bestimmten
  Produktes?   Einzelhandelskette
- Hersteller des Produktes?   Nur der Vertreiber ist vermerkt

Die heute üblichen Spülmaschinenreiniger führen im Gegensatz zu früher in der Regel nur zu leichteren Reizungen der Schleimhäute, so dass meist außer der Gabe eines Entschäumers und Flüssigkeit keine weitere Therapie erforderlich ist. Neuerdings sind aber auch wieder metasilikathaltige Maschinenreiniger auf dem Markt, oft mit Zusatzbezeichnungen wie Klassik o.Ä. Also müssen bei jedem Maschinenreiniger die Rezeptur und der pH ermittelt werden.

Bei deutschen Handelsprodukten sucht man zunächst in der Produktinformationsdatenbank *LARS II*. Ist das Produkt dort nicht gelistet, muss man über den Vertreiber den Hersteller ermitteln und sich umgehend das Sicherheitsdatenblatt des Produktes faxen lassen. Alle Herstellerinformationen werden von den Giftzentralen gesammelt, unter Umständen ist die Information zum angefragten Produkt auch schon vorhanden.

In obigem Fall war das Produkt in *LARS II* unter Mittelkarten gelistet: Die Monografie gibt die exakte Bezeichnung des Produktes, den Hersteller samt Adresse und Telefonnummern im Notfall und die Inhaltsstoffe als Rahmenrezeptur an.

Inhaltstoffe: 30 bis 50 Prozent Pentanatriumtriphosphat, 15 bis 25 Prozent Natriumcarbonat, 10 bis 15 Prozent Natriumperborat, 2 bis 5 Prozent Natriumdisilikat, 2 bis 5 Prozent anionische Tenside und andere Nebenbestandteile (keine Metasilikate!).

Der pH-Wert liegt bei ca. 9,1 und der Hinweis auf das Gefährdungspotenzial lautet: »Augenreizend«.

Der derzeitige Standard der Therapieempfehlungen bei Tensidingestionen findet sich *Mühlendahl: Gabe von Entschäumer und anschließend Flüssigkeit*. Der pH von 9,1 führt nicht zu Verätzungen, Schleimhautreizungen sind aber möglich. Der Mutter wird also empfohlen eine ausführliche Mund- und Racheninspektion durchzuführen, gegebenenfalls auch durch den Kinderarzt. Bei Husten, Würgen oder Erbrechen des Kindes muss zum Ausschluss einer Aspiration der Kinderarzt aufgesucht und die Lunge auskultiert werden

Fall 4

Anruf eines Kriminalbeamten, sie hätten heute Morgen gegen 8.00 Uhr einen 19-jährigen Mann tot neben einer Heliumflasche gefunden, das Ventil im Mund. Frage, ob es möglich ist sich damit umzubringen?

Dokumentierte Informationen:

● Wer hat sich vergiftet?	19-jähriger Mann
● Was führte zur Vergiftung?	Helium
● In welcher Menge wurde es aufgenommen?	Unbekannt
● Wann erfolgte die Vergiftung?	Unbekannt; vermutlich letzte Nacht
● Aus welchem Grund geschah die Vergiftung?	Unbekannt, vermutlich Suizid oder misslungener Abusus
● Welcher Art war die Exposition?	Inhalativ
● Wer hat angerufen?	Behörde

Zunächst informiert man sich kurz im *Römpp* über die Eigenschaften von Helium, und erfährt, dass das in Stahlflaschen angebotene Edelgas nicht als Flüssiggas (würde Spezialcontainer erfordern) sondern als reines Gas angeboten wird. Verwendung fürs Labor oder zum Füllen von Luftballons.

Die hauseigenen Datenbanken liefern keine nennenswerten Informationen.

In *Poisindex* wird nach der Eingabe Helium auf die Monografie »asphyxants« verwiesen. Hier finden sich unter Substanzen, die zur Asphyxie führen neben Kohlenmonoxid, Wasserstoff, Stickstoff etc. auch die Edelgase Argon und Helium. Die Verdrängung des Sauerstoffs führt also zur Atemdepression bis hin zum Atemstillstand mit anschließender Bewusstlosigkeit. Bleibt die Reanimation aus, tritt der Tod ein. Ein Suizid in dieser Form ist also möglich.

164

Liste der Informationsquellen

Bücher

Albrecht K, Intensivtherapie akuter Vergiftungen, Ullstein Mosby, 1997.

Arends J, Volkstümliche Namen, Springer Verlag, 17. Auflage 2000.

Bates N, Edwards N, Roper J, Volans G, Paediatric Toxicology, MacMillan Ref. 1997.

Benjamin, DR, Mushrooms, poisons and panaceas, Freeman and Company 1995.

BIA-Report Gefahrstoffliste 2000, Gefahrstoffe am Arbeitsplatz, Hauptverband der gewerblichen Berufsgenossenschaften, Erich Schmidt Verlag GmbH & Co.

Bresinsky A, Besl H, Giftpilze, Wissenschaftliche Verlagsgesellschaft 1985.

Briggs G, Freeman RK, Drugs in Pregnancy and Lactation, Williams & Wilkins 1998.

Ellenhorn MJ, Ellenhorn's Medical Toxicology, Williams & Wilkens, 2. Auflage 1997.

Flammer R, Horak E, Giftpilze – Pilzgifte, Kosmos Frankh'sche Verlagshandlung 1983.

Franke, W, Nutzpflanzenkunde, Thieme Verlag, 6. Auflage 1997.

Frohne D, Pfänder HJ, Giftpflanzen, Wissenschaftliche Verlagsgesellschaft, 4. Auflage 1997.

Goldfrank LR, Goldfrank's Toxicologic Emergencies, Appleton & Lange, 6. Auflage, 1998.

Haddad LM, Winchester, MD, Poisoning and Drug Overdose, WB Saunders Company, 2. Auflage, 1990.

Heinemeyer Fabian, Der Vergiftungs- und Drogennotfall, Ullstein Mosby, 3. Auflage 1996.

Industrieverband Agrar, Wirkstoffe in Pflanzenschutz- und Schädlingsbekämpfungsmitteln, BLV Verlagsgesellschaft, 3. Auflage 2000.

Junghanss T, Bodio M, Notfall-Handbuch Gifttiere, Thieme Verlag 1996.

Lindner E, Toxikologie der Nahrungsmittel, Thieme Verlag, 4. Auflage 1990.

Ludewig R, Akute Vergiftungen, Wissenschaftliche Verlagsgesellschaft, 9. Auflage 1999.

MAK- und BAT-Werte Liste, Deutsche Forschungsgemeinschaft, VCH Verlagsgessellschaft, 1995.

Martindale, The Extra Pharmacopeia, The Pharmaceutical Press, 29. Auflage, 1989.

Mebs D, Gifttiere, Wissenschaftliche Verlagsgesellschaft, 2.Auflage 2000.

Moeschlin S, Klinik und Therapie der Vergiftungen, Thieme Verlag, 7. Auflage 1986.

Mühlendahl KE, Vergiftungen im Kindesalter, Enke Verlag, 3. Auflage 1995 (Neuauflage in Vorbereitung).

Muller NF, Dessing RP, European Drug Index, Deutscher Apotheker Verlag, 4. Auflage 1997.

Nowack R, Notfallhandbuch Giftpflanzen, Springer Verlag, 1998.

Parnefjord R, Das Drogentaschenbuch, Thieme Verlag, 3. Auflage, 1999.

Römpp, Chemie Lexikon in 6 Bänden, Thieme Verlag, 10. Auflage 1996–1999.
Roth L, Daunderer M, Kormann K, Giftpflanzen Pflanzengifte, Ecomed, 4. Auflage 1994.
Sauer O, Weilemann S, Drogen, Schlütersche, 2001.
Seyffart G, Giftindex, Pabst Verlag, 4. Auflage 1996.
Spielmann H, Schaefer Ch, Arzneitherapie in Schwangerschaft und Stillzeit, Urban und Fischer, 6. Auflage 2001.
Teuscher E, Biogene Arzneimittel, Wissenschaftl. Verlagsgesellschaft, 5. Auflage 1997.
Teuscher E, Lindequist U, Biogene Gifte, Gustav Fischer Verlag, 2. Auflage 1994.
Velvert J, Toxikologie der Haushaltsprodukte, Hans Huber Verlag, 3. Auflage 1993.
Weilemann S, Giftberatung Pflanzen, GOVI-Verlag, 2. Auflage 2000.
Wirth, Gloxhuber, Toxikologie, Thieme Verlag, 5. Auflage 1993.
Zander, Handwörterbuch der Pflanzennamen, Ulmer Verlag, 16. Auflage 1999.

Datenbanken

Rote Liste
Fachinformationen Arzneimittel
Poisindex/Drugdex, Micromedex Corp, Denver
LARS II (Produktinfo) des BGVV
BGVV-Datenbank Stoffe und Produkte
ABDA-Datenbank
Ifap-Index

Datenbanken über Internet

GESTIS: Stoffdatenbank des Berufsgenossenschaftlichen Instituts für Arbeitssicherheit
www.hvbg.de/d/bia/fac/zesp.htm
CHEMIS Chemikalieninformationssystem
CIVIS Chemikalieninformationssystem für verbrauchsrelevante Stoffe
ICBS Internationale chemische Sicherheitsdatenblätter
Datenbanken des Bundesinstitut für gesundheitlichen Verbraucherschutz und Veterinärmedizin,
www.bgvv.de
HSDB Harzadous Substances Data Bank;
IRIS Integrated Risk Informations System;
CCRIS Chemical Carcinogenesis Research Information System
Datenbanken des Toxicology Data Network
www.toxnet.nlm.nih.gov

166

Web-Seiten

www.giftnotruf.de
  Berliner Giftnotruf mit Hinweisen zu Erstmaßnahmen; Giftpflanzentabelle
www.vetpharm.unizh.ch
  Institut für Veterinärpharmakologie und -toxikologie Zürich; gute Infos bei
  Tiervergiftungen; Giftpflanzendatenbank
www.umwelt-online.de
  Regelwerksammlung Umweltschutz und Technikrecht
www.toxinfo.org
  Toxikologische Abteilung der TU München / Münchner Giftnotrufzentrale;
  Infos zu Pilzen und Gifttieren
www.med.uni-bonn.de
  Rubrik Services, Informationszentrale für Vergiftungen
  Bonner Giftnotrufzentrale; Infos zu Drogen
www-giznord.pharpt1.med.uni-göttingen.de
  Göttinger Giftnotrufzentrale; aktuelle Infos
www.giftinfo.uni-mainz.de
  Mainzer Giftnotruf; Pflanzen- und Pilzlisten; Drogeninfos
www.dgpt-online.de
  Deutsche Gesellschaft für experimentelle und klinische Pharmakologie
  und Toxikologie
www.eurotox.com
  Eurotox; Association of European Toxicologists and European Societies of
  Toxicology
www.rki.de
  Robert-Bosch-Institut
www.rki.de/GESUND/STIKO/STIKO.HTM
  STIKO-Impfempfehlungen
www.giftberatung.de
  Freiburger Vergiftungs- und Informationszentrale; Erstmaßnahmen

Zeitschriften

Archive of Toxicology, Springer Verlag
Klinische Toxikologie, Clinical Toxicology, offizielle Publikation von AACT
  und EAPCCT
Arzneimitteltelegramm, Institut für Arzneimittelinformation, Berlin
Bundesgesundheitsblatt, Springer Verlag

Literaturrecherchen mit toxikologischer Fragestellung

PUBMED, MEDLINE, TOXLINE, u.a. Datenbanken der United States National Library of Medicine (teilweise über Internet)

Liste der Giftinformationszentralen in Deutschland

Die Bundesländer in Deutschland müssen laut Chemikaliengesetz § 16 ein für sie zuständiges Giftinformationszentrum benennen. Einige Bundesländer haben sich zusammengeschlossen und ein gemeinsames Zentrum benannt. Die meisten sind über die bundeseinheitliche Notrufnummer Ortsvorwahl/ 1 92 40 rund um die Uhr zu erreichen. Der Service ist in der Freiburger Vergiftungs-Informations-Zentrale und in den meisten anderen Zentralen für Laien und Ärzte kostenlos.

Zuständig für die einzelnen Länder sind folgende Giftzentralen:

Bundesland	Ort	Telefon-Nummer
Baden-Württemberg	Freiburg	07 61 / 1 92 40 oder 2 70 43 61
Bayern	München	089 / 1 92 40
Berlin und Brandenburg	Berlin	030 / 1 92 40
Bremen, Hamburg, Schleswig-Hostein und Niedersachsen	Göttingen	05 51 / 1 92 40
Hessen und Rheinlandpfalz	Mainz	0 61 31 / 1 92 40
Mecklenburg-Vorpommern, Sachsen, Sachsen-Anhalt und Thüringen	Erfurt	03 61 / 73 07 30
Nordrhein-Westfalen	Bonn	02 28 / 1 92 40 oder 2 87 32 11
Saarland	Homburg	0 68 41 / 1 92 40

7 Bewertung klinischer Studien

Irmela Wagner und Lutz Heide

LERNZIELE

Ziel dieses Kapitels ist es,
- die Bedeutung einer kritischen Beurteilung von klinischen Studien dar-zustellen,
- grundsätzliche Studientypen zu beschreiben,
- mögliche Quellen von Bias und Confounding aufzuzeigen,
- die Grundlagen der statistischen Auswertung darzulegen,
- dem Leser eine Checkliste an die Hand zu geben, die eine einfache erste Analyse und Bewertung klinischer Studien ermöglicht.

Einleitung

Jeder Arzt oder Apotheker wird häufig mit den Ergebnissen klinischer Studien konfrontiert. Sei es, der Pharmareferent begründet die Wirksamkeit seines Präparates mit klinischen Studien, sei es, dass neue Therapien die Auseinandersetzung mit der Primärliteratur notwendig machen. Apotheker und Ärzte sollten in der Lage sein, die Qualität einer klinischen Studie, die Darstellung der Daten und die Berechtigung der Schlussfolgerungen kritisch zu beurteilen.

Dazu ist es zunächst notwendig, sich über die verschiedenen Arten von Studien klar zu werden.

Studientypen

Tabelle 7.1 gibt eine Übersicht über die wichtigsten Studientypen.

Querschnittstudie und Longitudinalstudie

In einer *Querschnittstudie* werden Daten nur zu einem Zeitpunkt aufgenommen. Sie stellt eine Momentaufnahme dar, die die Häufigkeit bestimmter Faktoren zu einem definierten Zeitpunkt an einem definierten Ort erfasst, z.B. die AIDS-Prävalenz* in Deutschland 2001. Durch die

---

* Die Prävalenz bezeichnet die Anzahl der Erkrankten bezogen auf die Bevölkerung.

Tab. 7.1 : Darstellung verschiedener Studientypen

	Anzahl der Messzeitpunkte	Intervention	Begründung einer Kausalität	Zeitlicher Verlauf
Querschnittstudie	1	–	–	
Longitudinalstudien				
Epidemiologische Studien				
Fall-Kontroll-Studie	> 1	–	–	Retrospektiv
Kohorten-Studie	> 1	–	–	Prospektiv
Anwendungsbeobachtung	> 1	–	–	Prospektiv
Klinische Studie	> 1	+	+	Prospektiv

Kombination mehrerer Querschnittstudien ist das Erkennen zeitlicher oder geografischer Zusammenhänge möglich, z.B. die Anwendungshäufigkeit oraler Kontrazeptiva im Jahr 1990 im Vergleich zum Jahr 2000 oder die Kropf-Prävalenz in Norddeutschland im Vergleich zu Süddeutschland.

Zur Untersuchung der Effekte von Arzneimitteln werden nicht Querschnittstudien, sondern *Longitudinalstudien* eingesetzt. Diese untersuchen den zeitabhängigen Verlauf bestimmter Parameter, z.B. des Blutdrucks im Verlaufe einer Arzneimitteltherapie. Alle im Folgenden dargestellten Studien sind Longitudinalstudien.

Fall-Kontroll-Studie

Fall-Kontroll-Studien und Kohorten-Studien sind zwei grundlegende epidemiologische Studientypen, die vor allem zur Untersuchung von Gesundheitsrisiken eingesetzt werden. Hierbei wird beobachtet, ob die Exposition gegen einen Einflussfaktor (z.B. Alkoholkonsum oder ein bestimmtes Medikament) mit dem späteren Auftreten eines Effektes (z.B. Krebserkrankungen) assoziiert ist.

Abbildung 7.1 stellt wesentliche Charakteristika einer Fall-Kontroll-Studie dar. Die Fall-Kontroll-Studie beginnt mit der Suche nach einer Gruppe von Fällen (Personen, die eine bestimmte Krankheit aufweisen) und einer Kontrollgruppe (Personen, die in Bezug auf diese Krankheit gesund sind), z.B. Personen mit oder ohne Ösophaguskarzinom. Die Fall-

Kontroll-Studie untersucht dann, ob die beiden Gruppen in der Vergangenheit bestimmten Faktoren in unterschiedlichem Ausmaß ausgesetzt waren (Exposition), z.B. Alkoholkonsum. Die Betrachtungsweise einer Fall-Kontroll-Studie ist also retrospektiv (in die Vergangenheit gerichtet). Bei der Auswahl der Fälle und Kontrollen ist wichtig, dass die beiden Gruppen, mit Ausnahme der betrachteten Krankheit, in möglichst vielen Merkmalen übereinstimmen (Alter, Geschlecht, Begleiterkrankungen usw.). Eine Fall-Kontroll-Studie kann einen Zusammenhang feststellen (»Es besteht ein Zusammenhang zwischen übermäßigem Alkoholkonsum und Tumoren der Speiseröhre«), aber noch keine Kausalität beweisen (»Übermäßiger Alkoholkonsum erhöht das Risiko für ein Ösophaguskarzinom«). Es wäre beispielsweise denkbar, dass Personen, die viel Alkohol trinken, auch mehr rauchen und letztlich das Rauchen die eigentliche Ursache für ein gehäuftes Auftreten von Ösophaguskarzinomen darstellt. Diese Störvariable Rauchen bezeichnet man als *Confounder* (siehe Abschnitt »Zufall, Bias und Confounder«).

Eine Fall-Kontroll-Studie ist in relativ kurzer Zeit kostengünstig durchführbar. Gerade bei seltenen Erkrankungen ist sie wesentlich praktikabler als eine Kohorten-Studie.

Kohorten-Studie

Wie in Abbildung 7.1 dargestellt, werden zu Beginn einer Kohorten-Studie zwei Gruppen von Personen gesucht, die sich hinsichtlich einer Exposition unterscheiden, z.B. Raucher und Nichtraucher. Beide Gruppen werden über einen definierten Zeitraum beobachtet und die Häufigkeit des Eintretens eines bestimmten Ereignisses verglichen, z.B. das Auftreten von Lungenkrebs. Die Kohorten-Studie weist also ein prospektives (in die Zukunft gerichtetes) Design auf. Auch sie kann nur einen Zusammenhang feststellen, aber noch keine Ursache-Wirkungs-Beziehung beweisen. Für einen solchen Beweis müssten die Studienteilnehmer den Gruppen zufällig zugeordnet (= randomisiert) werden, und die Exposition (z.B. Rauchen/Nichtrauchen) müsste vom Studienleiter für beide Gruppen festgelegt werden. Ein solches experimentelles Vorgehen ist für epidemiologische Risikostudien natürlich weder praktisch möglich noch ethisch vertretbar. Es wird jedoch in randomisierten, kontrollierten klinischen Studien zum Beweis von Arzneimittelwirkungen eingesetzt (s.u.).

Die Kohorten-Studie eignet sich z.B. zur Erfassung von Nebenwirkungen von Arzneimitteln. Im Vergleich zur Fall-Kontroll-Studie ist sie zeit- und kostenintensiver.

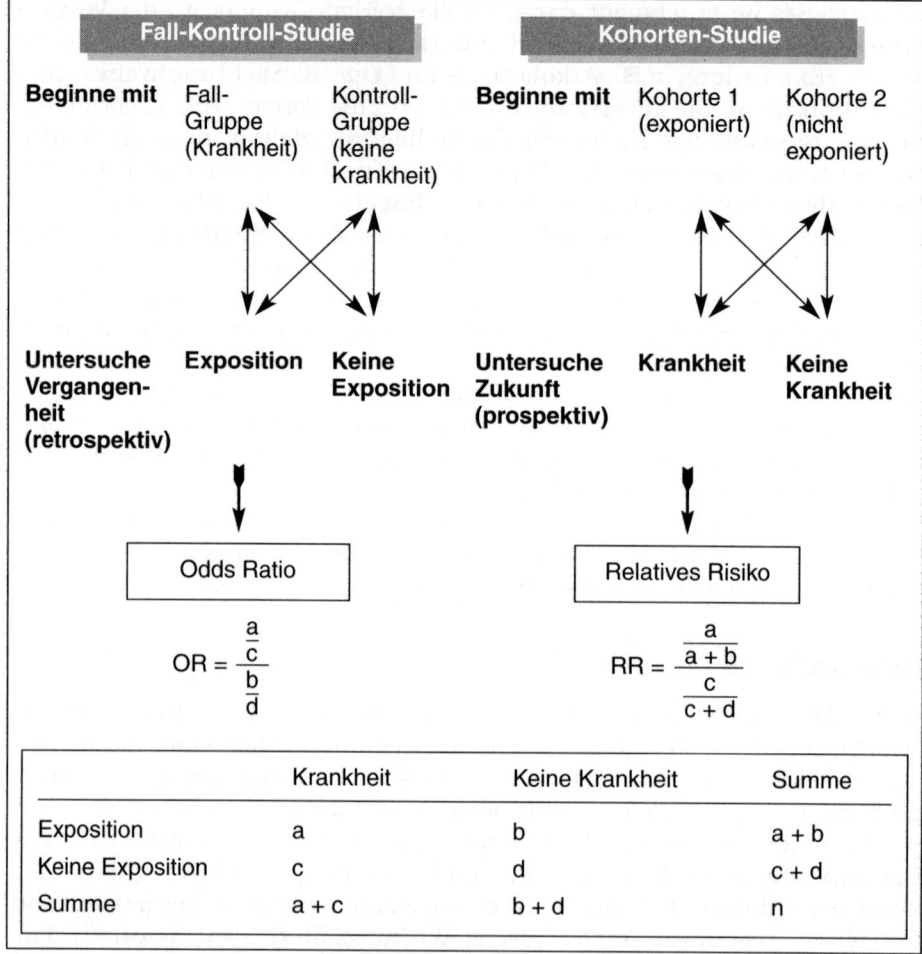

Abb. 7.1: Fall-Kontroll- und Kohorten-Studie

Relatives Risiko und Odds Ratio

Um das Ergebnis von Fall-Kontroll-Studien und Kohorten-Studien auszu-drücken, wird die Anzahl von Personen in den folgenden vier Gruppen verglichen (siehe Abbildung 7.1):

a exponierte Personen, die die Krankheit entwickelt haben,
b exponierte Personen, die die Krankheit nicht entwickelt haben,
c nicht exponierte Personen, die die Krankheit entwickelt haben,
d nicht exponierte Personen, die die Krankheit nicht entwickelt haben.

Das Ergebnis einer Kohorten-Studie wird als *Relatives Risiko* ausge-drückt (Formel siehe Abbildung 7.1). Ein Relatives Risiko > 1 drückt eine

Risikozunahme im Zusammenhang mit der Exposition aus, ein Relatives Risiko < 1 eine Risikoabnahme. Im obigen Beispiel würde ein Relatives Risiko von 5,4 bedeuten, dass das Risiko, an Lungenkrebs zu erkranken, für Raucher etwa 5-mal so hoch wäre wie für Nichtraucher.

Das Ergebnis einer Fall-Kontroll-Studie wird in einer *Odds Ratio* ausgedrückt (Formel siehe Abbildung 7.1), die als eine Näherung für das Relative Risiko betrachtet werden kann. Aufgrund des Designs einer Fall-Kontroll-Studie ist die direkte Berechnung des Relativen Risikos nicht möglich.

Anwendungsbeobachtung und klinische Studie

Anwendungsbeobachtungen und klinische Studien sind von ihrem Design her Kohorten-Studien, bei denen als »Exposition« in der Regel die Einnahme eines bestimmten Medikamentes definiert wird.

Bei einer *Anwendungsbeobachtung* beobachtet der Versuchsleiter die Therapie eines Arztes, ohne in die Entscheidungen des Arztes einzugreifen. Der Arzt wird lediglich gebeten, für Patienten, die mit einem bestimmten, bereits zugelassenen Medikament behandelt werden, eine ausführliche Dokumentation zu führen. Eine Anwendungsbeobachtung generiert relativ kostengünstig Daten über bestimmte Arzneimittel. Eine Anwendungsbeobachtung ist sinnvoll zur Erfassung von Nebenwirkungen, ergibt aber aufgrund der fehlenden Randomisierung keinen Wirksamkeitsnachweis. Zu Marketingzwecken werden die Ergebnisse von Anwendungsbeobachtungen aber häufig als Wirksamkeitsnachweis präsentiert. Dies wird im Fall 2 (siehe »Fallbeispiele«) verdeutlicht.

Die *klinische Studie* ist eine experimentelle Studie (= Interventionsstudie). Im Gegensatz zu den bislang vorgestellten Studientypen werden die Teilnehmer einer klinischen Studie bestimmten Behandlungsgruppen zugeordnet, das heißt, der Versuchsleiter bestimmt die Therapie der Patienten. Die Auswirkungen dieser Therapie werden beobachtet. Es handelt sich um ein prospektives Studiendesign. Durch die zufällige Zuordnung der Patienten zu den Behandlungsgruppen (Randomisierung) stellt die klinische Studie den einzigen Studientyp dar, der einen kausalen Zusammenhang zwischen Exposition (Arzneimitteleinnahme) und Effekt nachweisen kann.

Wendet man ein Arzneimittel bei einem Patienten an, so kann der beobachtete Effekt auf der Wirksamkeit des Arzneimittels beruhen, aber auch auf dem natürlichen Krankheitsverlauf oder dem Placeboeffekt. In klinischen Studien möchte man nur die Wirksamkeit des Arzneimittels ermitteln und versucht deshalb, mithilfe von Kontrollgruppen sowohl den natürlichen Krankheitsverlauf als auch den Placeboeffekt zu erfassen. Man erreicht dies durch kontrollierte, doppelblinde Studien.

174

Kontrollierte Studie

Als kontrolliert wird eine Studie bezeichnet, wenn eine Gruppe mit dem zu prüfenden Medikament behandelt wird, während eine Kontrollgruppe mit Placebo (placebokontrolliert) oder einem Standardmedikament (verumkontrolliert) behandelt wird. Wird in der Kontrollgruppe ein wirksames Arzneimittel als Vergleichspräparat eingesetzt, sollte man kritisch prüfen, ob das Vergleichspräparat in der jeweiligen Indikation und in der verwendeten Dosierung auch sicher wirksam ist. Nicht selten werden Vergleichspräparate in verumkontrollierten Studien unterdosiert, um den Effekt des zu prüfenden Arzneimittels hervorzuheben. In verumkontrollierten Studien ist das Ziel der klinischen Studie häufig nicht die Prüfung auf Überlegenheit, sondern die Prüfung auf Äquivalenz.

Klinische Studien mit mehr als zwei Behandlungsgruppen bezeichnet man als »mehrarmig«, z.B. in einer dreiarmigen Studie gibt es drei Behandlungsgruppen.

Verblindung

Ärzte oder Patienten, die die Zuordnung eines Patienten zu einer bestimmten Behandlungsgruppe kennen, können durch dieses Wissen die erhobenen Daten beeinflussen. Somit kann das Ergebnis der Studie wissentlich oder unwissentlich verzerrt werden. In einer *offenen Studie* wissen sowohl Arzt als auch Patient, welcher Behandlungsgruppe der Patient angehört. In *einfach-blinden Studien* kennt der Arzt, nicht aber der Patient die Gruppenzugehörigkeit. Als *doppelblind* werden Studien bezeichnet, in denen sowohl der Arzt als auch der Patient hinsichtlich der Gruppenzugehörigkeit des Patienten verblindet sind. Für die meisten Studien ist eine doppelte Verblindung wünschenswert, die jedoch nicht immer erreicht werden kann (z.B. beim Vergleich einer chirurgischen mit einer pharmakotherapeutischen Behandlung). Bei verblindeten Studien sollte man überprüfen, ob die Verblindung auch tatsächlich aufrecht erhalten wurde, oder ob aufgrund der unterschiedlichen Erscheinung der Präparate (z.B. Geruch bei Knoblauchdragees) oder völlig unterschiedlicher Nebenwirkungsspektren eine Entblindung wahrscheinlich war.

Wirkung und Wirksamkeit

Unter der *Wirkung* eines Arzneimittels versteht man jeden messbaren pharmakodynamischen Effekt. Dieser Effekt kann in vitro, am Tiermodell oder durch die Wirkung am Menschen bestimmt werden. Beispielsweise kann die Wirkung eines Antidepressivums in der Wiederaufnahmehemmung von Serotonin aus dem synaptischen Spalt bestehen. Die *Wirksamkeit* eines Arzneimittels hingegen bezeichnet das Erreichen eines relevanten Therapieziels, in diesem Fall die Verbesserung der Depression des Patienten. Die Wirksamkeit eines Arzneimittels kann nur in klinischen Studien nachgewiesen werden. Häufig werden nur Wirkungen berichtet und fälschlich als Wirksamkeit dargestellt.

Die erreichte Verbesserung muss klinisch relevant sein. Wenn ein Medikament bei Claudicatio intermittens die schmerzfreie Gehstrecke durchschnittlich von 200 auf 210 m verlängert, so kann dies in einer großen Studie durchaus statistisch signifikant sein, ändert aber offensichtlich kaum die Lebensqualität des Patienten. Zur Beurteilung, ob ein Ergebnis tatsächlich klinisch relevant ist, reicht in der Regel gesunder Menschenverstand aus: »Erscheint diese Verbesserung als so relevant, dass sie den Aufwand und die Risiken einer Arzneimitteltherapie rechtfertigt?«

Zielparameter

Als Zielparameter bezeichnet man die Messgrößen, anhand derer die Wirksamkeit verschiedener Behandlungen in einer klinischen Studie bestimmt werden soll. Meistens definiert man mehrere Zielparameter, um unterschiedliche Effekte der Behandlungen erfassen zu können. Dabei ist es entscheidend, dass von vornherein eine Messgröße als Hauptzielparameter definiert wird. Dieses Hauptzielkriterium bildet die Grundlage der statistischen Auswertung: Die statistische Auswertung untersucht Unterschiede zwischen den Behandlungsgruppen im Hauptzielkriterium auf ihre statistische Signifikanz. Alle anderen Zielparameter, die so genannten Nebenzielparameter, bieten interessante Zusatzinformationen, sind aber für den Wirksamkeitsbeweis nicht entscheidend. Sie können Ausgangspunkt für die Generierung neuer Hypothesen und die Durchführung weiterer Studien sein. Die Unterscheidung zwischen Haupt- und Nebenzielkriterien ist wesentlich; ansonsten würde sich mit jedem zusätzlichen Zielparameter die Wahrscheinlichkeit erhöhen, bei einem dieser Parameter rein zufällig einen »signifikanten« Unterschied nachzuweisen. Wird mehr als ein Hauptzielkriterium definiert, muss die statistische Auswertung diese erhöhte Wahrscheinlichkeit berücksichtigen und die Kriterien für eine statistische Signifikanz verschärfen.

Zielparameter lassen sich in objektiv und subjektiv messbare Parameter unterteilen, wobei eine eindeutige Zuordnung nicht immer möglich ist. *Objektiv messbare Zielkriterien* werden unabhängig von subjektiven Empfindungen ermittelt und sind daher weitgehend unabhängig vom jeweiligen Beobachter. Beispiele hierfür sind eine elektronische Blutdruckmessung oder die Ermittlung von Mortalitätsraten (lebend/tot). Als *subjektiv messbar* bezeichnet man Zielkriterien, bei deren Erhebung das subjektive Empfinden des Patienten oder des Beobachters/Arztes einfließt. Beispiele sind die Angabe der Schmerzintensität durch den Patienten auf einer Visuellen Analogskala oder die Beurteilung des Therapieerfolges durch den Arzt auf einer Likert-Skala. Subjektive Zielparameter wie z.B. Visuelle Analogskalen sind heute in der klinischen Forschung durchaus anerkannt, validiert und für die Ermittlung einer klinisch relevanten Wirksamkeit vielfach unverzichtbar. Schließlich ist die subjektive Verbesserung der Lebensqualität der Patients (»Fühle ich mich mit dieser Therapie besser als ohne?«) ein entscheidender Teil der angestrebten Wirksamkeit.

Patientenkollektive

Das Patientenkollektiv für eine klinische Studie wird mithilfe von Ein- und Ausschlusskriterien definiert. Die *Einschlusskriterien* beschreiben die Diagnose und weitere wesentliche Charakteristika, die Patienten für eine Studienteilnahme aufweisen müssen (z.B. Alter, Schweregrad der Krankheit usw.). Die *Ausschlusskriterien* legen fest, welche Patienten nicht an der Studie teilnehmen dürfen. Die Definition von Ausschlusskriterien dient einerseits einer Verringerung der Variabilität der Daten, andererseits bedeutet sie auch einen Schutz von Patienten, die durch eine Studienteilnahme möglicherweise gefährdet werden könnten. Zum Beispiel werden Patienten mit Magen-Darm-Ulcera üblicherweise von Studien mit nicht-steroidalen Antirheumatika ausgeschlossen. In Veröffentlichungen klinischer Studien sollten die Ein- und Ausschlusskriterien präzise beschrieben sein. Dadurch erhält der Leser ein klares Bild, welche Patienten in der Studie untersucht wurden und wie repräsentativ dieses Patientenkollektiv für die Grundgesamtheit aller Patienten mit dieser Krankheit ist. Die Repräsentativität des Studienkollektivs ist für die Übertragbarkeit der Erkenntnisse in die klinische Praxis entscheidend.

Als *gescreent* bezeichnet man alle Patienten, die auf ihre Eignung für eine Studienteilnahme hin untersucht werden. Patienten, die alle Ein- und Ausschlusskriterien erfüllen und ihr Einverständnis zu einer Studienteilnahme geben, werden *randomisiert*, d.h. zufällig einer Behandlungsgruppe zugeteilt.

Bei der Auswertung einer klinischen Studie sind zwei Patientenkollektive zu unterscheiden: die Intention-to-treat-Population und die According-to-protocol-Population. Zur *Intention-to-treat-Population* zählen alle randomisierten Patienten, unabhängig davon, ob sie die Studie wie vorgesehen durchlaufen haben oder ob sie gegen das Studienprotokoll verstoßen haben. Selbst Patienten, die die Studie vorzeitig abgebrochen haben oder bei denen nachträglich festgestellt wurde, dass sie die Einschlussdiagnose nicht erfüllen, gehen in die Intention-to-treat-Auswertung mit ein. Dies ist die einzige Möglichkeit, subjektive Entscheidungen über die auswertbaren Patienten und damit die Einführung von Bias (= systematischer Fehler, der zu einer Verzerrung des Studienergebnisses führt) zu vermeiden. Zum Beispiel wäre es möglich, dass in einer Studie viele Patienten einer Behandlungsgruppe aufgrund der Nicht-Wirksamkeit des Prüfpräparates vorzeitig ausscheiden. Würden diese Studienabbrecher bei der Auswertung nicht berücksichtigt, würde das Ergebnis der Studie ein falsches Bild wiederge-

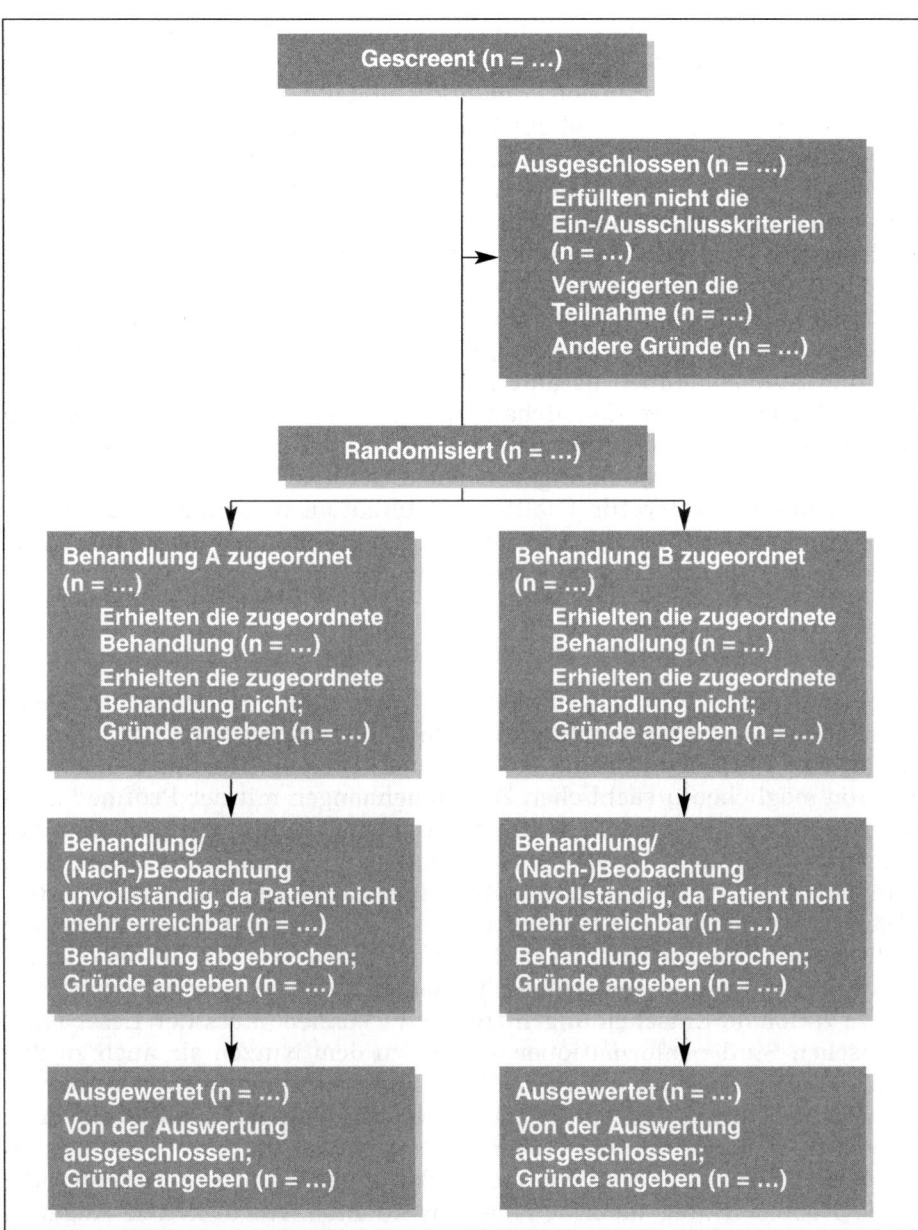

Abb. 7.2: Darstellung des Patientenflusses durch die Etappen einer randomisierten klinischen Studie nach dem CONSORT-Statement 2001 (siehe weiterführende Literatur)

ben. Bei klinischen Studien sollte die Hauptauswertung in der Regel auf der Intention-to-treat-Population basieren.

Die *According-to-protocol-Population* umfasst nur die Patienten, die die Studie protokollgemäß abgeschlossen haben. Dabei muss a priori festgelegt werden, welche Kriterien ein Patient für eine Aufnahme in die According-to-protocol-Population erfüllen muss (z.B. eine definierte Mindestcompliance, eine Mindestanzahl erhobener Messwerte, keine Protokollverstöße usw.). Die Wirksamkeit ist leichter in der According-to-protocol-Population zu beweisen als in der Intention-to-treat-Population.

Als *Drop-outs* bezeichnet man Patienten, die eine klinische Studie vorzeitig abbrechen. Der Leser einer Studie sollte darauf achten, dass die Gründe, die zum Studienabbruch geführt haben, genannt werden, und prüfen, ob Unterschiede zwischen den Behandlungsgruppen bestehen (z.B. Abbruch wegen Nebenwirkungen, Abbruch wegen mangelnder Wirksamkeit usw.).

Nach neuesten Empfehlungen (siehe CONSORT-Statement, Abschnitt »Weiterführende Literatur«) sollte in Publikationen randomisierter klinischer Studien der Fluss der Patienten durch die Etappen der Studie in einem Flussdiagramm dargestellt werden (siehe Abbildung 7.2).

Angaben zu Verträglichkeit und Nebenwirkungen

Nebenwirkungen werden in klinischen Studien als *Unerwünschte Ereignisse* erfasst. Darunter versteht man jedes unerwünschte Ereignis, das einer in eine klinische Prüfung einbezogenen Person widerfährt, unabhängig von möglichen ursächlichen Zusammenhängen mit der Prüfmedikation. Der Prüfarzt bewertet ein Unerwünschtes Ereignis, und nur wenn der begründete Verdacht besteht, dass es mit dem Prüfpräparat zusammenhängt, muss es als *Unerwünschte Arzneimittelwirkung* angesehen werden. *Schwerwiegende Unerwünschte Ereignisse* sind per Definition solche, die tödlich oder lebensbedrohlich sind, zu bleibenden Schäden führen oder eine stationäre Behandlung erforderlich machen.

Um rationale Entscheidungen treffen zu können, muss der Leser einer klinischen Studie Informationen sowohl zu dem Nutzen als auch zu den Risiken einer Therapie erhalten. Daten über Nebenwirkungen sollten in klinischen Studien sehr sorgfältig dargestellt werden. Es sollte klar hervorgehen, ob die Anzahl der Nebenwirkungen oder die Anzahl der Patienten mit Nebenwirkungen genannt werden und ob einzelne Patienten dieselbe Nebenwirkung mehrfach nennen konnten. Auch sollten Angaben über einen möglichen Zusammenhang mit der Studienmedikation gemacht werden.

Zufall, Bias und Confounder

Bei der Durchführung einer klinischen Studie können sich Fehler einschleichen, die das Ergebnis der Studie beeinflussen können. Bei der Beurteilung des Ergebnisses einer klinischen Studie sollte man deshalb stets folgende 3 Punkte beachten:

- Zufall
  Wie groß ist die Wahrscheinlichkeit, dass das beobachtete Ergebnis auf Zufall beruht? Zur Beantwortung dieser Frage dienen statistische Tests (siehe Abschnitt »Statistische Tests«).
- Bias
  Als Bias bezeichnet man systematische Fehler, die zu einer Verzerrung des Studienergebnisses führen können. Von Selektionsbias spricht man, wenn Patienten den Behandlungsgruppen nicht zufällig, sondern aufgrund bestimmter Eigenschaften zugeordnet werden. Dieser Bias wird im Fall 2 am Schluss dieses Kapitels verdeutlicht. Die einzige zuverlässige Maßnahme gegen einen Selektionsbias ist die Randomisierung (siehe unten). Unter Publikationsbias versteht man eine verzerrte Darstellung der wissenschaftlichen Datenlage, die dadurch entsteht, dass Studien mit negativem Ergebnis häufig nicht publiziert werden. Somit steht für Recherchen oft nur eine Auswahl klinischer Studien zur Verfügung.
- Confounder
  Als Confounder bezeichnet man eine zufällige Störgröße, die das Studienergebnis beeinflussen kann. In einer Studie, die das Auftreten von Müdigkeit als Nebenwirkung eines Arzneimittels untersucht, sollten zusätzlich eingenommene Schlafmittel als mögliche Confounder beachtet werden. Ein gehäuftes Auftreten von Müdigkeit könnte sonst irrtümlich als Nebenwirkung des zu prüfenden Medikamentes interpretiert werden, obwohl Unterschiede im Schlafmittelgebrauch zwischen den Behandlungsgruppen für das Ergebnis verantwortlich sind. Ein gutes Studiendesign kann dazu beitragen, die Auswirkungen von zufälligen Störgrößen schon vor der Studie zu reduzieren, auch wenn es oft nicht möglich ist, alle Confounder auszuschalten. Statistische Methoden können nach Durchführung der Studie helfen, die Auswirkungen von zufällig aufgetretenen Störgrößen auf das Studienergebnis abzuschätzen. Allerdings können unerkannte Störgrößen in der statistischen Auswertung natürlich nicht berücksichtigt werden.

Randomisierung

Unter Randomisierung versteht man die zufällige Zuordnung der Studienteilnehmer zu den Behandlungsgruppen, das heißt, weder der Arzt noch der Patient können Einfluss auf die Gruppenzuordnung nehmen. Dadurch wird ein Selektionsbias vermieden. In der Praxis wird mithilfe von Computerprogrammen nach dem Zufallsprinzip eine so genannte Randomisierungsliste erstellt, die einzelnen Randomnummern eine Behandlung zuordnet. Die Patienten bekommen streng in der Reihenfolge, in der sie sich beim Arzt vorstellen, eine Randomnummer zugeteilt und erhalten die

Randomnummer	Behandlung
1	P
2	P
3	V
4	V
5	V
6	P
7	P
8	V
9	P
10	V
11	P
12	V
13	V
14	P
15	P
16	V
17	V
18	P
19	V
20	P

P: Placebo
V: Verum

Abb. 7.3:
Beispiel einer Randomisierungsliste für eine placebokontrollierte, in 4er-Blöcken randomisierte klinische Studie mit 20 Patienten. Jeder Block enthält zwei Verum- und zwei Placebo-Patienten, wobei die Reihenfolge in jedem Block zufällig ist

Studienmedikation, die mit der entsprechenden Randomnummer gekennzeichnet ist. Die Randomisierungsliste wird unter Verschluss aufbewahrt und erst nach Erhebung aller Daten und nach Abschluss der Studie geöffnet. Auf diese Weise bleibt die Verblindung von Arzt und Patient gewahrt.

Häufig wird in Blöcken randomisiert *(Blockrandomisierung),* um eine zufällige Ungleichverteilung zwischen Verum und Placebo zu vermeiden. Bei einer Randomisierung in 4er-Blöcken ist nach jeweils 4 Randomnummern das Verhältnis zwischen Verum und Placebo ausgeglichen; die Reihenfolge von Verum und Placebo innerhalb eines Blockes ist zufällig. Abbildung 7.3 zeigt, wie eine Randomisierungsliste für eine placebokontrollierte Studie mit 20 Patienten aussehen könnte.

Durch die zufällige Zuordnung ist die Wahrscheinlichkeit groß, dass die Behandlungsgruppen in ihren Ausgangsdaten vergleichbar sind, v.a. bei hohen Patientenzahlen. Allerdings kann eine Randomisierung (zufällige!) Unterschiede zwischen den Behandlungsgruppen nicht ausschließen.

Stratifizierung

Möchte man ganz sicher gehen, dass bestimmte Merkmale in den Behandlungsgruppen gleichverteilt sind, so kann man die Studienteilnehmer bezüglich dieses Merkmales stratifizieren (schichten). Eine Schichtung in Männer und Frauen ist zum Beispiel sinnvoll, wenn bekannt ist, dass Männer und Frauen auf das zu prüfende Arzneimittel unterschiedlich stark ansprechen. Die Randomisierung wird dann so durchgeführt, dass das Verhältnis zwischen Männern und Frauen in beiden Behandlungsgruppen gleich ist. Bei einer Randomisierung in 4er-Blöcken könnte man z.B. den Männern die Randomnummern 1 bis 100 zuteilen, den Frauen die Randomnummern 101 bis 200.

Parallelgruppen- versus Cross-over-Design

Von einem *Parallelgruppendesign* (siehe Abbildung 7.4) spricht man, wenn Patienten jeweils in eine Behandlung randomisiert werden und die Ergebnisse der beiden Gruppen miteinander verglichen werden. Beim *Cross-over-Design* erhält jeder Patient nacheinander verschiedene Behandlungen, z.B. Verum und Placebo (siehe Abbildung 7.4). Dabei wird die Reihenfolge der Exposition (Verum–Placebo oder Placebo–Verum) randomisiert. Beim Cross-over-Design wird jeder Patient mit sich selbst verglichen. Dadurch ist die Variabilität der Daten geringer, was im Vergleich zur Parallelstudie niedrigere Patientenzahlen ermöglicht. Eine Voraussetzung für die Durchführung einer Studie im Cross-over-Design ist, dass es sich um eine chronische Krankheit handelt, deren Symptome über einen längeren Zeitraum konstant bleiben. Um zu verhindern, dass die Effekte des ersten Prüfmedikamentes in die Prüfphase des zweiten Medikamentes hinübergetragen werden (so genannte »carry-over-Effekte«), wird zwischen den beiden Behandlungsphasen eine Auswaschphase eingeschoben. Während der Auswaschphase wird entweder offen Placebo oder kein Medikament verabreicht. Eine weitere Schwierigkeit bei Cross-over-Studien ist, dass Patienten, die während oder nach der ersten Prüfphase die Studie abbrechen für die zweite Prüfphase (und damit den Vergleich) nicht mehr zur Verfügung stehen. Aufgrund der genannten Probleme wird ein Cross-over-Design bei Wirksamkeitsstudien nur noch recht selten angewendet. Ein sinnvoller Einsatz bietet sich bei Studien mit pharmakokinetischen oder pharmakologischen Untersuchungen.

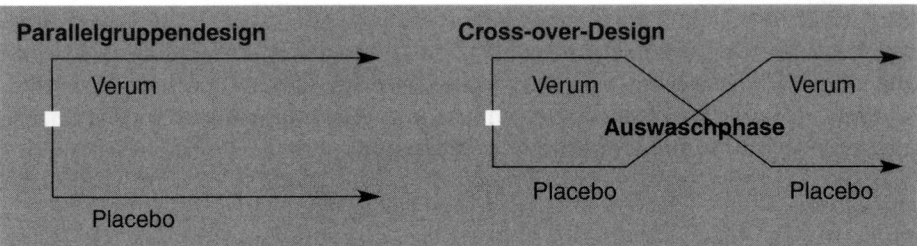

Abb. 7.4: Studiendesigns

Monozentrische versus multizentrische Studie

In einer *monozentrischen Studie* werden alle Studienteilnehmer in einem Prüfzentrum, d.h. in einer Klinik oder in einer Praxis untersucht. Durch das standardisierte Vorgehen eines Untersuchers ist die Variabilität der Daten relativ gering. Bei *multizentrischen Studien* wirken mehrere Ärzte in mehreren Prüfzentren an der Datenerhebung mit. Dadurch wird im Vergleich zur monozentrischen Studie die Übertragbarkeit der Ergebnisse auf die klinische Praxis erhöht. Allerdings muss untersucht werden, ob Zentrumseffekte vorliegen, d.h. ob das Prüfzentrum einen Einfluss auf die Messgrößen der Studie hat. Zentrumseffekte können Confounder darstellen, deren Einfluss auf das Studienergebnis mithilfe statistischer Verfahren abgeschätzt werden kann.

Phasen der klinischen Prüfung

Phase I
In Studien der klinischen Prüfung Phase I wird ein in der Entwicklung befindliches Arzneimittel erstmals am Menschen angewendet. Die Studie wird an gesunden Menschen, so genannten Probanden, durchgeführt. Ziel der Phase-I-Studie ist vor allem die Untersuchung der Verträglichkeit der neuen Substanz und die Ermittlung pharmakokinetischer Daten.

Phase II
Phase-II-Studien werden auch als Dosisfindungsstudien bezeichnet. Hier wird zum ersten Mal die Wirksamkeit der Prüfsubstanz an kranken Menschen (Patienten) untersucht. Häufig ist das Design der Studie mehrarmig, um verschiedene Dosierungen auf ihre Wirksamkeit prüfen zu können. Die Patientenzahlen sind relativ gering.

Phase III
Wenn sich in einer Phase-II-Studie Anhaltspunkte für eine Wirksamkeit gezeigt haben und Dosis und Dosierungsintervall sinnvoll festgelegt sind, versucht man, in einer größeren Studie die Wirksamkeit statistisch signifikant nachzuweisen. In Phase-III-Studien soll der Wirksamkeitsnachweis für die Zulassung erbracht werden. Zum Teil können hierbei auch Aussagen über die Sicherheit und Verträglichkeit der neuen Therapie getroffen werden. Allerdings reichen zur Erfassung seltener Nebenwirkungen die untersuchten Patientenzahlen meist nicht aus.

Phase IV
Phase-IV-Studien sind Studien nach der Zulassung eines Arzneimittels in der zugelassenen Indikation. Hierbei wird häufig die Wirksamkeit im Vergleich zu anderen Arzneimitteln untersucht. Auch können zusätzliche Informationen über Nebenwirkungen gewonnen werden.

Statistik in klinischen Studien

Wozu brauchen wir Statistik?

In einer klinischen Studie wird immer nur eine begrenzte Zahl von Patienten untersucht, die eine bestimmte Krankheit aufweisen, d.h. eine klinische Studie stellt eine Stichprobe aus der Grundgesamtheit aller Patienten mit dieser Krankheit dar. Wie groß ist der beobachtete therapeutische Effekt in der klinischen Studie? In welchem Bereich liegt dann der zu erwartende Effekt in der Grundgesamtheit, also beim zukünftigen Einsatz des Arzneimittels? Beruht das Ergebnis der klinischen Studie vielleicht gar auf Zufall? Diese Fragen versucht man, mithilfe der Statistik zu beantworten.

Datentypen

Welche statistischen Methoden angewendet werden, hängt entscheidend davon ab, welche Art der Daten vorliegt.

Nominaldaten sind Daten, denen willkürlich Zahlen zugeordnet werden, z.B. männlich = 1, weiblich = 2. Weder die Reihenfolge noch der Abstand der Zahlen ist sinnvoll, eine Angabe wie z.B. ein durchschnittliches Geschlecht von 1,3 ist sinnlos.

Ordinaldaten sind Daten, bei denen die Reihenfolge der Zahlen sinnvoll ist, der Abstand zwischen den Zahlen dagegen willkürlich und nicht einheitlich. Ein Beispiel für einen ordinalen Datentyp ist die Einteilung der Herzinsuffizienz nach der New York Heart Association in die NYHA-Klassen I–IV. Die Reihenfolge der Zahlen ist sinnvoll (die Stärke der Herzinsuffizienz nimmt von I bis IV zu), der Abstand ist willkürlich (ein Patient der NYHA-Klasse IV hat nicht eine doppelt so schwere Herzinsuffizienz wie ein Patient der NYHA-Klasse II). Daten, die mithilfe von Likert-Skalen erhoben werden, sind Ordinaldaten. Eine *Likert-Skala* gibt definierte Werte bzw. Bezeichnungen vor (Abbildung 7.5).

Intervalldaten sind Daten, bei denen die Reihenfolge und die Abstände der Zahlen mathematisch sinnvoll sind, z.B. die Köpergröße. Der Abstand

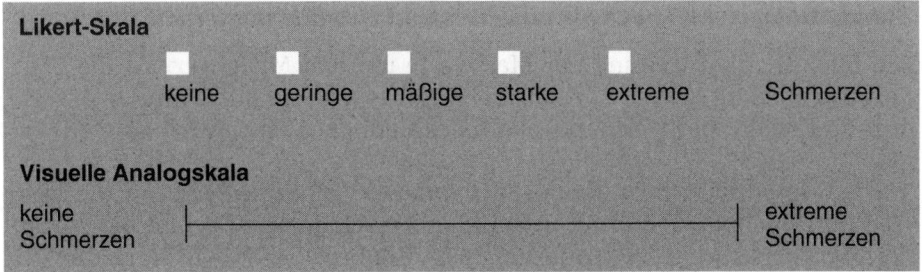

Abb. 7.5: Likert-Skala und visuelle Analogskala am Beispiel Schmerzbewertung

zwischen 155 cm und 156 cm ist genauso groß wie der Abstand zwischen 180 cm und 181 cm; jemand, der 2 m groß ist, ist doppelt so groß wie jemand, der 1 m groß ist. Daten, die mithilfe von Visuellen Analogskalen erhoben werden, werden als Intervalldaten ausgewertet. Als *Visuelle Analogskala* bezeichnet man eine 10 cm lange Linie, deren Enden mit Extremzuständen beschriftet sind (Abbildung 7.5). Der Patient markiert den Punkt der Linie, der seinem Zustand entspricht.

Nominaldaten, Ordinaldaten und nicht normalverteilte Intervalldaten bezeichnet man als *nicht-parametrische Daten,* normalverteilte Intervalldaten bezeichnet man als *parametrische Daten.*

Mittelwert und Median

Zwei wichtige Begriffe der Statistik sind der Mittelwert (arithmetisches Mittel) und der Median. Beide charakterisieren die mittlere Lage einer Verteilung. Der Mittelwert darf streng genommen nur zur Charakterisierung normalverteilter Intervalldaten (parametrischen Daten) verwendet werden; bei unsymmetrischen Verteilungen gibt er ein falsches Bild wieder. Aus statistischer Sicht ist auch die in der Schule übliche Berechnung einer Durchschnittsnote inkorrekt, da es sich bei den Schulnoten um Ordinaldaten handelt (ein Schüler mit der Note 2 hat nicht doppelt so viel gewusst wie ein Schüler mit der Note 4).

Der *Median* ist der mittlere Wert einer Verteilung, d.h., 50 Prozent der Werte sind größer, 50 Prozent der Werte kleiner als der Median. Der Median eignet sich bei Intervalldaten (auch bei nicht-normalverteilten Intervalldaten) und bei Ordinaldaten mit vielen Gruppen. Extreme Werte, so genannte Ausreißer, haben einen großen Einfluss auf den Mittelwert; der Median hingegen ist unempfindlich gegen Ausreißer. In Beziehung zum Median stehen die *Quantile.* So bezeichnet das 25-Prozent-Quantil (auch 25-Prozent-Quartil genannt) den Wert, unterhalb welchem 25 Prozent der Messwerte liegen. Häufig findet man zur detaillierteren Beschreibung einer Verteilung die Angabe von Median und 25-Prozent- und 75-Prozent-Quartilen.

Standardabweichung,
Standardabweichung des Mittelwertes und Konfidenzintervall

Ein Maß für die Streuung der Messwerte um den Mittelwert ist die *Standardabweichung* (SD). Für normalverteilte Daten gilt näherungsweise, dass 95 Prozent der Werte innerhalb des Bereiches Mittelwert +/– 2 SD liegen.

Die *Standardabweichung des Mittelwertes* (Standard error of the mean = SEM) errechnet sich aus der Standardabweichung (SD) und der Anzahl der Messwerte (n) (siehe Abbildung 7.6). Sie beschreibt, wie stark die Mittelwerte vieler Stichproben streuen würden, wenn man viele Stichproben

$$SEM = \frac{SD}{\sqrt{n}} \qquad 95\%\text{-C.I.} = \overline{x} \pm 1{,}96 \cdot SEM$$

SEM	= Standard error of the mean = Standardabweichung des Mittelwertes
SD	= Standardabweichung
n	= Fallzahl pro Gruppe
$\overline{x}$	= in der Studie bestimmter Mittelwert

Abb. 7.6: Berechnung von Standardabweichung des Mittelwertes und 95-Prozent-Konfidenzintervall

aus der Grundgesamtheit ziehen würde, d.h. wenn man die klinische Studie mehrfach an verschiedenen Patienten aus der Grundgesamtheit aller Patienten durchführen würde. Sie quantifiziert also, wie nahe der Mittelwert der Stichprobe am wahren, unbekannten Mittelwert der Grundgesamtheit liegt.

Das *95-Prozent-Konfidenzintervall* (C.I.) gibt ein Zahlenintervall an, das mit 95-prozentiger Wahrscheinlichkeit den wahren Wert (also den unbekannten Mittelwert der Grundgesamtheit) enthält. Es errechnet sich mithilfe der Standardabweichung des Mittelwertes (Abbildung 7.6): näherungsweise gilt, dass das 95-Prozent-Konfidenzintervall gleich dem Mittelwert der Studie +/– 2 SEM ist. Grundsätzlich sollten bei der Darstellung der Ergebnisse einer klinischen Studie die Standardabweichung der Messwerte (SD) oder das 95-Prozent-Konfidenzintervall (C.I.) angegeben werden. Oft wird stattdessen aber die Standardabweichung des Mittelwertes (SEM) dargestellt, die beim unerfahrenen Leser fälschlich den Eindruck einer geringeren Streuung der Messwerte erzeugt. Mithilfe der in Abbildung 7.6 angegebenen Formeln lassen sich SD, SEM und C.I. jedoch leicht ineinander umrechnen.

Nullhypothese und Alternativhypothese

Bei jeder klinischen Studie wird vor der Durchführung eine Nullhypothese H_0 und eine Alternativhypothese H_A definiert. Die *Nullhypothese* besagt, dass zwischen den Behandlungsgruppen kein Unterschied besteht, oder, vereinfacht ausgedrückt, dass die Wirksamkeit des zu prüfenden Arzneimittels der Wirksamkeit von Placebo entspricht. Die *Alternativhypothese* besagt, dass zwischen den Behandlungsgruppen ein Unterschied existiert. Dabei kann die Alternativhypothese einseitig (»Die Wirksamkeit des Prüfmedikamentes ist größer als die von Placebo«) oder zweiseitig (»Die Wirksamkeit des Prüfmedikamentes ist größer oder geringer als die von Placebo«) definiert werden. Das Ziel der Studie ist es, die Nullhypothese zu widerlegen und damit die Alternativhypothese anzunehmen, also eine Wirksamkeit des Arzneimittels nachzuweisen.

Fehlerarten

Da eine klinische Studie nur eine Stichprobe darstellt, kann man nie sicher sein, dass die erhaltenen Ergebnisse wahr sind, das heißt, auch für die Grundgesamtheit aller Menschen mit dieser Krankheit zutreffen. In diesem Zusammenhang sind zwei Fehlerarten zu unterscheiden:

Ein falsch-positives Ergebnis = α-Fehler = Fehler 1. Art

Ein falsch-positives Ergebnis liegt vor, wenn in einer klinischen Studie zufällig ein Unterschied zwischen zwei Behandlungsgruppen beobachtet wird, obwohl tatsächlich beide Behandlungen gleich (un)wirksam sind. Das Risiko, in klinischen Studien ein solches falsch-positives Ergebnis zu erhalten, kann man nicht völlig ausschließen. Im Allgemeinen wird ein »Restrisiko« von < 5 Prozent akzeptiert, dass ein beobachteter Unterschied auf Zufall beruht. Das »Signifikanzniveau« wird also auf $\alpha = 0{,}05$ festgelegt. Da ein falsch-positives Ergebnis das Risiko in sich birgt, dass Patienten aufgrund der fälschlicherweise gezeigten Wirksamkeit mit einem unwirksamen Medikament behandelt werden, nennt man den α-Fehler auch *Konsumentenrisiko*.

Ein falsch-negatives Ergebnis = β-Fehler = Fehler 2. Art

Auch der umgekehrte Fall ist möglich, nämlich dass in einer klinischen Studie kein Unterschied zwischen zwei Behandlungen beobachtet wird, obwohl tatsächlich ein Unterschied besteht. Dieses Risiko wird mit β bezeichnet. Da ein falsch-negatives Ergebnis dazu führen kann, dass eine an sich wirksame Substanz als unwirksam eingestuft wird, nennt man den β-Fehler auch *Produzentenrisiko*. Die Wahrscheinlichkeit, dass eine bestimmte klinische Studie einen existierenden Unterschied tatsächlich nachweisen kann, bezeichnet man als *Power* $= 1-\beta$. Bei der Planung einer klinischen Studie wird die Fallzahl in der Regel so berechnet, dass eine Power von 80 bis 90 Prozent erreicht wird.

Statistische Signifikanz

Ein Ergebnis wird als statistisch signifikant bezeichnet, wenn es unwahrscheinlich ist, dass der beobachtete Unterschied auf Zufall beruht. Der Leser einer klinischen Studie kann die statistische Signifikanz sowohl mithilfe des p-Wertes als auch mithilfe von Konfidenzintervallen beurteilen.

p-Wert

Vereinfacht gesagt, gibt der p-Wert die Wahrscheinlichkeit an, dass der in einer Studie beobachtete Effekt eines Arzneimittels nur auf Zufall beruhte. Wenn $p < 0,05$ (also kleiner als 5 Prozent) ist, dann wird das Ergebnis in der Regel als statistisch signifikant angesehen. Die Nullhypothese wird abgelehnt und die Alternativhypothese angenommen. Falls bei der Planung der Studie ein anderes Signifikanzniveau festgelegt wurde (z.B. $\alpha = 0,01$), muss der p-Wert entsprechend kleiner als dieser α-Wert sein, um die Nullhypothese im Sinne der Studie zu widerlegen.

Man sollte berücksichtigen, dass eine einseitige Alternativhypothese im Vergleich zur zweiseitigen Alternativhypothese wesentlich leichter statistisch signifikant nachgewiesen werden kann. Die Definition einer einseitigen Alternativhypothese ist in den seltensten Fällen angemessen. Sie schließt von vornherein aus, dass das zu prüfende Medikament zu schlechteren Resultaten führt als Placebo und legt somit fest, dass, falls ein solcher Unterschied beobachtet wird, er zufällig sein muss. Falls eine einseitige Alternativhypothese definiert wird, sollte dies begründet werden.

Das 95-Prozent-Konfidenzintervall

Nehmen wir an, in einer Studie senkt das Prüfmedikament den diastolischen Blutdruck im Mittel um 13 mm Hg stärker als Placebo, und das 95-Prozent-Konfidenzintervall (s.o.) reicht von –5 bis 31 mm Hg. Es könnte dann durchaus sein, dass der wahre Therapieunterschied bei 0 mm Hg liegt oder gar bei negativen Werten, d.h. das Prüfpräparat wäre weniger wirksam als Placebo! Damit ist dieses Ergebnis statistisch nicht signifikant. Ein statistisch signifikantes Ergebnis würde in diesem Beispiel erfordern, dass alle Werte des 95-Prozent-Konfidenzintervalles größer als 0 sind (z.B. 95-%-C.I. = 4 bis 22 mm Hg).

Fallzahlabschätzung

Je mehr Patienten an einer klinischen Studie teilnehmen, desto größer ist die Wahrscheinlichkeit, ein statistisch signifikantes Ergebnis zu erzielen. Andererseits sollte man aus finanziellen, organisatorischen und ethischen Gesichtspunkten nicht mehr Patienten als notwendig in eine klinische Studie einschließen. Deshalb berechnet man in der Planungsphase einer Studie die benötigte Patientenzahl. Folgende Parameter gehen in die Fallzahlabschätzung mit ein:

● α-Fehler
  Je kleiner der α-Fehler definiert wird, d.h. je geringer das Risiko eines falsch-positiven Ergebnisses sein soll, desto mehr Patienten werden benötigt.

- β-Fehler
  Je kleiner der β-Fehler definiert wird, d.h. je größer die Power sein soll, einen bestehenden Unterschied auch tatsächlich zu erkennen, desto mehr Patienten werden benötigt.
- Standardabweichung (Variabilität)
  Eine Abschätzung, wie hoch die Streuung der Messwerte des Hauptzielkriteriums erwartet wird, muss mithilfe von Pilotstudien vorgenommen werden. Je größer die Standardabweichung erwartet wird, desto mehr Patienten werden benötigt.
- Minimale klinisch relevante Differenz δ
  Es sollte vor Studienbeginn festgelegt werden, welcher Unterschied zwischen den Behandlungsgruppen als klinisch relevant eingestuft wird. Je größer diese minimale klinisch relevante Differenz definiert wird, desto weniger Patienten benötigt man für einen statistisch signifikanten Unterschied. Allerdings ist es dann möglich, dass man einen bestehenden geringeren Unterschied aufgrund der zu geringen Fallzahl nicht signifikant nachweisen kann. Dieses Risiko akzeptiert man, da man Unterschiede, die kleiner sind als δ, ohnehin nicht als klinisch relevant betrachten würde.

Statistische Signifikanz versus klinische Relevanz

Die Betrachtung der statistischen Signifikanz darf nie davon ablenken, dass der Leser einer Studie vor allem auch die klinische Relevanz der Ergebnisse beurteilen muss. Die Tatsache, dass ein Ergebnis statistisch signifikant ist, macht keine Aussage über seine klinische Relevanz. Mit entsprechend hohen Patientenzahlen lässt sich auch ein Unterschied in der Blutdrucksenkung von 2 mm Hg statistisch signifikant nachweisen! Umgekehrt beweist das Fehlen der statistischen Signifikanz eines Resultates keineswegs die Abwesenheit einer Wirksamkeit, sondern kann einen wichtigen Hinweis für die Planung einer Folgestudie mit größerer Fallzahl geben. Hierzu bedarf jeder Einzelfall einer kritischen Überprüfung.

Statistische Tests

Tabelle 7.2 gibt eine Übersicht über einige übliche statistische Tests bei klinischen Studien. Dabei werden je nach Datentyp und Datenverteilung (normalverteilt oder nicht normalverteilt) unterschiedliche Methoden angewendet. Weiterhin wird nach der Zahl der Datensätze unterschieden. Unverbundene Datensätze liegen bei Studien im Parallelgruppen-Design vor, bei Studien im Cross-over-Design sind die Gruppen verbunden (jeder Patient ist sein eigener Vergleich). Zwei Datensätze liegen beim einfachsten Fall einer klinischen Studie mit zwei Behandlungsgruppen vor (Verum/Placebo bzw. Verum/Standardpräparat). Mehr als zwei Datensätze liegen bei mehr als zwei Behandlungsgruppen vor (z.B. Verum in verschiede-

Tab. 7.2: Übliche statistische Tests bei klinischen Studien

Zahl der Datensätze	*Parametrische Daten*	*Nicht-para-metrische Daten*	
(= »Stichproben«)	*Intervalldaten normalverteilt*	*Ordinaldaten, Intervalldaten nicht normalverteilt*	*Nominaldaten*
2, unverbunden	Student's t-Test	Mann-Whitney U Test oder Wilcoxon rank sum test	chi²-Test; bei kleinenGruppen: Fishers exakter Test
2, verbunden	Gepaarter Student's t-Test	Wilcoxon signed rank sum test	McNemars Test
> 2, unverbunden	ANOVA	Kruskal-Wallis-Test	chi²-Test
> 2, verbunden	ANOVA	Friedman-Test	Cochran's Q Test

nen Dosierungen/Placebo) oder wenn innerhalb der Gruppen eine Strati-fizierung vorgenommen wurde. Falschanwendungen statistischer Testver-fahren ergeben häufig zu gute Signifikanzwerte, z.B. wenn bei ordinalen oder nicht-normalverteilten Daten parametrische Auswertungsmethoden (t-Test, ANOVA) anstelle der hier angebrachten nicht-parametrischen Me-thoden angewendet werden. Es sollte besonderes Augenmerk darauf ge-richtet werden, dass das Testverfahren vor der Studie festgelegt wird und die erhobenen Daten auch mit diesem Verfahren ausgewertet werden. Eine nachträgliche Änderung des Testverfahrens ist nicht zulässig und sollte mit äußerster Skepsis betrachtet werden.

Veröffentlichung einer klinischen Studie

Jede klinische Studie sollte in einer Fachzeitschrift veröffentlicht werden. Die Qualität der Zeitschrift gibt dabei einen ersten Hinweis auf die Qua-lität der Studie.

Impact-Faktor

Der Impact-Faktor drückt die durchschnittliche Zitierungsrate der Artikel einer Zeitschrift aus und wird im Journal Citation Report veröffentlicht. Sehr gute, viel gelesene Zeitschriften wie Science, Nature oder das New England Journal of Medicine haben Impact-Faktoren > 20, d.h. im Durch-schnitt wird jeder Artikel, der innerhalb eines zweijährigen Zeitraumes publiziert wird, mehr als 20-mal im darauffolgenden Jahr zitiert. Als Faustregel ist ein Impact-Faktor von > 2 als gut einzustufen. Allerdings muss man berücksichtigen, dass spezialisierte Journale und Journale in der Landessprache nicht so viel gelesen werden, als dass sie hohe Zitierungsraten erreichen könnten.

Peer Review

Bei vielen medizinischen und wissenschaftlichen Zeitschriften müssen eingereichte Arbeiten vor der Veröffentlichung einen so genannten Peer-Review-Prozess durchlaufen. Eingereichte Manuskripte werden von dem Herausgeber an meist mehrere Experten in dem betreffenden Gebiet weitergeleitet, die die Arbeiten kritisch prüfen. Sie nehmen zu dem Manuskript Stellung und geben dem Herausgeber eine Empfehlung, ob und gegebenenfalls mit welchen Änderungen das Manuskript veröffentlicht werden soll. Ein Peer-Review-Prozess trägt dazu bei, die Qualität der Veröffentlichungen zu verbessern.

Sponsor

Am Ende einer Publikation, meist im Abschnitt »Danksagung/Acknowledgements«, sollte stets ein Hinweis aufgenommen sein, wer die Studie finanziert hat. Die Interessen des Sponsors beeinflussen natürlich sehr oft die Darstellung der Ergebnisse und sollten bei der Bewertung der Studie bedacht werden.

Autor und Institution

Das wissenschaftliche Renommee des Autors der Studie und der Institution, an der die Studie durchgeführt wurde, kann ebenfalls einen Hinweis auf die Qualität der Studie liefern.

Checkliste zur Beurteilung klinischer Studien

Abbildung 7.7 zeigt eine Checkliste zur Beurteilung klinischer Studien, mit deren Hilfe der Leser eine Studie analysieren und bewerten kann.

A. Wer und was?

Autor?

Quelle?
  Peer Review?   ❑ ja   ❑ nein
  Impact-factor?

Sponsor?

Prüfpräparat: Name?
Markenname in Titel
  oder Abstract?   ❑ ja   ❑ nein
Hersteller?

Dosierung in Studie

Dosierung laut Rote Liste
bzw. Herstellerangabe

Bemerkungen

B. Design

Studientyp?   ❑ Anwendungsbeobachtung
                                    ❑ unkontrolliert ❑ verumkontrolliert
                                  ❑ klinische Studie
                                    ❑ unkontrolliert
                                    ❑ verumkontrolliert
                                    ❑ placebokontrolliert

bei verumkontrollierter Studie:
– Verum sicher wirksam?   ❑ ja   ❑ nein
– Verum ausreichend dosiert   ❑ ja   ❑ nein
  (Dosis, Intervall, Dauer)?

Verblindung: ❑ offen
                                  ❑ einfach blind
                                  ❑ doppelt blind
Verblindungsart beschrieben?   ❑ ja   ❑ nein
Verblindung geprüft?   ❑ ja   ❑ nein
Verblindung sicher (–/0/+)?   . . . .

Design: ❑ parallel
                                  ❑ cross-over
                                  ❑ . . . .

Anzahl Prüfzentren:

Schichtung (= Stratifikation)?   ❑ keine
                                  ❑ in folgende Schichten:

Randomisierung beschrieben?   ❑ ja   ❑ nein
Randomisierungstyp:
Mögliche Probleme:

Fortsetzung nächste Seite

Fortsetzung nächste Seite

Abb. 7.7: Checkliste zur Beurteilung Klinischer Studien

C. Behauptetes Ergebnis

Hauptzielparameter:

vorher festgelegt?	❏ ja ❏ nein

relevant (–/0/+)?

anerkannt und validiert?

Messbarkeit:
                                    ❏ objektiv
                                    ❏ subjektiv:
                                        ❏ Arzturteil
                                        ❏ Patientenurteil

Ergebnis bei Prüfmedikament
vs. Placebo:

überlegen?	❏ ja ❏ nein
statistisch signifikant?	❏ ja ❏ nein
p-Wert ?	. . . .
klinisch relevant (–/0/+)?	. . . .

Ergebnis bei Prüfmedikament
vs. Verum:
                                    ❏ überlegen
                                    ❏ kein Unterschied:
                                        – Äquivalenz bewiesen?
                                            ❏ ja   ❏ nein
                                    ❏ unterlegen

Bemerkungen

	1	2
Nebenzielparameter:		
vorher festgelegt?	❏ ja ❏ nein	❏ ja ❏ nein
relevant (–/0/+)?		
anerkannt und validiert?		

Messbarkeit:
                                 ❏ objektiv   ❏ objektiv
                                 ❏ subjektiv: ❏ subjektiv:
                                      ❏ Arzturteil   ❏ Arzturteil
                                      ❏ Patientenurteil   ❏ Patientenurteil

Ergebnis bei Prüfmedikament
vs. Placebo:

	1	2
überlegen?	❏ ja ❏ nein	❏ ja ❏ nein
statistisch signifikant?	❏ ja ❏ nein	❏ ja ❏ nein
p-Wert ?	. . . .	. . . .
klinisch relevant (–/0/+)?	. . . .	. . . .

Fortsetzung nächste Seite

Abb. 7.7: Fortsetzung

| Ergebnis bei Prüf-
medikament
vs. Verum | ❏ überlegen
❏ kein Unterschied:
  – Äquivalenz bewiesen?
  ❏ ja ❏ nein
❏ unterlegen | ❏ überlegen
❏ kein Unterschied:
  – Äquivalenz bewiesen?
  ❏ ja ❏ nein
❏ unterlegen |

Bemerkungen

D. Patientenkollektiv

Einschlusskriterien:
  beschrieben?   ❏ ja   ❏ nein
  hinreichend präzise (–/0/+)?   . . . .
  repräsentativ für
    Zielpopulation (–/0/+)?   . . . .

Ausschlusskriterien:
  beschrieben?   ❏ ja   ❏ nein
  sinnvoll (–/0/+)?   . . . .

Anzahl Patienten:
  gescreent   . . . .
  intention-to-treat Population   . . . .
  according-to-protocol
    Population   . . . .
  Drop-Outs   . . . .
Gründe für Drop-outs beschrieben?   ❏ ja   ❏ nein

Ausgangsdaten für
Behandlungsgruppen:
  angegeben (–/0/+)?   . . . .
  Gruppen vergleichbar (–/0/+)?   . . . .
  ggf. welche Unterschiede?

E. Messzeitpunkte

Auswaschphase: Tage

Gesamter Behandlungszeitraum: Tage
  angemessen?   ❏ ja   ❏ nein

Messzeitpunkte: . . . .
Ergebnisse für alle
  Messzeitpunkte dargestellt?   ❏ ja   ❏ nein
Hauptmesszeitpunkt
  vorher festgelegt?   ❏ ja   ❏ nein

Bemerkungen/Probleme

Fortsetzung nächste Seite

Abb. 7.7: Fortsetzung

F. Statistische Auswertung

Vor Studienbeginn definierter α-Fehler:

Vor Studienbeginn definierter β-Fehler:

Nach Studienende festgestellter β-Fehler:

Vor Studie definierter minimaler δ-Wert:

Nach Studienende festgestellter δ-Wert:

Vor Studienbeginn Fallzahl abgeschätzt?   ❏ nein   ❏ ja:
geschätzte Zahl:
wirklich untersuchte Zahl:

Hauptzielparameter   =

Ausgewertet für: ❏ intention-to-treat-Population
                    ❏ according-to-protocol-Population

❏ Intervalldaten, ± normalverteilt	Behandlungsgruppen: … ❏ verbunden	⇒ Stichprobenzahl: ❏ 2, unverbunden
❏ Ordinaldaten, oder nicht normalverteilte Intervalldaten	❏ unverbunden Schichten je Gruppe: …	❏ 2, verbunden ❏ > 2, unverbunden
❏ Nominaldaten		❏ > 2, verbunden

⇒ Üblicherweise anzuwendender Test:

  Tatsächlich angewandter Test:

Resultat (Hauptmesszeitpunkt):

  Ausgangswert Verumgruppe: . . . .   SD/CI: ± . . . .

  Endwert Verumgruppe: . . . .   SD/CI: ± . . . .

    Veränderung Verumgruppe: . . . .   SD/CI: ± . . . .

  Ausgangswert Kontrollgruppe: . . . .   SD/CI: ± . . . .

  Endwert Kontrollgruppe: . . . .   SD/CI: ± . . . .

    Veränderung Kontrollgruppe: . . . .   SD/CI: ± . . . .

p-Wert:

Studienhypothese war: ❏ einseitig   ❏ zweiseitig

Weitere Resultate/Bemerkungen:

G. Angaben zu Verträglichkeit und Nebenwirkungen

Anzahl und Art unter Prüfmedikation

Anzahl und Art unter Kontrolle

Abb. 7.7: Fortsetzung

H. Schlussfolgerungen	
Folgerungen der Autoren:	1.
	2.
	3.
= Antwort auf ursprüngliche Frage?	1. ❏ ja ❏ nein
	2. ❏ ja ❏ nein
	3. ❏ ja ❏ nein
Wirklich mit Ergebnis vereinbar?	1. ❏ ja ❏ nein
	2. ❏ ja ❏ nein
	3. ❏ ja ❏ nein

Abb. 7.7: Fortsetzung

FALLBEISPIELE

Fall 1

Eine epidemiologische Studie stellte einen deutlichen Zusammenhang zwischen der Einnahme von Laxanzien und dem Auftreten von Darmkrebs fest. Daraus wurde gefolgert, dass die Einnahme von Laxanzien eine mögliche Ursache von Darmkrebs darstellen kann. Ist diese Schlussfolgerung haltbar? Nennen Sie einen Confounder, der zu diesem Zusammenhang geführt haben könnte.

Eine epidemiologische Studie ist von ihrem Design her darauf ausgerichtet, Zusammenhänge zwischen Beobachtungen festzustellen. Der Beweis einer Ursache-Wirkungs-Beziehung ist nur durch randomisierte, kontrollierte klinische Studien, nicht aber durch epidemiologische Studien möglich. Es erscheint plausibel, dass Menschen, die Laxanzien einnehmen, sich ballaststoffarm ernähren. Möglicherweise bewirkt die ballaststoffarme Ernährung ein verstärktes Auftreten von Darmkrebs und stellt somit einen Confounder in der beschriebenen Studie dar.

Fall 2

In einer offenen, nicht-randomisierten Studie werden 236 Sinusitis-Patienten mit einem pflanzlichen Arzneimittel zur Therapie der Nasennebenhöhlenentzündung behandelt, 196 Patienten erhalten ein Antibiotikum. Beide Arzneimittel sind bereits zugelassen. Nach 7 Behandlungstagen sind 82 Prozent der Patienten in der Phytotherapie-Gruppe symptomfrei, in der Antibiotikum-Gruppe sind es 85 Prozent (p = 0,74). Können Sie aus diesen Ergebnissen eine vergleichbare Wirksamkeit des Phytotherapeutikums und des Antibiotikums ableiten?

Bei der oben genannten Studie handelt es sich nicht um eine klinische Studie im engeren Sinn, sondern um eine Anwendungsbeobachtung. Es fehlt eine wesentliche Eigenschaft einer klinischen Interventionsstudie, nämlich die Randomisierung, also die Zuteilung der Patienten zu den Behandlungsgruppen. In dem nicht-randomisierten Design bleibt es dem Arzt überlassen, die Patienten den Behandlungsgruppen zuzuteilen. Dadurch entsteht ein Selektionsbias, denn es ist wahrscheinlich, dass der Arzt stärker erkrankte Patienten mit dem Antibiotikum behandelt. Durch die fehlende Verblindung können zudem Arzt und Patient das Hauptzielkriterium (»symptomfrei«) beeinflussen. Eine »Studie« mit einem derart mangelhaften Design bietet so viele Möglichkeiten einer systematischen Verzerrung, dass valide Schlussfolgerungen daraus nicht gezogen werden können. Anwendungsbeobachtungen können keinen Nachweis einer Wirksamkeit liefern.

Fall 3

In einer randomisierten, placebokontrollierten klinischen Studie wurden depressive Patienten über 20 Tage entweder mit Deprex oder mit Placebo behandelt. Hauptzielkriterium war die Selbsteinschätzung der Patienten auf einer Likert-Skala mit 0 = nicht depressiv, 1 = leicht depressiv, 2 = mäßig depressiv und 3 = stark depressiv. Die Messzeitpunkte waren vor der Randomisierung (Baseline) und am Ende der 20-tägigen Behandlungsphase. Der Score in der Deprex-Gruppe verringerte sich um durchschnittlich 0,4 Punkte bei keiner Veränderung in der Placebo-Gruppe. Die Ergebnisse sind grafisch dargestellt (Abbildung 7.8). Kommentieren Sie anhand der gegebenen Informationen das Studiendesign sowie die Auswertung und die Darstellung der Daten.

Die Behandlungsphase von 20 Tagen ist für Studien in der Indikation Depression zu kurz, um die Wirksamkeit eines Arzneimittels einschätzen zu können. Dieses wird dadurch bestätigt, dass in der Abbildung 7.8 nach

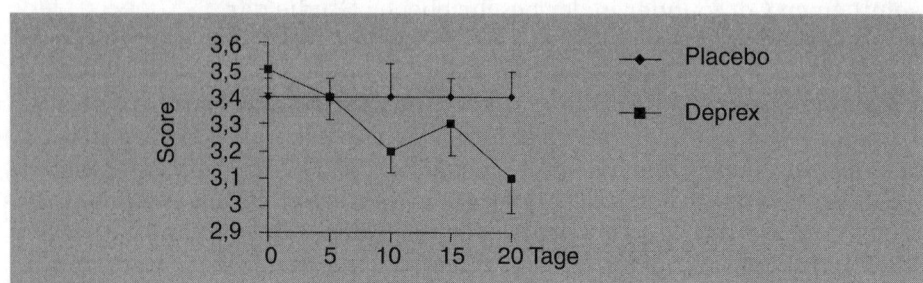

Abb. 7.8: Wirksamkeit von Deprex im Vergleich zu Placebo bei depressiven Patienten, durchschnittliche Veränderung des Scores auf der 4-teiligen Likert-Skala; senkrechte Linien: ± SD/√n

20 Tagen noch keine Plateauphase erreicht, d.h. der maximale Behandlungseffekt noch nicht erreicht war.

Es ist fraglich, ob das Messinstrument (4-teilige Likert-Skala) empfindlich genug ist, Veränderungen zu erfassen. Abbildung 7.8 zeigt eine scheinbare Verschlechterung zwischen Tag 10 und Tag 15. Es ist unklar, ob diese Verschlechterung einen wahren Effekt darstellt, oder durch das nicht geeignete Messinstrument bedingt ist. Es fällt auf, dass in dieser Studie kein Placebo-Effekt nachweisbar ist, d.h. die Patienten unter Placebo verbessern sich nicht. Das ist ungewöhnlich für Studien in der Indikation Depression und wirft die Frage auf, ob ein Verblindungsfehler vorliegen könnte.

Zur Auswertung lässt sich sagen, dass es inkorrekt ist, für Ordinaldaten einen Mittelwert zu berechnen und eine durchschnittliche Veränderung anzugeben. Die Berechnung eines Mittelwertes setzt voraus, dass die Abstände zwischen zwei aufeinander folgenden Werten jeweils gleich groß sind (Intervalldaten), was bei einer Likert-Skala nicht zutrifft. Die Fehlerbalken in der Abbildung 7.8 stellen $\pm SD/\sqrt{n}$ dar, also die Standardabweichung des Mittelwertes. Außerdem sind die Fehlerbalken nur in eine Richtung aufgetragen, was zur Wahrung der Übersichtlichkeit nicht unüblich ist. Würde man zur Darstellung des 95-Prozent-Konfidenzintervalles Fehlerbalken der doppelten Länge (siehe Berechnung in Abbildung 7.6) in beide Richtungen auftragen, könnte man feststellen, dass sich die Konfidenzintervalle beider Behandlungsgruppen überlappen und somit keine statistische Signifikanz gegeben ist.

Fall 4

Zwei Studien zeigen die Wirksamkeit eines Arzneimittels. Eine ergab einen p-Wert von 0,001, die andere p = 0,02. Kann man sagen, dass die erste Studie einen stärkeren Effekt festgestellt hat als die zweite?

Nein. Der p-Wert drückt aus, wie deutlich die Evidenz gegen die Nullhypothese ist, oder, vereinfacht ausgedrückt, wie groß die Wahrscheinlichkeit ist, dass das beobachtete Ergebnis auf Zufall beruht. Er macht keine Aussage über die Größe des beobachteten Unterschieds. Zwei klinische Studien mit unterschiedlichen Fallzahlen können den gleichen Unterschied im Effekt der Behandlung, aber unterschiedliche p-Werte erzielen.

Fall 5

Ein Pharmareferent überlässt Ihnen eine Hochglanzbroschüre mit der Kurzbeschreibung einer klinischen Studie. Die randomisierte, kontrollierte, offene Studie untersuchte die Wirksamkeit einer neuen Strukturvariante eines AT-II-Antagonisten, genannt Hyprex, im Vergleich zum etablierten AT-II-Antagonisten Candesartan. 40 Patienten im Alter zwischen 21 und

64 Jahren mit milder bis mittelschwerer essenzieller Hypertonie nahmen an der Studie teil. Ausgeschlossen wurden Patienten mit Diabetes, Herzinsuffizienz, koronarer Herzkrankheit und Raucher. Nach einer dreiwöchigen Auswaschphase wurden Patienten mit einem diastolischen Blutdruck (sitzend) zwischen 95 und 115 mm Hg in eine der Behandlungsgruppen randomisiert. Hauptzielkriterium war das Ansprechen auf die Therapie (Response), definiert als ein diastolischer Blutdruck unter 90 mm Hg am Ende der sechswöchigen Behandlung oder eine Blutdrucksenkung von mindestens 10 mm Hg (Baseline – Behandlungsende).

Die Baseline-Werte waren 101 ± 2 mm Hg für die Candesartan-Gruppe und 100 ± 7 mm Hg für die Hyprex-Gruppe. Bezüglich der Ausgangsdaten bestanden keine signifikanten Unterschiede zwischen den Behandlungsgruppen. Als Ergebnis ergab die Studie keine statistisch signifikanten Unterschiede im Hauptzielkriterium (Response) zwischen den Behandlungsgruppen.

Die Autoren folgerten, dass die neue Formulierung der herkömmlichen Substanz äquivalent sei zur Behandlung der milden bis mittelschweren Hypertonie. Hyprex könne einen wichtigen Beitrag zur Reduzierung der kardiovaskulären Mortalität leisten.

Bitte bewerten Sie die vorgestellte Studie.

- Das offene Studiendesign beinhaltet das Risiko von Bias. Der Blutdruck kann durch psychisch-emotionale Faktoren beeinflusst werden, und es ist unklar, inwieweit die fehlende Verblindung auf den zu messenden Blutdruck Einfluss nimmt (z.B. durch das Gespräch Arzt/Patient unmittelbar vor der Messung).
- Da der Wirksamkeitsunterschied zwischen den beiden Arzneimitteln wahrscheinlich klein ist, stellt sich die Frage, ob eine Fallzahl von 40 Patienten ausreichen würde, einen Unterschied nachzuweisen. Eine Power-Analyse ist gerade bei Äquivalenzstudien essenziell.
- Die umfassenden Ausschlusskriterien und die Altersbegrenzung auf maximal 64 Jahre limitieren die Übertragbarkeit der Ergebnisse auf die klinische Praxis. Wie häufig sind Patienten der Studienpopulation im »echten Leben«?
- Eine Auswaschphase von drei Wochen erscheint angesichts der meist relativ kurzen Halbwertszeit von Antihypertensiva angemessen. Es ist nicht zu erwarten, dass eine Vormedikation mit anderen blutdrucksenkenden Mitteln den Baseline-Wert beeinflusst.
- Die Definition des Hauptzielkriteriums »Response« ist anfechtbar. Patienten mit einem diastolischen Blutdruck von 95 mm Hg brauchen für eine Response nur eine Senkung von 5 mm Hg. Ist dies klinisch relevant? Obwohl die mittleren Blutdruckwerte zu Studienbeginn vergleichbar waren, waren die Standardabweichungen deutlich verschieden. Es wäre möglich, dass in der Hyprex-Gruppe durch die hohe Streuung mehr Patienten mit einem niedrigen Baseline-Wert waren, die

leichter eine Response erzielen konnten. Die Definition des Hauptziel-kriteriums beinhaltet somit die Möglichkeit einer Verzerrung des Studi-energebnisses (Bias).

● Die Autoren folgerten einen Beitrag von Hyprex zur Reduzierung der kardiovaskulären Mortalität. Diese Frage wurde in der Studie nicht un-tersucht; die Schlussfolgerung ist unzulässig. Um solche Aussagen tref-fen zu können, müsste eine klinische Studie mit dem Hauptzielkriteri-um »kardiovaskuläre Mortalität« durchgeführt werden.

Literatur

[1] Moher D, Schulz KF, Altman DG, Lepage L (2001), The CONSORT state-ment: revised recommendations for improving the quality of reports of parallel-group randomised trials. Lancet 357 (9263): 1191–4.

[2] Altman DG, Schulz KF, Moher D, Egger M, Davidoff F, Elbourne D, et al. (2001), The revised CONSORT statement for reporting randomized trials: explanation and elaboration. Ann Intern Med 134 (8): 663–94.

[3] Dietrich ES, Lehrbuch der Pharmakoepidemiologie und Pharmakoökono-mie: Govi-Verlag, 2002.

[4] Gaddis ML, Gaddis GM (1990), Introduction to biostatistics: Part 1, Basic concepts. Ann Emerg Med 19 (1): 86–9.

[5] Gaddis GM, Gaddis ML (1990), Introduction to biostatistics: Part 2, De-scriptive statistics. Ann Emerg Med 19 (3): 309–15.

[6] Gaddis GM, Gaddis ML (1990), Introduction to biostatistics: Part 3, Sen-sitivity, specificity, predictive value, and hypothesis testing. Ann Emerg Med 19 (5): 591–7.

[7] Gaddis GM, Gaddis ML (1990), Introduction to biostatistics: Part 4, stati-stical inference techniques in hypothesis testing. Ann Emerg Med 19 (7): 820–5.

[8] Gaddis GM, Gaddis ML (1990), Introduction to biostatistics: Part 5, Stati-stical inference techniques for hypothesis testing with nonparametric da-ta. Ann Emerg Med 19 (9): 1054–9.

[9] Gaddis ML, Gaddis GM (1990), Introduction to biostatistics: Part 6, Cor-relation and regression. Ann Emerg Med 19 (12): 1462–8.

[10] Altman DG, Practical statistics for medical research: Chapman & Hall/CRC 1991.

8 Pharmakoökonomie

Almut Winterstein

LERNZIELE

Dieses Kapitel soll dem Leser ermöglichen:
- den Stellenwert ökonomischer Ergebnisgrößen in der Bewertung von Arzneimitteln und Gesundheitsleistungen zu beschreiben,
- die grundsätzlichen Konzepte und Bewertungsmethoden der Pharmakoökonomie zu beschreiben,
- den Einfluss verschiedener methodischer Parameter wie der Auswahl und Validität von Kostendaten und Gesundheitsergebnissen, der Diskontierung, der Sensitivitätsanalyse oder der gewählten Perspektive auf die Schlussfolgerungen pharmakoökonomischer Studien zu beschreiben,
- pharmakoökonomische Ergebnisse zur Bewertung von Arzneimitteln und anderen Gesundheitsleistungen zu diskutieren, um entsprechende Empfehlungen zu formulieren.

Einleitung

Der Anspruch an die Nutzenbewertung von Gesundheitsleistungen ist in den vergangenen Dekaden zunehmend gestiegen. Arzneimittel als eine der meist angewandten und effektivsten therapeutischen Interventionen, müssen für ihre Zulassung den Nachweis von Wirksamkeit und Unbedenklichkeit erbringen. Daneben ergeben sich jedoch aus der praktischen, d.h. breiten, Anwendung von Arzneimitteln weitere Fragestellungen, die mit Wirksamkeits- (d.h. klinischen) Studien nicht beantwortet werden können. So genannte bevölkerungsbezogene klinische und pharmakoepidemiologische Studien nach der Markteinführung von Arzneimitteln befassen sich daher mit Fragestellungen zur Arzneimitteleffektivität (d.h. der Wirksamkeit unter praktischen und nicht experimentellen Bedingungen) und zur Arzneimittelsicherheit. Oftmals werden vorausgegangene klinische Studien hierbei bestätigt, doch häufig erweisen sich Arzneimittel auch als weniger effektiv oder zeigen neue oder höhere Risiken als zuerst angenommen, nicht zuletzt weil der Umgang mit Arzneimitteln nicht gleichermaßen kontrolliert und angemessen erfolgt [1].

Neben der Bewertung in Hinblick auf Wirksamkeit, Effektivität und Sicherheit wird ein weiterer Aspekt in der Nutzenbewertung von Arzneimitteln zunehmend wichtiger. Trotz drastischer Kosteneinsparungsmaßnahmen in den vorangegangenen Jahren betrugen die Ausgaben der gesetzlichen Krankenkassen in der Bundesrepublik Deutschland im Jahr 2000 37,75 Mrd. DM [2]. Darauf zielende Sparmaßnahmen, die in unterschiedlichem Maße in allen entwickelten Industrienationen eingeführt wurden, sind beispielsweise die Einführung von Altersgrenzen oder anderer Einschränkungen bei der Erstattung »nicht-lebensnotwendiger« Leistungen. Dabei bleibt oftmals die Frage unbeantwortet, ob mit dem Wegfall bestimmter Leistungspakete langfristig tatsächlich Kosten gespart und die Qualität der Versorgung nicht beeinträchtigt wird. Gut angelegte pharmakoökonomische Studien und die Einbeziehung ihrer Ergebnisse in medizinische Entscheidungen können deshalb Kosten sparen und zugleich die Qualität der Gesundheitsversorgung verbessern, indem Arzneimittel bewusst hinsichtlich ihrer Effektivität *und Effizienz* ausgewählt und eingesetzt werden.

Australien war vor diesem Hintergrund das erste Land, das 1992 eine pharmakoökonomische Bewertung für die Zulassung neuer Arzneimittel verlangt hat. Ähnliche Auflagen existieren inzwischen in Kanada, Finnland, den Niederlanden, Portugal und verschiedenen Managed Care Organisationen in den Vereinigten Staaten. In Großbritannien hat kürzlich NICE (National Institute for Clinical Excellence) die Arbeit aufgenommen, dessen Aufgabe vorwiegend in der Evaluation neuer Technologien und der Beratung des National Health Systems (NHS) bestehen wird. (http://www.nice.uk)

Unter Einbeziehung pharmakoökonomischer Ergebnisse können Fragen wie diese besser beantwortet werden:
- Welches Arzneimittel oder Therapieregime bieten die effektivste und zugleich effizienteste Alternative?
- Ist ein bestimmter klinischer Service kosteneffektiv, d.h. hat es unter wirtschaftlichen Gesichtspunkten Sinn, diesen Service anzubieten und zu erstatten?
- Was kostet ein Jahr Lebensverlängerung für eine bestimmte Patientengruppe unter Berücksichtigung ihrer gesundheitsbezogenen Lebensqualität?

Einführung in die Pharmakoökonomie

Wirtschaftliche Nutzenbewertungen vergleichen die Kosten und Konsequenzen zweier oder mehrerer alternativer Investitionen für Gesundheitssysteme oder die Gesellschaft. Die Pharmakoökonomie beschäftigt sich hierbei mit dem Vergleich von Arzneimitteln, alternativen Therapieformen und anderen arzneimittelbezogenen Gesundheitsleistungen. Als »Konsequenzen« können sowohl negative als auch positive Gesundheitsergebnisse betrachtet werden, wie zum Beispiel Überlebens- oder Heilungsraten, die Normalisierung bestimmter Symptome oder physiologischer Werte, die Inzidenz von unerwünschten Arzneimittelwirkungen oder auch patientenbezogene Ergebnisse wie gesundheitsbezogene Lebensqualität oder Patientenzufriedenheit.

Pharmakoökonomische Studien werden notwendig, sobald Entscheidungen über den Einsatz limitierter Ressourcen getroffen werden müssen. Gut angelegte Studien können kurzsichtige Entscheidungen vermeiden helfen, bei denen durch die Auswahl »billigerer« Arzneimittel oder Leistungen vermeintlich Kosten gespart, langfristig jedoch Gesamttherapiekosten erhöht werden. Betrachten wir zum Beispiel einen Vergleich zweier Arzneimittel, wobei Arzneimittel A billiger ist als Arzneimittel B. Unbeachtet der Arzneimittelkosten kann B Vorteile haben, die es wirtschaftlich überlegen machen:

- B erfordert weniger Ressourcen in der Anwendung und dem Monitoring der Arzneimitteltherapie, d.h. die Gesamtkosten sind trotz höherer Arzneimittelkosten niedriger. (Zum Beispiel kann eine neue orale Darreichungsform eines bislang nur intravenös anwendbaren Medikamentes Kosten sparen, da der Patient keine professionelle Hilfe bei der Anwendung benötigt oder ambulant versorgt werden kann. Niedermolekulare Heparinderivate sind in dieser Hinsicht untersucht worden.)
- B ist effektiver als A.
Effektivere Arzneimittel sind oftmals auch effizienter, wenn die Gesamttherapie- oder Folgekosten betrachtet werden. (Krankenhausaufenthalte können unter Umständen verkürzt oder die Nutzung andere Gesundheitsleistungen reduziert werden.) Kurze Beobachtungszeiträume können zwei Arzneimittel gleichermaßen effektiv erscheinen lassen, obwohl bei langfristiger Betrachtung Unterschiede bestehen.
- B hat weniger negative Konsequenzen als A.
Negative Konsequenzen können zum Beispiel Unerwünschte Arzneimittelwirkungen oder andere Einschränkungen des Patientenwohlbefindens sein und sich in direkten, indirekten oder auch intangiblen Kosten auswirken.
- Kostenvergleiche ändern sich abhängig von der gewählten Betrachtungsperspektive und der damit verbundenen Einbeziehung indirekter oder intangibler Kosten. Beispielsweise können indirekte Kosten wie volkswirtschaftlicher Produktionsausfall (durch Krankheitstage) Unterschiede in direkten Kosten ausgleichen oder vergrößern.

Diese Beispiele zeigen, dass pharmakoökonomische Bewertungen eine Vielzahl verschiedener Komponenten berücksichtigen müssen. Wie klinische Studien, bei denen beispielsweise Einschlusskriterien für Patienten, die Aus-

204

wahl der Ergebnisvariablen und angemessener Statistik, wie auch ausreichende Stichprobengrößen essenziell sind, weisen auch ökonomische Evaluationen qualitative Unterschiede auf. Besonders wichtig sind auch hier die angemessene Auswahl der Ergebnisvariablen, des Zeithorizonts, der einbezogenen Kostenarten und der Betrachtungsperspektive. Diese methodischen Aspekte sollen zuerst besprochen werden, bevor im Anschluss die klassischen pharmakoökonomischen Bewertungsmethoden vorgestellt werden.

Ergebnisgrößen und Zeithorizont in der Bewertung von Gesundheitsleistungen

Pharmakoökonomische Studien vergleichen die Effektivität und Sicherheit von Gesundheitsleistungen – und darunter Arzneimitteln – mit den jeweiligen Kosten. Mittels welcher Ergebnisvariablen lassen sich nun Effektivität und Sicherheit, d.h. die Auswirkung einer Leistung auf den Gesundheitszustand eines Patienten beschreiben und bewerten? Ein neues Chemotherapeutikum mag zum Beispiel die Progredienz der Erkrankung verlangsamen, andererseits aber das Risiko für Nierenversagen erhöhen und aus Sicht des Patienten die Lebensqualität erniedrigen und dessen leidvolle Zeit verlängern. Abhängig von dem jeweiligen Denkmodell (z.B. biomedizinisch oder psychosozial) und den entsprechend ausgewählten Ergebnisvariablen kann die Beschreibung von Krankheit und die damit verbundene Bewertung einer Gesundheitsleistung sehr unterschiedlich und mitunter sogar widersprüchlich ausfallen. Bewertungsstudien von Arzneimitteln kombinieren daher Gesundheitsergebnisse verschiedener Kategorien, wie beispielsweise klinische, physiologisch-chemische, physische (z.B. Funktionsfähigkeit), psychologische, soziale oder integrative (z.B. Mortalität) Ergebnisse, um Auswirkungen auf den Gesundheitszustand von Patienten möglichst umfassend zu beschreiben [3]. Heilberufler konzentrieren sich dabei zumeist auf gut messbare, d.h. klinische oder physiologische Ergebnisse. Sollen hingegen Therapieerfolge von Krankheiten bewertet werden, die sich nur durch patientenbezogene Beschreibungen quantifizieren lassen, löst dies oft Unbehagen aus. Typische Beispiele hierzu sind chronischer Schmerz, Arthrose oder Depression.

Daneben ist eine weitere Unterscheidung innerhalb verschiedener Gesundheitsergebnisse wichtig, die deren Signifikanz betrifft. So können »echte« oder absolute Gesundheitsergebnisse von so genannten intermediären oder surrogaten Ergebnissen unterschieden werden. Ein klassisches Beispiel hierzu ist die Verwendung von Blutdrucksenkung als Ergebnisvariable zur Effektivitätsbewertung von Antihypertonika. Aufgrund der nachgewiesenen Assoziation zwischen Bluthochdruck und erhöhter Inzidenz von Schlaganfall und Infarkt werden blutdrucksenkende Arzneimittel zur Prävention von Folgeerkrankungen eingesetzt. Dabei haben vor allem neuere Antihypertonika mitunter nicht nachgewiesen, dass sie tatsächlich Herzinfarkte verhindern, weil die Ergebnisse mehrjähriger Beobachtungsstudien noch nicht vorliegen. Die Entscheidung zur Therapie basiert demnach also auf einer stark wahrscheinlichen aber nicht bewiesenen Assoziation (Arzneimittel = Blutdrucksenkung = verhinderte Morbidität und Mortalität).

Intermediäre Ergebnisse werden oft in Studien verwendet, wenn [4]:

- die Messung eines »echten« Ergebnisses technisch oder logistisch schlecht möglich ist,
- das Ergebnis zeitlich zu weit entfernt ist,
- das Ergebnis bisher in Ermangelung geeigneter Instrumente schlecht messbar und schwer zu definieren ist oder
- das »echte« Ergebnis durch verschiedene Einflussgrößen modifiziert wird, die nicht ausgeschaltet werden können.

Die Auswahl geeigneter Ergebnisvariablen hat für die Bewertung von Kostenstudien verschiedene Konsequenzen. Erstens muss wie bei der klinischen Studie die Auswahl der Ergebnisvariablen angemessen sein, d.h. die Fragestellung der Studie beantworten können. Die meist verwendete Form der pharmakoökonomischen Bewertung, die Kosten-Effektivität-Analyse, erlaubt beispielsweise nur den Vergleich verschiedener alternativer Präparate auf der Ebene einer einzigen Ergebnisvariable. Was also soll bei der Bewertung eines neuen inhalativen Glukokortikoids zur Therapie von Asthma betrachtet werden: die Anzahl nächtlicher Asthmaanfälle, Peak-Flow-Kurven, FEV-Werte (forced expiratory volume), die Inzidenz von Krankenhauseinweisungen, die Verwendungshäufigkeit von inhalativen Betamimetika oder die patientenindividuelle Bewertungen der asthmabezogenen Lebensqualität?

Zweitens muss gefragt werden, welche Extrapolationen von intermediären zu »echten« Gesundheitsergebnissen bei der wirtschaftlichen Nutzenbewertung zulässig sind. Betrachten wir einen neuen ACE-Hemmer, der gerade zugelassen wurde. Dieser ACE-Hemmer ist sehr effektiv und normalisiert den Blutdruck bei 10 Prozent aller Patienten mehr als das Konkurrenzpräparat. Dies bestätigt eine sechswöchige doppelblind randomisierte klinische Studie mit 400 Patienten. Für eine Kosten-Nutzen-Analyse sind in diesem Zeitraum keine signifikanten Unterschiede zu erwarten, da sich der monetäre Nutzen (verhinderter Schlaganfall oder Herzinfarkt) vermutlich erst in einigen Jahren bemerkbar macht. Ist es nun gerechtfertigt, die zusätzlichen 10 Prozent normotone Patienten in einem pharmakoökonomischen Modell zu betrachten, das – sagen wir – fünf Jahre umspannt? Studien verwenden hierzu das in epidemiologischen Studien ermittelte relative Risiko für Schlaganfallinzidenz bei erhöhtem Bluthochdruck, und extrapolieren die Anzahl verhinderter Schlaganfälle und entsprechend gesparter Kosten für den neuen ACE-Hemmer, obwohl formal kein entsprechender Wirksamkeitsnachweis verfügbar ist. Es wäre allerdings ebenso problematisch, die wirtschaftliche Bewertung aufgrund der Datenlage für nur sechs Wochen durchzuführen, da hierbei die wichtigsten Gesundheitsergebnisse und die damit verbundenen Kosten ignoriert würden.

Zur Interpretation pharmakoökonomischer Ergebnisse ist es wie auch bei der Bewertung von klinischen Studien essenziell, den Stellenwert und die Validität der eingesetzten Gesundheitsergebnisse beurteilen zu können. Ebenso wichtig wie die angemessene Auswahl von Ergebnisvariablen ist die angemessene Auswahl der Kosten.

Auswahl von Kosten in pharmakoökonomische Studien

Ausgehend von betriebs- und volkswirtschaftlichen Modellen werden in der Gesundheitsökonomie verschiedene Kostenarten differenziert. Zunächst wird der Begriff »Kosten« selbst unterschiedlich verwendet. Unter Kosten kann der Gesamtwert aller Ressourcen verstanden werden, die für eine bestimmte Gesundheitsleistung ausgegeben wurden. In diesem Falle sind sie gleichbedeutend mit Ausgaben. Kosten können jedoch auch den Nettobetrag von Ressourcenverzehr ausdrücken, d.h. die Differenz von Ausgaben und Ersparnissen. Es werden drei Kostenformen unterschieden, die in pharmakoökonomische Bewertungen eingehen können: direkte, indirekte und intangible Kosten.

Direkte Kosten

Direkte Kosten in der Gesundheitsökonomie sind unmittelbar mit dem Ressourcenverzehr bestimmter Leistungen verbunden, die aus Sicht des Versorgers bei einer Therapie anfallen. Es handelt sich hierbei beispielsweise um Personalkosten, Einkaufskosten (Beschaffungskosten), Wartungskosten, Therapiekosten bzw. Kosten für den Krankenhausaufenthalt oder den Arztbesuch. In Deutschland sind solche Kosten zum Beispiel in der Gebührenordnung für Ärzte, in Pflegesätzen oder in Arzneimitteltaxen gelistet.

Indirekte Kosten

Medizinische Versorgung kann als Konsumgut oder aber auch als eine Investition verstanden werden. Arzneimittel oder andere medizinische Leistungen investieren in Humankapital, d.h. in die Gesundheit und Produktivität unserer Gesellschaft. Indirekte Kosten bezeichnen den volkswirtschaftlichen Produktionsverlust aufgrund krankheitsbedingten Arbeitsausfalls, verminderter Leistungsfähigkeit oder vorzeitigem Tod eines Erwerbstätigen. Es bestehen unterschiedliche Auffassungen, wie Hausfrauentätigkeit, Rentner, Kinder, Studenten oder Arbeitslose in solchen Bewertungen behandelt und bewertet werden sollten. Darüber hinaus existieren ebenfalls unterschiedliche Modelle, um den Produktionsverlust zu berechnen, was wiederum in sehr unterschiedlichen Geldwerten resultiert. So findet ein Vergleich von 19 pharmakoökonomischen Studien in Italien 19 unterschiedliche Ansätze zur Bewertung von indirekten Kosten: Die monetäre Bewertung eines verlorenen Arbeitstages variierte zwischen 30 und 120 Euro [5].

Intangible Kosten

Intangible oder immaterielle Kosten bezeichnen die durch Krankheit entstandenen patientenindividuellen Einschränkungen wie Schmerz oder reduzierte Lebensqualität. Sie sind nicht direkt in Geldeinheiten bewertbar, doch finden sich Ansätze wie die Ermittlung der patientenbezogenen Zahlungsbereitschaft (»willingness to pay«). Der wichtigste Parameter unter den intangiblen Kosten ist die gesundheitsbezogene Lebensqualität, die als hauptsächlicher Ergebnisparameter in der Kosten-Nutzwertanalyse verwendet wird.

Ein weiterer Begriff, der häufig in ökonomischen Bewertungen verwendet wird, ist der der Opportunitätskosten. Opportunitäts- oder Alternativkosten drücken den Ressourcenverzehr für eine bestimmte Leistung als potenziellen Nutzen der besten Alternative zu dieser Leistung aus. Es wird dabei davon ausgegangen, dass nur in eine bestimmte Leistung investiert werden kann (z.B. die Erstattung von CSE-Hemmern), in eine mögliche Alternative (z.B. die Erstattung von Diätberatung) jedoch nicht. Die Kosten für die Leistung werden dann als die Kosten ausgedrückt, die durch den Wegfall der Alternative erzeugt werden.

Perspektiven

Wirtschaftliche Bewertungen können verschiedene Perspektiven einnehmen. Je nach Blickwinkel werden in der Kostenanalyse unterschiedliche Komponenten berücksichtigt. Gesundheitswirtschaftler favorisieren vor allem eine bevölkerungsbezogene oder soziale Perspektive, in die annähernd alle durch eine Gesundheitsleistung entstandenen Kosten und Nutzaspekte für die Gesellschaft einbezogen werden [6]. Sollen andere Perspektiven eingenommen werden, können die Gesamtkosten normalerweise zerlegt und nur bestimmte Komponenten in die neue Berechnung einbezogen werden. Die Sicht des Leistungserstatters oder Kostenträgers (Krankenkassen) ist im Vergleich zur bevölkerungsbezogenen Perspektive eingeschränkter, da nur erstattungsfähige Kosten der Leistung und damit verbundener Aufwendungen betrachtet werden. Volkswirtschaftlicher Produktionsausfall oder intangible Kosten werden jedoch bei der Kostenanalyse aus Sicht des Leistungserstatters normalerweise nicht einbezogen. Zuletzt können Kosten und Nutzen einer Leistung auch aus Sicht des Leistungserbringers oder des Patienten berechnet werden. Für Leistungserbringer ist von Bedeutung, welche Auswirkung eine bestimmte Leistung auf die wirtschaftliche Situation des Krankenhauses oder der Praxis hat und weniger, welche Folgekosten dadurch den Krankenkassen oder der Gesellschaft entstehen. Die Differenzierung zwischen den Perspektiven ist umso prägnanter, je mehr Leistungserbringer, Leistungserstatter und die Sozialversicherung unabhängige Einheiten darstellen, was innerhalb der entwickelten Industrienationen erheblich variiert.

Da pharmakoökonomische Studien als Entscheidungshilfe für unterschiedliche Institutionen dienen sollen, sind alle Perspektiven relevant, solange sie auf den jeweiligen Betrachter und die jeweilige Fragestellung zugeschnitten sind. Kostenanalysen mit unterschiedlichen Perspektiven sollten jedoch nicht direkt miteinander verglichen werden, da sie sich mit großer Wahrscheinlichkeit in der Auswahl der betrachteten Kosten unterscheiden.

Die bisher in Deutschland veröffentlichten Studien nehmen zumeist die Sichtweise der Kostenträger ein.

Diskontierung

Kosten und Nutzen einer bestimmten medizinischen Leistung können zu unterschiedlichen Zeitpunkten entstehen und sind damit Veränderungen des Geldwertes (z.B. durch Inflation) unterworfen. Zum Beispiel entstehen für präventive augenärztliche Untersuchungen zur Verhinderung diabetesbedingter Spätschäden Kosten, die sich erst in mehreren Jahren in Kosteneinsparungen auswirken würden. Um Kosten vergleichbar zu machen, werden sie deshalb in betriebswirtsschaftlichen Studien diskontiert. Diskontieren bedeutet, den Barwert von Kosten zu einem bestimmten Zeitpunkt festzustellen, in dem man zukünftige Kosten mit einem bestimmten Prozentsatz abzinst bzw. bereits in der Vergangenheit entstandene Kosten auf den heutigen Tag aufzinst. Nahezu alle Wirtschaftswissenschaftler befürworten die Diskontierung in Studien mit längeren Beobachtungsräumen ($\geq$ 1 Jahr), doch werden unterschiedliche Zinssätze diskutiert. Die meisten Richtlinien nennen 5 Prozent, wobei eine Sensitivitätsanalyse mit Intervallen von 0–3 bis 6–10 Prozent vorgeschlagen wird.

Methoden der pharmakoökonomischen Nutzenbewertung

Alle im Weiteren vorgestellten pharmakoökonomischen Bewertungsmethoden umfassen eine quantitative Bewertung der Kosten und Konsequenzen zweier therapeutischer Alternativen (Tabelle 8.1). Die vier meist angewandten Methoden sind die Kosten-Minimierungsanalyse (cost-minimization analysis), die Kosten-Effektivitätsanalyse (cost-effectiveness analysis), die Kosten-Nutzenanalyse (cost-benefit analysis) und die Kosten-Nutzwertanalyse (cost-utility analysis). Alle genannten Methoden drücken Kosten in Geldwert aus (DM, Euro oder Dollar), aber sie unterscheiden sich in der Art und Weise, wie die Konsequenzen bewertet werden. So vergleicht die Kosten-Nutzenanalyse die Kosten und den *monetären* Nutzen zweier Alternativen, während der Nutzen in der Effektivitätsanalyse in *natürlichen* Einheiten (Gesundheitsergebnissen) ausgedrückt wird. Die Anzahl dazu gewonnener Lebensjahre würde in der Nutzenanalyse also in einen Geldwert umgerechnet. Die Kosten-Nutzenanalyse hat weiterhin zum Ziel, die größtmögliche Investitionsrendite zu erzielen, während die

Kosten-Effektivitätsanalyse den effizientesten Weg ermittelt, mit dem ein bestimmtes Gesundheitsziel erreicht werden kann. Der eigene Wert dieses Gesundheitsziels ist dabei aber nicht Gegenstand der ökonomischen Bewertung.

Unglücklicherweise reflektiert die Wortwahl in publizierten Studien nicht immer die ausgewählte Studienmethode. Zum Beispiel wird der Begriff »cost-benefit« auch für simple Kostensummierungen oder Minimierungsanalysen benutzt. Darüber hinaus finden sich Schlussfolgerungen über bestimmte therapeutische Alternativen, die kosteneffektiv mit Kosten sparend, d.h. »billiger« verwechseln [7].

Kosten-Minimierungsanalyse

Die Kosten-Minimierungsanalyse ist die einfachste Form der pharmakoökonomischen Bewertung. Ihr Aussagewert ist entsprechend begrenzt. Voraussetzung für die Minimierungsanalyse ist die therapeutische Gleichwertigkeit (Äquivalenz) zweier zu vergleichender Arzneimittel oder Leistungen (was in den meisten Fällen nicht gegeben ist). Neben der reinen Kostenauflistung für zwei therapeutische Alternativen muss die Minimierungsanalyse daher deren therapeutische Äquivalenz demonstrieren, was sie von einer simplen Kostenanalyse abgrenzt, bei der diese Anforderung nicht besteht. Aufgrund dieser Anforderung schließt sich die Minimierungsanalyse häufig kontrollierten klinischen Studien an.

Hieraus ergibt sich auch die vorwiegende Anwendung der Kosten-Minimierungsanalyse zum Vergleich von »Me-too«-Präparaten oder von Origi-

Tab. 8.1: Auswahl pharmakoökonomischer Bewertungsmethoden

	Ergebnisvariablen und deren Messeinheit	*Zielstellung*
Kosten-Minimierungs-analyse (cost-minimization analysis)	Therapeutische Äquivalenz	Effizienz
Kosten-Effektivitäts-analyse (cost-effectiveness analysis)	Effektivitäts-»Einheiten« natürlicher Ergebnisse, z.B. gewonnene Lebensjahre, mg/dl Blutzucker	Kostenminimierung bei adäquaten Ressourcen, um ein bestimmtes Ergebnis zu erhalten
Kosten-Nutzenanalyse (cost-benefit analysis)	Kosten (Gesundheitsergebnisse ausgedrückt in Kosten)	Nutzenmaximierung bei limitierten Ressourcen
Kosten-Nutzwertanalyse (cost-utility analysis)	Einheiten natürlicher Ergebnisse (z.B. Lebensjahre) bereinigt in Bezug auf Qualität	Lebensqualität

210

nal und Generikum. Sofern sich die beiden Alternativen als nicht therapeutisch äquivalent erweisen, muss eine andere Bewertungsmethoden gewählt werden.

Kosten-Effektivitäts-Analyse

In der Kosten-Effektivitätsanalyse werden Kosten in monetären Einheiten, der Nutzen der Gesundheitsleistungen aber in nicht-monetären, d.h. natürlichen Einheiten gemessen [8]. Natürliche Einheiten können dem gesamtem Spektrum von Gesundheitsergebnissen entstammen, z.B. gewonnene Lebensjahre, Heilunsgraten, erfolgreiche Prävention oder Normalisierung von Symptomen oder physiologischen Werten (in der Reihenfolge ihrer Signifikanz). Die Kosten für beide Alternativen (z.B. Arzneimittel A und B) werden einem dieser Effektivitätsmasse gegenübergestellt. Die Alternative mit dem niedrigsten *Kosten-Effektivitätsquotienten* (= Kosten pro Einheit / Gesundheitsergebnis, z.B. 100 Euro / gewonnenes Lebensjahr oder 50 Euro / 10 mm Hg diastolische Blutdrucksenkung) ist vorzuziehen. Die Ergebnisse von Kosten-Effektivitätsanalysen werden also in Kosten per gewählter Einheit Effektivitätsmaß ausgedrückt [9].

Abbildung 8.1 illustriert hypothetische Kosten und Nutzen für zwei Arzneimittel, wobei Arzneimittel B die gegenwärtige Standardtherapie und Arzneimittel A eine neue Alternative darstellt. Arzneimittel A ist teurer in der Anwendung (100 anstelle 70 Euro), verzeichnet jedoch zugleich bessere Therapieerfolge: bei 85 von 100 behandelten Patienten erreicht Arzneimittel A eine signifikante Blutdrucksenkung, Arzneimittel B nur bei 50 Patienten. Arzneimittel A hat auch den besseren Kosten-Effektivitätsquotienten, d.h. die erfolgreiche Behandlung eines einzelnen Patienten kostet weniger (1,18 Euro im Vergleich zu 1,4 Euro mit Arzneimittel B). Dies muss nicht immer der Fall sein. Eine teurere Alternative könnte trotz überlegener Effektivität einen ungünstigeren Kosten-Effektivitätsquotienten haben. Würde Arzneimittel A bei gleichen Kosten eine Blutdrucksenkung bei nur 65 Patienten erreichen, wäre der Kosten-Effektivitätsquotient 1,54 Euro pro erfolgreich behandeltem Patient.

Da Arzneimittel A tatsächlich eine effiziente Innovation zu sein scheint, ergibt sich nun die Frage, welche Kosten eine Umstellung von B zu A erzeugen würde. An alle Kosten-Effekttivitätsanalysen, in denen eine neue Alternative mit dem gegenwärtigen Therapiestandard verglichen wird, sollte sich deshalb eine so genannte inkrementelle Analyse anschließen. Die inkrementelle Analyse gibt an, welche Kosten und welche zusätzlichen Gewinne im Gesundheitsergebnis bei einem Wechsel von Arzneimittel A zu Arzneimittel B zu erwarten sind. Im gewählten Beispiel müssten 0,85 Euro (und nicht etwa 1,18 Euro) für jeden zusätzlich therapierten Patienten aufgebracht werden.

Kosten-Effektivitätsanalysen können nur dann durchgeführt werden, wenn für beide Alternativen wenigstens ein identisches Effektivitätsmaß

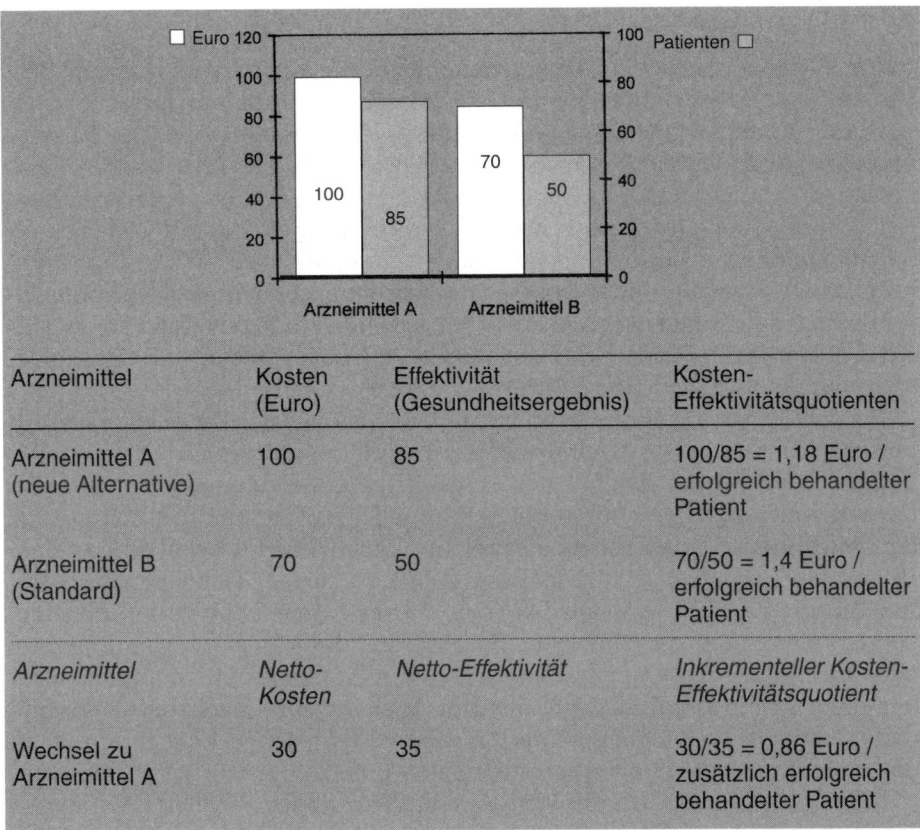

Arzneimittel	Kosten (Euro)	Effektivität (Gesundheitsergebnis)	Kosten-Effektivitätsquotienten
Arzneimittel A (neue Alternative)	100	85	100/85 = 1,18 Euro / erfolgreich behandelter Patient
Arzneimittel B (Standard)	70	50	70/50 = 1,4 Euro / erfolgreich behandelter Patient
Arzneimittel	*Netto-Kosten*	*Netto-Effektivität*	*Inkrementeller Kosten-Effektivitätsquotient*
Wechsel zu Arzneimittel A	30	35	30/35 = 0,86 Euro / zusätzlich erfolgreich behandelter Patient

Abb. 8.1: Beispiel einer Kosten-Effektivitätsanalyse für zwei Arzneimittel

vorliegt. Würde beispielsweise für Arzneimittel A der Erfolg in dem Anteil Patienten mit reduziertem Blutdruck, für Arzneimittel B jedoch die Inzidenz von kardiovaskulären Komplikationen gemessen, könnte kein Vergleich mehr vorgenommen werden, da die beiden Gesundheitsergebnisse verschieden sind. Daraus ergibt sich außerdem, dass immer nur ein bestimmtes Effektivitätsmaß zur gleichen Zeit betrachtet werden kann*. Diese Einschränkung besteht bei der Kosten-Nutzenanalyse nicht, da hier alle Ergebnisse in dieselbe Geldeinheit umgerechnet und somit zusammengefasst werden können.

---

* Sind verschiedene Gesundheitsergebnisse gleichermassen relevant, können mehrere Kosten-Effektivitätsquotienten berechnet werden, was jedoch die Interpretation der Studienergebnisse erschweren kann.

Kosten-Nutzenanalyse

Nehmen wir an, dass ein neues Arzneimittel die Krankheitsprognose verbessert und Lebensjahre gewinnt, allerdings ebenfalls ein hohes Nebenwirkungspotenzial und hohe Gesamttherapiekosten aufweist. Die Kosten-Nutzenanalyse versucht nun zu beantworten, ob die Investition in das neue Arzneimittel wirtschaftlich gerechtfertigt ist, d.h. ob langfristig Kosten gespart oder Gewinne verbucht werden können. Als älteste gesundheitsökonomische Bewertungsmethode gründet sie sich auf der Fragestellung, welche sozialen oder volkswirtschaftlichen Gewinne bestimmte öffentliche oder staatliche Investitionen erzeugen können [10]. Klassische Kosten-Nutzenanalysen beziehen daher indirekte Kosten (z.B. Produktionsgewinne) und oftmals auch intangible Kosten ein.

Bei der Bewertung eines Arzneimittels werden auf der Einsatz- oder Kostenseite nicht nur die Arzneimittelkosten sondern auch andere relevante Behandlungskosten, die sich aus der Arzneimittelanwendung ergeben (z.B. Laboruntersuchungen), ambulante und stationäre Kosten, und – abhängig von der gewählten Betrachtungsperspektive – auch Produktionsverluste oder Verluste in Lebensqualität (gemessen in DM, Euro oder Dollar) eingeschlossen. Auf der Ergebnisseite wird bei der Kosten-Nutzenanalyse der monetäre Nutzen eingesetzt, der sich zum Beispiel aus der Einsparung ambulanter oder stationärer Kosten, der Einsparung von Arzneimitteln, dem Produktions- oder Lebensqualitätsgewinn ergibt. Dies bedeutet auch, dass verschiedene Gesundheitsergebnisse simultan betrachtet werden können, da sie in derselben Einheit (Geldwert) ausgedrückt werden.

Dies deutet bereits auf die Komplexität hin, die Kosten-Nutzenanalysen einnehmen können. Da möglichst alle relevanten Kosten einbezogen werden sollen, kann diese pharmakoökonomische Methode sehr aussagekräftige Ergebnisse und eine solide Basis für gesundheitswirtschaftliche Entscheidungen liefern. Aus demselben Grunde ist sie aber auch umstritten, da vor allem indirekte und intangible Kosten und Nutzen einer Leistung nur schwer monetär bewertbar sind.

Da der Nutzen einer Leistung normalerweise zeitlich verzögert zu erwarten ist, wird zur monetären Bewertung ein bestimmter Zeithorizont gewählt, z.B. der Zeitpunkt, zu dem der Nutzen zu erwarten ist. Bei der Therapie einer Infektionserkrankung mit einem Antibiotikum mag dies eine Woche sein, doch Ergebnisse wie »gewonnene Lebensjahre« oder »reduzierte Schlaganfall-Inzidenz« liegen weit in der Zukunft. In diesem Falle wird der zukünftig gesparte Geldwert auf den gegenwärtigen Geldwert mit einem bestimmten fixen Prozentsatz diskontiert. Es besteht keine allgemeinverbindliche Regel, welcher Zinssatz zu wählen ist und häufig werden in einer Sensitivitätsanalyse verschiedene Werte eingesetzt, um zu überprüfen, wie robust die Ergebnisse sind. Ein eher niedrig gewählter Diskontierungssatz wird Leistungen besser erscheinen lassen, die ihren Nutzen in der fernen Zukunft erbringen, wohingegen ein hoher Diskontie-

Tab. 8.2: Beispiel einer Kosten-Nutzenanalyse für zwei alternative Arzneimittel

Kosten	Arzneimittel A	Arzneimittel B
Kosten je Patient		
Arzneimittelkosten	€ 90	€ 9 000
Laborkosten	€ 10	€ 800
Folgetherapiekosten für unerwünschte Arzneimittelwirkungen	€ 500	€ 100
Folgetherapiekosten für Komplikationen	€ 400	€ 100
Nutzen je Patient		
Produktivitätsgewinn (z.B. durch verminderte Krankheitstage)	€ 1 000	€ 10 000
Patientenzufriedenheit	€ 500	€ 4 000

Arzneimittel	Kosten (€)	Nutzen (€)	Nutzen-Kosten-Verhältnis (N/K)	Gegenwärtiger Nettowert (N–K)	Investitionsrendite (N–K)/K
A	1 000	1 500	1,5:1	500	50 %
B	10 000	14 000	1,4:1	4 000	40 %

rungssatz Leistungen favorisiert, die Erfolge in der nahen Zukunft verzeichnen. In europäischen, nordamerikanischen und australischen Studien wird zumeist mit 5 Prozent diskontiert [11].

Sind alle Variablen für Einsatz und Ergebnis ausgewählt, in monetären Einheiten ausgedrückt und diskontiert worden, werden die Kosten (zum gegenwärtigen Wert) miteinander verglichen (Tabelle 8.2). Drei grundlegende Vergleichswerte werden unterschieden: das Nutzen-Kostenverhältnis (cost-benefit ratio), der gegenwärtige Nettowert (net present value), und die Investitionsrendite (return on investment).

Das Nutzen-Kostenverhältnis reflektiert die Kostenersparnis für jeden ausgegebenen Euro, der gegenwärtige Nettowert ergibt sich aus der Differenz von Kosten und Nutzen, und die Investitionsrendite setzt den gegenwärtigen Nettowert in Bezug zu den aufgewendeten Kosten. Die drei Vergleichswerte können durchaus unterschiedliche Alternativen favorisieren. Im Beispiel hat Arzneimittel A ein besseres Nutzen-Kostenverhältnis, jedoch einen geringeren Nettowert.

Eine sehr wichtige Überlegung bei der Interpretation von Nutzen-Kostenverhältnissen ist die jeweilige Betrachtungsperspektive. Günstige Ergebnisse unter volkswirtschaftlichen Gesichtspunkten bedeuten nicht, dass eine Krankenkasse oder einzelne Leistungserbringer dieselbe Schlussfolgerung treffen würden.

214

Kosten-Nutzwertanalyse

Donabedian beschreibt die Entwicklung des bei der Nutzenbewertung einer Gesundheitsleistung eingenommenen Blickwinkels als »absolutistisch«, d.h. auf ausschließlich professionellem (medizinischen Urteil), »individualisiert«, d.h. auf patientenindividuellem Urteil beruhend, und »sozial«, d.h. auf einer gesellschaftlichen Definition von Nutzen beruhend [12]. Die Kosten-Nutzwertanalyse bezieht sich auf die patientenindividuelle Bewertung von Gesundheitsergebnissen. Darüber hinaus ist sie eng mit der Kosten-Effektivitätsanalyse verwandt [13].

Wichtigster Bestandteil zur Ermittlung des Nutzwertes einer Leistung ist das Konzept der gesundheitsbezogenen Lebensqualität. Unter gesundheitsbezogener Lebensqualität wird die patientenindividuelle Beurteilung physischer, psychischer, mentaler und sozialer Komponenten des Wohlbefindens und der Funktionsfähigkeit im Alltag verstanden [14]. Die Bewertung der gesundheitsbezogenen Lebensqualität erfolgt durch den Patienten selbst, zumeist mittels validierter Fragebögen, die inzwischen für die allgemeine Bewertung der gesundheitsbezogenen Lebensqualität als auch spezifisch für eine Vielzahl verschiedener Erkrankungen entwickelt worden sind*.

Das in der Effektivitätsanalyse gewählte natürliche Gesundheitsergebnis (z.B. gewonnene Lebensjahre, mg/dl Blutzuckersenkung) wird in der Nutzwertanalyse hinsichtlich seines Effektes auf die Lebensqualität korrigiert. Am häufigsten findet man in diesem Zusammenhang die so genannten »quality-adjusted life years« oder QALYs, also qualitätskorrigierte Lebensjahre [15]. Bei diesem Ansatz werden sowohl Qualität als auch Quantität der Restlebenserwartung zusammengefasst. Hierzu werden bestimmten Zeitabschnitten der Restlebenserwartung bestimmte Werte von Lebensqualität zwischen 0 und 1 (beste Qualität) zugeordnet, d.h. die restlichen Lebensjahre werden mit einem Faktor für Lebensqualität gewichtet. Zwei gewonnene Lebensjahre ergeben also bei einer durchschnittlichen Lebensqualität von 0,5 für beide Jahre ein ganzes QALY. Die Berechnung von QALYs basiert üblicherweise auf der Frage, was ein Patient für optimale Lebensqualität »bezahlen« würde. Im Ansatz des »time trade off« geben Patienten beispielsweise an, wie viele Lebensjahre sie hergeben würden, um gegenwärtig vollständig gesund zu sein.

Abbildung 8.2 zeigt den hypothetischen Verlauf von Lebenserwartung und Lebensqualität für zwei alternative Behandlungsansätze (A, B). Ohne Therapie (0) beträgt die durchschnittliche Lebenserwartung der betrachteten Patientengruppe unter zunehmender Abnahme der Lebensqualität im letzten Lebensabschnitt durchschnittlich 3 Jahre. Alternative A ver-

---

*   Leider kann im Rahmen dieses Kapitels nicht auf das Konzept und die Bewertungsmethoden gesundheitsbezogener Lebensqualität eingegangen werden. Einen guten Überblick bietet beispielsweise das umfassende Werk von Spilker [24].

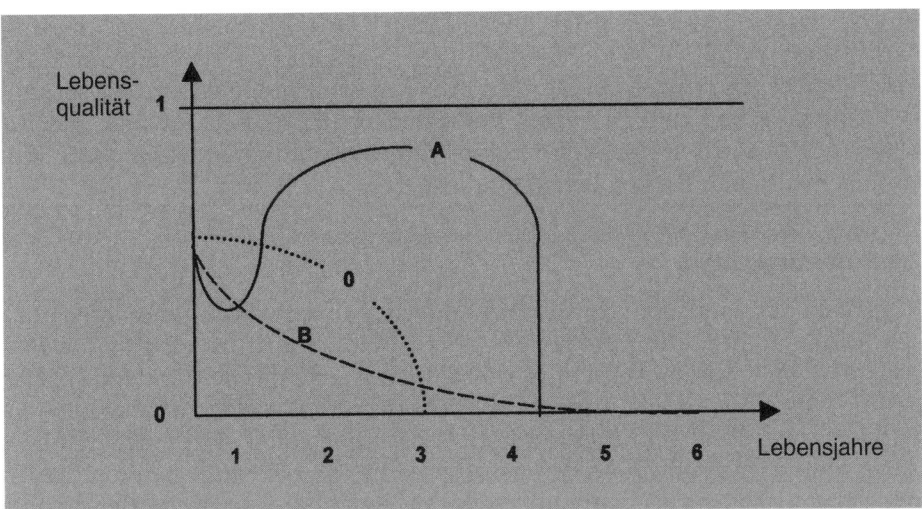

Abb. 8.2: Lebenserwartung und Verlauf der gesundheitsbezogenen Lebensqualität bei einer hypothetischen Erkrankungen (0) und mit zwei alternativen Behandlungsmethoden (A, B)

zeichnet eine starke Einschränkung der Lebensqualität zu Therapiebeginn, doch in der Gesamtbetrachtung sowohl positive Veränderungen in Lebensjahren als auch in Lebensqualität. Alternative B erkauft eine bessere Lebensverlängerung mit radikal verminderter Lebensqualität. Die Fläche unter den jeweiligen Kurven symbolisiert die Gesamtheit der qualitätskorrigierten Lebensjahre. Die beiden betrachteten Alternativen könnten verschiedene onkologische Therapieansätze darstellen, in denen sich die Überlegenheit einer Therapie häufig nicht (nur) durch vergrößerte Lebensverlängerung sondern bessere Verträglichkeit darstellt.

Ausblick auf andere pharmakoökonomische Bewertungsmodelle: »Modelling«

Leider können weitergehende und komplexere analytische Methoden der Pharmakoökonomie im Rahmen dieses Buches nicht besprochen werden. Dies betrifft vor allem pharmakoökonomisches »Modelling«, bei dem mehr Daten in die Bewertungsanalyse eingeschlossen werden, als mittels eines einzelnen Datensets (z.B. einer klinischen Studie) verfügbar ist. Oftmals werden verschiedene Studien, die verschiedene Ergebnissets liefern, in einem vorher festgelegten Modell zusammengeführt. Wie eingangs erwähnt kann beispielsweise von dem intermediären Ergebnis einer klinischen Studie ausgegangen werden, auf dessen Basis dann Langzeiteffekte mittels der Ergebnisse einer epidemiologischen Studie extrapoliert werden (z.B. nachgewiesene Wirksamkeitsunterschiede in der Cholesterinsenkung

zweier CSE-Hemmer werden hinsichtlich ihres Einflusses auf Herzin-
farktraten hochgerechnet). Für den interessierten Leser sei auch auf Mar-
kov Modelle, Q-Twist oder Monte Carlo Rotation hingewiesen. Diese Modelle beschreiben und bewerten verschiedene Krankheitstadien, die im
Laufe des gewählten Beobachtungszeitraums durchlaufen werden und mit
unterschiedlichen Kosten belegt sind [13, 16].

Sensitivitätsanalyse

Pharmakoökonomische Studien sind nur so gut, wie die verwendeten Daten, Datenquellen und Schätzwerte. Als Goldstandard für eine valide Bewertung von Arzneimitteln wird die randomisierte doppelblinde klinische
Studie betrachtet, doch oft muss auf andere Datenquellen zurückgegriffen
werden, wie Beobachtungsstudien, Fallstudien oder Expertengremien.
Auch können verschiedene Studien abweichende oder gar widersprüchliche Ergebnisse beschreiben, die für die pharmakoökonomische Bewertung
in einer vertretbaren Weise zusammengefasst werden müssen. Wenigstens
drei wichtige methodische Probleme können die Ergebnisse pharmakoökonomischer Studien beeinflussen [17]. Dies sind a) die Verwendung in-
valider oder nicht repräsentativer Datenquellen, b) wenig abgesicherte
Extrapolationen in pharmakoökonomischen Modellen und c) die Auswahl
der statistischen Methoden.

Um den durch diese drei Faktoren beeinflussten Unsicherheitsgrad zu
untersuchen, sollten pharmakoökonomische Studien eine Sensitivitätsanalyse vornehmen [13, 17]. Ziel der Sensitivitätsanalyse ist es festzustellen, wie sich das Endresultat verändert, wenn die Werte der unsicheren
Eingangsparamter variieren. Mitunter kommen hierbei mehrere Parameter infrage, deren Einflussnahme nebeneinander überprüft werden kann.
Typische Variablen, die in der Sensitivitätsanalyse verändert werden, sind
Durchschnittspreise für medizinische Leistungen, die Diskontierungsrate,
Unterschiede in der klinischen Wirksamkeit der betrachteten Alternativen
oder der Ein- oder Ausschluss indirekter Kosten.

Die Ergebnisse der Sensitivitätsanalyse werden unterschiedlich wiedergegeben. Bei nur einer Variablen werden oft nur die Ergebnisse dokumentiert, die sich ergeben, wenn anstelle des ursprünglichen Wertes die
beiden Extremwerte in die Analyse eingehen (z.B. 0 und 10 Prozent Diskontierungsrate anstelle 5 Prozent). Es finden sich aber auch komplexe
statistische Modelle (univariate und multivariate Varianzanalyse) bei denen die Werte mehrerer Variablen gleichzeitig verändert werden. In einigen Studien wird der Break-Even-Point berechnet, also diejenige Kon-
stellation von Variablenwerten, an dem die betrachteten Alternativen
gleichwertig sind.

Beurteilung pharmakoökonomischer Studien und Beispiele

Durch die Vielzahl der methodischen Feinheiten gestaltet sich die Beurteilung von pharmakoökonomischen Studien schwierig, obwohl inzwischen gute allgemein verbindliche Richtlinien für deren Durchführung bestehen. Eine kürzliche Umfrage, die europäische, nordamerikanische und australische Richtlinien vergleicht, kommt zu dem Ergebnis, dass in Studienmethodik, der Auswahl von Ergebnisvariablen, der Auswahl des Standards, gegen die zu testende Alternative, der Auswahl statischer Methoden, akzeptabler Datenquellen, dem gewählten Zeithorizont, der Sensitivitätsanalyse, und der Präsentation von Ergebnissen ein guter Konsens besteht [11]. (Siehe dort auch für eine ausführliche Liste publizierter Richtlinien für die Durchführung pharmakoökonomischer Studien.) Weniger Harmonisierung besteht in der Auswahl der Perspektive, der Auswahl von in die Analyse einzubeziehenden Ressourcen und Kosten und der Kostenberechnung.

Tabelle 8.3 fasst die wichtigsten Aspekte zusammen, die bei der Bewertung pharmakoökonomischer Studien beachtet werden sollten. Die dargestellten Kriterien lassen sich in drei grundlegende methodische Fragestellungen unterteilen, die bei der Bewertung und Interpretation jeder pharmakoökonomischer Studie Anwendung finden.

1. Ist die ausgewählte pharmakoökonomische Methode zur Beantwortung der Fragestellung angemessen?
2. Sind die in die Analyse einbezogenen Variablen in Hinblick auf die Fragestellung angemessen und ausreichend, um Kosten und Konsequenzen umfassend zu beschreiben? (Im besten Falle sind alle relevanten positiven und negativen, kurz- und langfristigen Auswirkungen der Arzneimitteltherapie auf die wichtigsten Komponenten der Patientengesundheit und die damit assoziierten Kosten repräsentiert.)
3. Entstammen die ausgewählten Variablen validen und repräsentativen Studien oder anderen äquivalenten Datenquellen und wenn fraglich, wurde dies in einer Sensitivitätsanalyse angemessen berücksichtigt?

Wenn pharmakoökonomische Studien vergleichende Betrachtungen für wenigstens zwei alternative Gesundheitsleistungen durchführen, was in den meisten Fällen zutrifft, müssen außerdem folgende Voraussetzungen erfüllt sein:

- die zu bewertenden Alternativen müssen eindeutig abgrenzbar sein,
- es muss praktisch möglich sein, zwischen den Alternativen zu wählen,
- die Gesundheitsergebnisse der Alternativen müssen eindeutig beschrieben und messbar sein,
- die Kosten für die jeweilige Leistung müssen messbar sein,
- Kosten und Nutzen der jeweiligen Alternative können miteinander verglichen werden.

Tab. 8.3: Grundlegende Kriterien zur Bewertung pharmakoökonomischer Studien
(nach Drummond 1996) [21]

Studiendesign: Studienhypothese/Fragestellung
- Wurde die Fragestellung der Studie klar formuliert und ist sie wirtschaftlich relevant?
- Ist die Auswahl der Studienperspektive und der zu vergleichenden Alternativen für die Fragestellung angemessen und wurde die Auswahl angemessen begründet?
- Ist die ausgewählte Alternative ausreichend beschrieben? (Für komplexere Gesundheitsleistungen: wurden Entscheidungsbäume verwendet?)

Studiendesign: Bewertungsmethode
- Wurde die pharmakoökonomische Bewertungsmethode beschrieben und deren Auswahl begründet?

Datenerhebung: Wirksamkeits- oder Effektivitätsdaten
- Basiert die Analyse auf den Wirksamkeitsdaten einer klinischen Studie, sollten die wichtigsten Aspekte des Studiendesigns und die Studienergebnisse beschrieben sein (z.B. Einschluss- und Rekrutierungskriterien von Patienten, Effektgröße mit Konfidenzintervall).
- Sind mehrere Studien einbezogen worden, sollte angegeben sein, wie die Ergebnisse zusammengefasst wurden. Dies betrifft vor allem die Beschreibung metaanalytischer Methoden. (Für eine gute Übersicht siehe 22, 23.)
- Sind die Ergebnisse der ausgewählten Studie(n) auf die Praxis übertragbar? Die mitunter unrealistischen Bedingungen (z.B. übertriebene Complianceerwartungen, unrealistische medizinische Betreuung) von klinischen Studien sollten bei pharmakoökonomischen Bewertungen berücksichtigt werden, da hier realitätsnahe Fragestellungen beantwortet werden sollen.
- Wenn Langzeiteffekte nicht empirisch bewiesen wurden und die Bewertung auf einer Hochrechnung beruht: wie realistisch ist dieses Modell?

Nutzenbewertung
- Sind die ausgewählten Ergebnisgrößen zur Nutzenbewertung klar beschrieben?
- Wenn intermediäre Ergebnisse ausgewählt wurden, wurde die Auswahl begründet?
- Wenn Ergebnisse in Geldeinheiten umgerechnet wurden, ist die Berechnungsmethode beschrieben?
- Wenn indirekter Nutzen (Produktivitätsgewinn) berechnet wurde, sollte dies getrennt von allen anderen Nutzenkomponenten beschrieben sein.
- Ist die Auswahl der (primären) Ergebnisgröße für die Berechnung des Kosten-Effektivitätsquotienten angemessen und begründet?

Berechnung von Kosten
- Sind die Kosten pro Einheit und die Anzahl von Einheiten getrennt dargestellt (z.B. 500 Krankenhauseinweisung zu je € 500) und die Berechnungsmethode und -quellen beschrieben?
- Sind die Währung, Preisdatum und gegebenenfalls Umrechnungskurse genannt?

Fortsetzung nächste Seite

Tab. 8.3: Fortsetzung

Modelling
- Ist das Modell (Entscheidungsbäume, Regressionsmodelle etc.) klar beschrieben und sind seine wichtigsten Komponenten begründet? Es sollte klar erkennbar sein, welche Daten von empirischen Studien stammen und wo Schätzungen oder sekundäre Datenquellen verwendet wurden.

Ausgleich von zeitlichen Unterschieden
- Ist der ausgewählte Zeithorizont beschrieben, angemessen und/oder begründet?
- Wurde für zeitliche Unterschiede diskontiert und ist die Diskontierungsrate genannt und begründet?

Sensitivitätsanalyse
- Wurde eine Sensitivitätsanalyse angeschlossen?
- Sind die durchgeführten statistischen Tests beschrieben?
- Sind die Konfidenzintervalle für die wichtigsten Ergebnisvariablen beschrieben?
- Sind alle in der Sensitivitätsanalyse benutzten Variablen und deren Werteintervalle beschrieben?
- Belegt die Sensitivitätsanalyse, dass die Studienergebnisse robust sind oder erscheinen die Unterschiede zwischen den Alternativen oder zwischen Kosten und Nutzen marginal?

Präsentation und Interpretation der Ergebnisse
- Ist eine inkrementelle Analyse angeschlossen?
- Sind die wichtigsten Ergebnisparameter einzeln und nicht nur aggregiert dargestellt? (Z.B. sollte nicht nur das Nutzen-Kostenverhältnis oder der Effektivitätsquotient beschrieben werden, sondern auch welche Werte in die Berechnung eingegangen sind.)
- Wenn Vergleiche mit anderen Arzneimitteln oder Gesundheitsleistungen vorgenommen wurden, sind diese Vergleiche gerechtfertigt?
- Wurde die ursprüngliche Fragestellung der Studie beantwortet?
- Sind die Schlussfolgerungen in Hinblick auf die präsentierten Ergebnisse gerechtfertigt?
- Sind die wichtigsten Schlussfolgerungen zusammengefasst und sind die wichtigsten methodischen Limitationen der Studie bei der Zusammenfassung berücksichtigt?
- Sind die Ergebnisse generalisierbar und auf die jeweilige Praxis oder das jeweilige Gesundheitssystem übertragbar?

Zuletzt sei darauf hingewiesen, dass die Durchführung und Publikation von pharmakoökonomischen Studien (wie auch klinischer Studien) oftmals von verschiedenen wirtschaftlichen Interessen abhängt. Sacristan et al. untersuchten den Publikationsbias von pharmakoökonomischen Studien und kommen zu dem Schluss, dass 89 Prozent aller von pharmazeutischen Herstellern unterstützen Studien die neue Arzneimitteltherapie gegenüber dem Vergleichspräparat favorisierten, wohingegen dies nur bei 61 Prozent aller Studien der Fall war, die mit anderen Mitteln finanziert wurden [18]. Dies bedeutet nicht, dass erstere Studien zu falschen Ergebnisse gelangen. Vielmehr werden durch wirtschaftliche Interessen und die damit verfügbaren Ressourcen zur Durchführung pharmakoökonomischer Studien bestimmte Fragestellungen eventuell bevorzugt beantwortet.

Zusammengefasst sei festgestellt, dass gute pharmakoökonomische Studien gut nachvollziehbar, d.h. ihre Methoden, die verwendeten Variablen und die Bereiche, in denen Unsicherheiten vorliegen, absolut transparent dargestellt sein sollten. Zur Bewertung pharmakoökonomischer Studien ist deswegen über das methodische Verständnis hinaus ein solides klinisches Verständnis notwendig, um die Auswirkungen von Krankheit und Therapie sowie die damit verbundenen Pflegeleistungen abschätzen zu können. Eine pharmakoökonomische Studie sollte weiterhin nicht nur in Hinblick auf die präsentierten Daten kritisch bewertet werden, sondern ebenfalls in Hinblick auf das, was eventuell ausgelassen wurde.

Pharmakoökonomische Studien bieten für Heilberufler eine exzellente Möglichkeit, auf klinischer Evidenz beruhende Therapieempfehlungen und Entscheidungen um den Aspekt der Effizienz zu erweitern, und so in der eigenen Praxis die Qualität der Gesundheitsversorgung zu optimieren.

FALLBEISPIELE

Fall 1

Sie sollen zwei chemotherapeutische Regime für ein Pankreaskarzinom bewerten. Die angefügte Tabelle zeigt Daten, die Sie einer neuen doppelblind-randomisierten klinischen Studie entnommen haben.

	Regime A	Regime B
Alle direkten Kosten je Patient	€ 9 400	€ 4 270
Gewonnene Lebensjahre je Patient	1 Jahr	0,9 Jahre
Durchschnittliche Lebensqualität	0,9	0,5

Als Angehöriger der Arzneimittelkommission eines Krankenhauses sollen Sie eine Kosten-Minimierungsanalyse vornehmen. (Sie können annehmen, dass die gesamte Arzneimtteltherapie im Krankenhaus durchgeführt wird und somit dort alle direkten Kosten anfallen.)

Welche wichtigen Annahmen müssen erfüllt sein,
um eine Kosten-Minimierungsanalyse durchführen zu können?

Die Kosten der beiden Regime können nur direkt verglichen werden, wenn therapeutische Äquivalenz vorliegt. Dazu sollten die Regime gleiche Wirksamkeit und möglichst ebenfalls vergleichbare Sicherheit (ähnliche Häufigkeit und Schweregrad von Nebenwirkungen) aufweisen. Zwei Gesundheitsparameter, gewonnene Lebensjahre und Lebensqualität, sind gemessen worden. Die verminderte Lebensqualität in Regime B deutet auf eine höhere Nebenwirkungsrate, also keine Äquivalenz hin. Sie sollten außerdem in der klinischen Studie überprüfen, ob der Unterschied von 0,1 gewonnenen Lebensjahren statisch signifikant war und falls dies nicht der Fall ist, ob die Stichprobenzahl für den Signifikanznachweis groß genug gewählt war. Andere zu überprüfende Parameter der klinischen Studie wären beispielsweise die Vergleichbarkeit der beiden Patientengruppen, der gewählte Studienzeitraum sowie die Generalisierbarkeit (externe Validität). Regime B wäre unter Annahme therapeutischer Äquivalenz die vorzuziehende Alternative, weil Kosten gespart werden können.

*Sollten indirekte Kosten
in diese Kosten-Minimierungsanalyse einbezogen werden?*

Nein, denn Sie haben die Perspektive des Krankenhauses, also des Leistungserbringers gewählt.

*Da die beiden Regime offensichtlich nicht äquivalent sind, haben Sie sich
für die Durchführung einer Kosten-Effektivitätsanalyse entschieden.
Wie würden Sie vorgehen?*

In der Kosten-Effektivitätsanalyse kann immer nur ein bestimmtes Gesundheitsergebnis, das für beide Alternativen vorliegen muss, gleichzeitig verglichen werden. Wir entscheiden uns in diesem Beispiel für »gewonnene Lebensjahre«, da die Lebensverlängerung eines der eindeutigsten Gesundheitsergebnisse darstellt und Lebensqualität eher in die Kosten-Nutzwertanalyse eingehen würde*. In der Effektivitätsanalyse werden grundsätzlich zwei Werte berechnet, die gleichermaßen wichtig sind.

	Kosten- Effektivitätsquotient	Inkrementeller Kosten-Effektivitätsquotient
Regime A	€ 9 400,– pro gewonnenes Lebensjahr	€ 51 300,– pro gewonnenes Lebensjahr
Regime B	€ 4 744,40 pro gewonnenes Lebensjahr	

Der Vergleich des Kosten-Effektivitätsquotienten zeigt, dass Regime B die effizientere Therapieform ist. Regime B verlangt nur die Hälfte Res-

---

* Gerade im vorliegenden Beispiel könnte Lebensqualität aus Sicht des Patienten die wichtigere Ergebnisgröße sein.

sourcen, um ein Lebensjahr in der betrachteten Stichprobe zu gewinnen. Allerdings muss beachtet werden, dass dies für den einzelnen Patienten einen durchschnittlichen Verlust von 0,1 Lebensjahre bedeuten würde. Der inkrementelle Kosten-Effektivitätsquotient drückt nun aus, wie viel zusätzliche Ressourcen aufgebracht werden müssten, um dieses zusätzliche Inkrement an gewonnenen Lebensjahren für die Patientenstichprobe zu erhalten. Ein Wechsel von Regime B zu dem wirksameren jedoch teureren Regime A würde das Krankenhaus € 51 300 je zusätzlich gewonnenes Lebensjahr kosten, da 10 Patienten zu einem zusätzlichen Kostenaufwand von € 5 130,– therapiert werden müssten, um ein zusätzliches Lebensjahr zu gewinnen.

Sie überlegen, eine Kosten-Nutzwertanalyse vorzunehmen, da die beiden Therapieregime die Lebensqualität unterschiedlich beeinflussen. Ist diese Bewertungsmethode in diesem Beispiel angemessen?

Die Bewertung der gesundheitsbezogenen Lebensqualität ist vor allem dann wichtig, wenn erstens Therapieregime eher palliativ als kurativ angelegt sind, zweitens Therapieregime auch negative Auswirkungen haben und eine Abwägung des therapeutischen Nutzens mit der Bürde der Therapie wichtig erscheint (z.B. Chemotherapie), drittens Therapieregime Mortalität und Morbidität unterschiedlich beeinflussen (z.B. Prävention einer Erkrankung gegenüber Lebensqualitätseinschränkungen), viertens patientenbezogenes Empfinden die einzige oder beste Bewertungsform des Krankheitsschweregrades darstellt (z.B. Schmerz) oder fünftens verschiedene Gesundheitsergebnisse zusammengefasst werden sollen und ein gemeinsamer Nenner benötigt wird.

In dem hier gewählten Beispiel ist die Kosten-Nutzwertanalyse daher wichtig und angemessen. Das QALY für Regime A wäre 0,9 und für Regime B 0,45. Die inkremmentelle Kosten-Nutzwertanalyse ergibt, dass € 11 400 je gewonnenes QALY aufgebracht werden müssten.

Fall 2

Eine Kosten-Effektivitätsanalyse zur Bewertung eines neuen CSE-Hemmers soll als Entscheidungshilfe für Verordnungsempfehlungen in ihrem lokalen Gesprächskreis Arzt-Apotheker dienen. Die Studie nimmt die Perspektive des Leistungserstatters ein und wählt als zu vergleichende Alternative »keine Therapie«. Ist dies angemessen?

Da die Verordnung von CSE-Hemmern bei angemessener Indikation unumstritten ist, stellt sich bei der Einführung von »Mee-too«-Präparaten vorwiegend die Frage, ob das Arzneimittel im Vergleich mit dem gegenwärtigen Therapiestandard (z.B. billigster Lipidsenker) effizienter ist. Der Vergleich mit keiner Therapie ist daher unwichtig. Trotzdem ist es natür-

lich aus volkswirtschaftlicher Sicht interessant zu untersuchen, ob lipid-
senkende Arzneimittel als präventive Therapieform bei langfristiger Betrachtung Kosten sparen.

Fall 3

*Welche pharmakoökonomische Bewertungsmethode ist für die Beantwor-
tung der Frage angemessen, mit welchem Antibiotikum Harnwegsinfekte
am effizientesten therapiert werden können?*

Die Kosten-Effektivitätsanalyse, da hier die Kosten für alternative Therapien und deren Effektivität in Hinblick auf ein bestimmtes festgelegtes
Ergebnis (Therapie von Harnwegsinfekten) verglichen werden. Wenn die
Effektivität der beiden Arzneimittel äquivalent ist, nimmt die Bewertungsmethode die Form einer Kosten-Minimierungsanalyse an. Wird auf
die patientenbezogene Bewertung der Ergebnisse (gesundheitsbezogene
Lebensqualität) wert gelegt, wird eine Kosten-Nutzwertanalyse durchgeführt. In diesem Falle würden die Heilungsraten von Patienten mit Harnwegsinfekten zusätzlich in Hinsicht auf den Einfluss von Erkrankung und
Therapie auf die Lebensqualität verglichen.

Fall 4

*Welche pharmakoökonomische Bewertungsmethode ist zur Beantwortung
der Frage angemessen, ob die grundsätzliche Erstattung von Influenza-
Impfungen für alle Patientengruppen eine effiziente Investition darstellt?*

Zur Beantwortung dieser Fragestellung müsste eine Kosten-Nutzenanalyse durchgeführt werden. Nur diese Bewertunsgmethode erlaubt den Vergleich von Einsatz und Ergebnis auf Basis von monetären Einheiten.

Fall 5

Sie möchten ein spezielles Programm für Asthmapatienten anbieten. Das
Programm soll verschiedene Serviceleistungen beinhalten wie Seminare,
eine Hotline und ein Monitoringprogramm, bei dem Patienten mit Noncompliance oder erhöhtem Verbrauch von Betamimetika kontaktiert werden. Sie planen, die Implementierung der verschiedenen Serviceleistungen
über drei Jahre hinweg zu staffeln, so dass Kosten von € 5 000 im ersten
Jahr und in jedem weiteren Jahr € 1 000 anfallen.

*Wie berechnen Sie die Gesamtkosten für die gesamten drei Jahre zum
gegenwärtigen Zeitpunkt?*

Da Sie Kosten über einen relativ langen Zeitraum summieren, sollten
sie diskontieren. Sie können entscheiden, ob Kosten zu Beginn, in der Mit-

224

te oder am Ende jedes Jahres anfallen. Mit der Annahme, dass die Gesamtkosten für jedes Jahr am Ende des jeweiligen Jahres anfallen, und einer Diskontierungsrate von 5 Prozent ergeben sich mit der Formel (1) folgende Jahreskosten.

(1)   *Gegenwartswert*   *mit n = Jahr,*
       $= 1/(1 + 0,05)^n$ *wenn die Kosten anfallen*

Jahre	Diskontierungsfaktor	Gesamtkosten €
1	$1/(1+0,05)^1 = 0,952$	$5\,000 \times 0,952 = 4\,760$
2	$1/(1+0,05)^2 = 0,907$	$1\,000 \times 0,907 = 907$
3	$1/(1+0,05)^3 = 0,864$	$1\,000 \times 0,864 = 864$
		6 531 *(zum gegenwärtigen Zeitpunkt)*

Fall 6

Welche Ergebnisgröße(n) würden Sie für die Kosten-Effektivitätsanalyse zweier inhalativer Glukokortikoide auswählen?

Eine 1999 veröffentliche Studie von Volmer et al., die auf zwei klinischen Studien basiert wählt z.B. folgende Ergebnisgrößen: a) Veränderungen in morgendlichen und abendlichen Peak Expiratory Flow (PEF) Werten, b) die Anzahl Patienten mit PEF-Wert-Verbesserungen > 10 Prozent (gleichbedeutend mit »erfolgreich behandelte Patienten« verwendet), c) und den Anteil symptomloser Tage [19].

Die klinischen Studien umspannten 6 bis 8 Wochen Therapie in kortikoidnaiven Patienten mit einem der beiden inhalativen Glukokortikoidpräparate. (Eine Studie war doppelblind, die andere eine open-label-Studie mit jeweils ~ 400 Patienten.) Können diese Studien Aussagen zur Effektivität treffen und warum (nicht)?

Klinische Studien verlaufen zumeist unter extrem kontrollierten Bedingungen. (Es finden sich bevölkerungsbezogene klinische Studien, die realitätsnäher sind und zumeist größere Patientengruppen umfassen.) Die betrachteten Studien können Aussagen zur Wirksamkeit, nicht aber zur Effektivität treffen. Es kann angenommen werden, dass beispielsweise Noncompliance oder andere Anwendungsfehler unzureichend einbezogen wurden.

Die pharmakoökonomische Studie nimmt die Perspektive des Kosten-erstatters (d.h. der Krankenkassen) ein. Welche Kosten sollten ausgewählt werden?

Alle Kosten, die den Krankenkassen entstehen. In der Studie sind folgende Kosten gelistet: Erstens Kosten für alle Arzneimittel, die mit der Therapie von Asthma verbunden sind (inklusive Arzneimittel zur Therapie von Nebenwirkungen von Antiasthmatika), zweitens Kosten für Arztbesuche, drittens Kosten für Krankenhausaufenthalte. Diese Kostenkomponenten wurden ebenfalls auf Basis der beiden klinischen Studien berechnet. Dies kann problematisch sein, da Patienten bedingt durch das Studienprotokoll intensiver betreut werden und sich daher unrealistisch viele Arztbesuche ergeben.

In keiner Patientengruppe wurden Krankenhauseinweisungen verzeichnet. War dies zu erwarten?

Ja, die klinischen Studien rekrutierten Patienten mit mittelschwerem Asthma ohne antiinflammatorische Basistherapie vor Studienbeginn. In wenigen Fällen wäre bei einer stichprobenzahl von 400 Patienten eine derartig rapide Verschlimmerung zu erwarten. Längere Beobachtungs-zeiträume wären daher auch unter pharmakoökonomischen Gesichts-punkten bedeutend aussagekräftiger, da Krankenhausaufenthalte eine der wichtigsten Kostenkomponenten darstellen.

Welche Variablen sollten in die Sensitivitätsanalyse einbezogen werden?

Alle Variablen auf der Ergebnis- und der Kostenseite: die Unterschiede beider Präparate in den drei betrachteten Gesundheitsergebnissen sowie die veranschlagten Durchschnittspreise für Arzneimittel und Arztbesuche. Die Autoren finden günstigere Kosten-Effektivitätsquotienten für Arzneimittel A. (€ 2,68 je erfolgreich behandelter Patient für Arzneimittel A und € 3,08 je erfolgreich behandelter Patient für Arzneimittel B.) Die Ergebnisse der Sensitivitätsanalyse werden wie folgt dargestellt: Arzneimittel A behält einen besseren Effektivitätsquotient für erfolgreich behandelte Patienten, wenn der Preis für Arzneimittel B um 30 Prozent reduziert wird oder die Gesamttherapiekosten um ± 10 Prozent verändert werden. Dies trifft ebenfalls zu, wenn der Anteil erfolgreich behandelter Patienten um ± 10 Prozent für die beiden Arzneimittel verändert wurde.

Fall 7

Eine Kosten-Minimierungsanalyse vergleicht die Therapiekosten von Ofloxacin mit Ciprofloxacin in der stationären Versorgung [20]. Therapeu-tische Äquivalenz wurde demonstriert.

226

Welche Kosten würden Sie zum Vergleich heranziehen?

Die Studie listet folgende Kosten: Erstens Einkaufspreis für das jeweilige Arzneimittel, zweitens Zeit, um die Arzneimittel zu applizieren multipliziert mit dem Stundenlohn von Ärzten und/oder Krankenpflegern, drittens Kosten für Materialien wie Infusionssets. Laborkosten wurden nicht berücksichtigt, da dies für keines der Arzneimittel vorgeschrieben ist. Kostendifferenzen ergaben sich vor allem durch die nur einmal tägliche Anwendung von Ofloxacin gegenüber Ciprofloxacin (zweimal täglich), Unterschieden in der Therapiedauer und unterschiedlichen Zeiträumen, in denen von intravenöser zu oraler Therapie umgestellt werden konnte.

Literatur

[1] Committee on Quality of Health Care in America, Institute of Medicine: To err is human-building a safer health system. Washington, D.C., National Academy Press; 1999.

[2] ABDA – Bundesvereinigung Deutscher Apothekerverbände: Zahlen, Daten, Fakten. ABDA – Bundesvereinigung Deutscher Apothekerverbände, Kommunikation und Öffentlichkeitsarbeit. ABDA Website . 1–12–2001.

[3] Donabedian A: The role of outcomes in quality assessment and assurance. QRB Qual Rev Bull 1992; 18 (11): 356–360.

[4] Lipowski EE: Evaluating the outcomes of pharmaceutical care. J Am Pharm Assoc 1996; NS 36: 726–734.

[5] Garattini L, Tediosi F, Ghislandi S, Orzella L, Rossi C: How do Italian pharmacoeconomists evaluate indirect costs? Value in Health 2000; 3: 270–276.

[6] Siegel JE, Torrance GW, Russel LB: Guidelines for pharmacoeconomic studies. Recommendations from the panel on cost-effectiveness in health and medicine. Pharmacoeconomics 1997; 11: 159–168.

[7] Doubilet P, Weinstein MC, McNeil BJ: Use and misuse of the term »cost effective« in medicine. N Engl J Med 1986; 314: 253–256.

[8] Gold MH, Siegel JE, Russel LB, Weinstein MC: Cost-effectiveness in health and medicine, New York, Oxford University Press; 1996.

[9] Weinstein MC, Steinwachs DM: Foundations of cost-effectiveness analysis for health and medical practices. N Engl J Med 1977; 296: 716–721.

[10] Klarman HE: Present status of cost-benefit analysis in the health field. Am J Public Health Nations Health 1967; 57: 1948–1953.

[11] Hjelmgren J, Berggren F, Andersson F: Health economic guidelines: similarities, differences and some implications. Value in Health 2001; 4: 225–250.

[12] Donabedian A: The quality of medical care: a concept in search of a defintion. J Fam Pract 1979; 9: 277–284.

[13] Drummond MF, O'Brien B, Stoddart GL, Torrance GW: Methods for economic evaluation of health care programs. Oxford, Oxford University Press; 1997.

[14] Bullinger M, Hasford J: Evaluating quality of life measures in German clinical trials. Control Clin Trials 1991; 12: 915–1015.

[15] Torrance GW: Measurement of health state utilities for economic apprai-
sal: a review. J Health Econ 1986; 5: 1–30.

[16] Cramer JA, Spilker B: Quality of Life and Pharmacoeconomics. An Introduction, Philadelphia, New York, Lippincott-Raven; 1998.

[17] Briggs A, Sculpher M, Buxton M: Uncertainty in the economic evaluation
of health care technologies: the role of sensitivity analysis. Health Economics 1994; 3: 95–104.

[18] Sacristan JA, Bolanos E, Hernandez J, Soto J, Galende I: Publication bias
in health economic studies. Pharmacoeconomics 1997; 11: 289–290.

[19] Volmer T, Kielhorn A, Weber HH, Wiessmann KJ: Cost effectiveness of flu-
ticasone proprionate and flunisolide in the treatment of corticoid-naive
patients with moderate asthma. Pharmacoeconomics 1999; 16: 525–531.

[20] Salewski E, Bassaris HP, Calangu S, et al: Cost-Minimization analysis of
sequential treatment with ofloxacin or ciprofloxacin in hospitalized patients. Pharmacoeconomics 1997; 11: 359–366.

[21] Drummond MF, Jefferson TO: Guidelines for authors and peer reviewers
of economic submissions to BMJ. BMJ 1996; 313: 275–283.

[22] Petitti DB: Meta-analysis, decision analysis and cost-effectiveness analysis, New York, Oxford, Oxford University Press; 1994.

[23] Lau J, Ioannidis JPA, Schmid CH: Quantitative Synthesis in Systematic
Reviews. Arch Intern Med 1997; 127: 820–826.

[24] Spilker B: Quality of life and pharmacoeconomics in clinical trials, Philadelphia, Lippincott-Raven; 1996.

9 Präsentation von Informationen

Dorothea Strobach

LERNZIELE

Das Ziel dieses Kapitels ist es, den Leser in die Lage zu versetzen:
- die Bedeutung der effektiven Informationsübermittlung zu verstehen,
- Methoden zur Kommunikation in der Arzneimittelinformation auszuwählen und anzuwenden,
- persönliche Stärken und Schwächen bei den einzelnen Formen der Kommunikation zu erkennen und zu verbessern,
- die Bedeutung der Schlüsselfragen Thema, Adressat und Zweck für schriftliche Informationen zu erfassen,
- Maßnahmen zur Qualitätssicherung in der schriftlichen Arzneimittelinformation umzusetzen,
- Möglichkeiten der Kommunikation mit elektronischen Medien zu kennen und ihre Vor- und Nachteile abzuwägen,
- ein Konzept für das erfolgreiche Erstellen von Hauszeitungen und Rundschreiben zu formulieren,
- Präsentationen anhand acht wesentlicher Punkte zu erstellen und Anregungen für eine lebendige Durchführung umzusetzen,
- dem Anlass entsprechende audiovisuelle Hilfsmittel für Präsentationen auszuwählen.

Einleitung

> *Ein gutes Buch zeichnet sich durch Folgendes aus:*
> *erst frisst man's, dann liest man's, dann legt man es sich zu.*
> *(Sprichwort)*

Gut präsentierte Information sollte so sein wie im Sprichwort beschrieben: packend und nachhaltig wirksam. Die Praxis der Arzneimittelinformation hat neben fundiertem Wissen über rationale Arzneimitteltherapie und guten Recherchekenntnissen deshalb ein drittes, genauso wichtiges Standbein: die effektive Vermittlung der Information.

Wir leben heute alle mit einer Informationsflut, in der wir täglich Wichtiges von Unwichtigem trennen müssen. Effektive Arzneimittelinformation muss deshalb ansprechend gestaltet und inhaltlich überzeugend sein, um nicht unbesehen in der »Ablage P wie Papierkorb« zu enden.

Für die mündliche und schriftliche Kommunikation stehen uns verschiedenste Möglichkeiten zur Verfügung. In Tabelle 9.1 sind einige Beispiele für die Arzneimittelinformation aufgeführt. Von den vielen Wegen gilt es den jeweils passenden auszuwählen und dabei Aufwand, Nutzen und Kosten im Blick zu haben.

Tab. 9.1: Beispiele mündlicher und schriftlicher Arzneimittelinformation durch den Apotheker

Schriftlich
- Auskunft an Ärzte oder Pflegepersonal auf patientenbezogene Anfragen
- Literaturrecherche zu medizinisch-pharmazeutischen Themen
- Rundschreiben zu neuen Arzneistoffen
- Artikel für die Hauszeitschrift der Apotheke
- Informationen zu Änderungen der Arzneimittelliste des Krankenhauses
- Pharmakoökonomischer Vergleich zweier Arzneimittel
- Informationsblätter für den Patienten
- Online-Bereitstellung von Frequently Asked Questions (FAQ)

Mündlich
- Telefonische Beratung von Ärzten und Pflegekräften zu patientenbezogenen Fragen
- Pharmazeutische Beratung während der Visite
- Individuelle Patientenberatung
- Vorträge vor Selbsthilfegruppen
- Vorträge im ärztlichen Journal Club der Klinik
- Schulung im Rahmen der Schwesternweiterbildung

Zu den Themen Kommunikation, Präsentation, Vortragsgestaltung und Schreibstil gibt es eine Vielzahl von Büchern und Veröffentlichungen, in die man sich unendlich vertiefen kann. Ziel dieses Kapitels ist es, speziell unter dem Blickwinkel der Arzneimittelinformation für ausgewählte Formen der Kommunikation eine kurze und praxisorientierte Anleitung zu geben. Jeder einzelne Hinweis für sich betrachtet ist logisch und offensichtlich. Die Kunst ist es, sie sinnvoll miteinander zu verknüpfen und geschickt in die Praxis umzusetzen.

Die anschließenden Fallbeispiele bieten die Möglichkeit, einzelne Aspekte der verschiedenen Kommunikationsmöglichkeiten in praxisnahen Aufgaben umzusetzen.

Schriftliche Arzneimittelinformation

Schriftliche Arzneimittelinformation ist sehr vielseitig. Persönliche Schreiben, Rundbriefe, Hauszeitungen, Handzettel und Aushänge sind nur einige Beispiele. Allgemeine Grundregeln der schriftlichen Informationsweitergabe lassen sich auf alle Formen anwenden. Besonderheiten für Rundschreiben und Hauszeitungen und die Kommunikation mit elektronischen Medien werden in eigenen Abschnitten kurz dargestellt.

Vorbereiten

Papier ist geduldig – sagt ein bekanntes Sprichwort. Wie geduldig mein Gegenüber mit dem Schriftstück ist, ist fraglich. Drei Schlüsselfragen müssen deshalb geklärt sein, bevor man mit dem Schreiben beginnt:
● Beherrsche ich das Thema?
● Wer ist der Adressat?
● Was ist der Zweck?

Oder noch kürzer formuliert könnte man sagen: Was? Für wen? Wozu? Sich diese drei Fragen zu jedem Schriftstück zu stellen, sei es eine kurze Antwort auf eine Patientenanfrage oder ein mehrseitiger Artikel für die Schwesternweiterbildung, ist der Kernpunkt für eine effektive schriftliche Kommunikation.

Beherrsche ich das Thema?

> *»Writers who are doubtful of their facts*
> *tend to retreat behind a cloud of ink.«*
> *C.W. Hamilton*

Vermitteln kann man nur Informationen, die man auch verstanden hat. Was man selbst nicht begreift, wird auch den Leser verwirren.

Bevor man zu schreiben beginnt, muss man über ausreichendes Wissen zum Thema verfügen. Ein guter Test ist es, komplizierte Sachverhalte Jemandem zu schildern, der weniger auf diesem Gebiet bewandert ist. Dabei wird man recht schnell merken, ob die Erklärungen logisch waren und wo man selbst nicht alles verstanden hat. Was man mündlich erklären kann, kann man dann auch schriftlich ausdrücken.

Genauso wichtig ist es, dass die Informationen weit genug gehen. Für die Gegenüberstellung zweier Arzneimittel vor der Arzneimittelkommission des Krankenhauses genügt es nicht, Preise und zugelassene Indikationen laut Fachinformation zusammenzustellen. Ein vollständiges Bild ergibt sich erst nach einer ausführlichen Literaturrecherche, die z.B. Vergleichsstudien beider Substanzen, ihr Nebenwirkungsprofil und Interaktionspotenzial einschließt.

Vor jeder schriftlichen Ausarbeitung steht also die Frage, ob man das Thema in ausreichender Tiefe und Breite beherrscht. Ist dies nicht der Fall, heißt es zurück zur Literatur.

Wer ist der Adressat?

Den Adressaten zu kennen, ist einer der wesentlichsten Punkte in der Arzneimittelinformation. Je nach dem, ob es sich um Ärzte, Apotheker, Pflegepersonal oder Patienten handelt, muss die Information auf der entsprechenden Ebene formuliert sein. So wird der Apotheker den behandelnden Arzt über die Nebenwirkung eines Medikamentes in wissenschaftlicher Terminologie und unter Bezug auf Studien und Fallberichte informieren. In einem Info-Blatt für den Patienten muss man das Problem in dessen Sprache übersetzen, ihm genau mitteilen, bei welchen Symptomen er seinen Arzt kontaktieren soll, und seine Compliance berücksichtigen.

Sechs Fragen zum Adressaten sollte man sich stellen:
● Wer ist der Adressat?
● Was will er wissen?
● Was muss er wissen?
● Welches Vorwissen hat er?
● Warum wird er es lesen?
● Welche Entscheidungen werden aufgrund des Schreibens getroffen?

Das Schriftstück mit den Augen des Lesers zu betrachten hilft dabei, ihn wirklich zu erreichen und die Inhalte effektiv zu übermitteln.

Zu welchem Zweck?

Ein Schreiben kann verschiedene Ziele haben: zu informieren, zu belehren, zu beeinflussen, zu überzeugen, zu motivieren, aufzurufen, nachzufragen … Dies hängt von der Art der Fragestellung ab und man sollte sich über seine Intention beim Schreiben im Klaren sein. Den Patienten wird man in einem Beratungszettel über seine Medikamente *informieren* und ihn zur Mitarbeit *motivieren*. Das Pflegepersonal wird über eine Inkompatibilität von Infusionen *informiert* und zu einer Änderung des Infusionsschemas *beeinflusst*. Kann der Zweck vielleicht durch eine andere Methode der Kommunikation besser erreicht werden? Hier ist die Gelegenheit, sich noch einmal über den effektivsten Weg Gedanken zu machen.

Nicht zuletzt sollte man sich die Frage stellen: Bin ich sicher, dass ich etwas Wichtiges zu sagen habe? Durch die Recherchen ist geklärt, welche Literatur zur Fragestellung verfügbar ist. Welcher Aspekt wird in dem Schriftstück dargestellt, der für den Adressaten nicht schon vorher bekannt war?

Schreiben und Korrigieren

Schreiben ist eine Chance – die Chance für einen bleibenden Eindruck als professioneller, gut informierter Kommunikationspartner. Schreiben ist aber auch eine Sache der Übung. Ein flüssiger und klarer Stil packt das Interesse des Lesers und führt in einer logischen Linie zum Ziel. Ist das

Schriftstück konfus und zu kompliziert, wird der Leser das Interesse bald verlieren. Regelmäßige Selbstkritik und Kritik durch Kollegen helfen, den eigenen Schreibstil zu verbessern.

Ein paar allgemeine Regeln sollte man sich beim Schreiben immer ins Gedächtnis rufen. Sehr lange Texte können ziemlich ermüdend sein. Es ist wichtig, sie logisch zu gliedern. Ein lebendiger Schreibstil hilft, den anfänglichen Lesewiderstand zu überwinden und den Adressaten bis zum Ende »bei der Stange zu halten«. Kurze Sätze und prägnante Formulierungen sind die Schlüsselwörter schlechthin – nicht jeder betrachtet Bandwurmsätze als intellektuelle Herausforderung.

Genauso wichtig wie das Schreiben ist das anschließende Korrigieren. Als erstes geht es um richtige Grammatik, Rechtschreibung und Wortwahl, dann um eine kritische Überprüfung des ganzen Schriftstücks:

● Ist es einfach zu verstehen?
● Ist der Zweck schnell und klar erkennbar und der Aufbau logisch?
● Erfolgt die Darstellung unnötig komplex oder zu weitschweifig?
● Ist es inhaltlich korrekt und vollständig?

Nachdem das Manuskript so neu überarbeitet ist, muss man es abschließend unter dem Gesichtspunkt der Qualität schriftlicher Arzneimittelinformation betrachten.

Qualität der schriftlichen Arzneimittelinformation

Eine gleichbleibend hochwertige Qualität der schriftlichen Arzneimittelinformation ist ein absolut wichtiges Ziel. Sie gewährleistet die Richtigkeit und Vergleichbarkeit der Aussagen und stellt sicher, dass sie jederzeit nachvollzogen werden können. Eine Auskunft zur Inzidenz einer Nebenwirkung eines Arzneimittels darf nicht unter der Tagesform im Recherchieren und Formulieren leiden, denn auf der Basis dieser Information können wichtige therapeutische Entscheidungen fallen.

Ein wesentlicher Punkt ist das so genannte »Vier-Augen-Prinzip«. Jede schriftliche Arzneimittelinformation wird abschließend von einem erfahrenen Kollegen gegengelesen. Die kritischen Fragen für das Korrigieren werden von ihm erneut gestellt und er liest das Dokument vor dem Hintergrund seiner eigenen Fachkompetenz. Ist an allen relevanten Stellen recherchiert worden? Ist die Sprache auf den Adressaten abgestimmt? Sind die Schlussfolgerungen logisch?

Maßgebend für die Qualität des Schreibens ist auch eine klare Unterscheidung zwischen Fakten und Meinungen. Wissenschaftliche Sachverhalte und Studienergebnisse müssen eindeutig von Empfehlungen und persönlichen Erfahrungen abgegrenzt werden. Ein Fazit zu formulieren oder eine Empfehlung zu geben, erleichtert dem Adressaten den Umgang mit den übermittelten Informationen. In vielen Fällen wird eine Bewertung oder Empfehlung ausdrücklich erwartet. Diese müssen sich logisch aus dem zuvor Gesagten herleiten, nachvollziehbar und neutral sein.

Die Quelle wissenschaftlicher Aussagen anzugeben sollte selbstverständlich sein – das gleiche gilt für eine richtige Zitierweise.

Nicht zuletzt ist auch eine einheitliche Gestaltung der schriftlichen Arzneimittelinformation wichtig. Ein einheitlicher Briefkopf, ein standardisiertes Formular oder Deckblatt gewährleisten eine schnelle Zuordnung zum Absender und vermitteln Professionalität.

Wie es die GMP-Regeln für die Arzneimittelherstellung gibt, sollen alle Überlegungen zur schriftlichen Arzneimittelinformation Anregungen für eine »GWP« (good writing practice) sein. Mit einem deutlichen Schwerpunkt auf der Praxis – ständiges Schreiben, Korrigieren, Üben ist der Schlüssel zur optimalen schriftlichen Kommunikation.

Arzneimittelinformation über elektronische Medien

Die elektronischen Kommunikations- und Informationsmedien haben in den letzten Jahren fast flächendeckend Einzug gehalten. Internetzugang, E-Mail und Homepage sind selbstverständliche Arbeitsmittel geworden. Kommunikation über elektronische Medien wird die herkömmlichen Formen wie telefonieren, Briefe schreiben und Vorträge halten sicher nicht ersetzen, sie aber um wichtige Möglichkeiten ergänzen.

Anforderungen

Alle Anforderungen an eine schriftliche Arzneimittelinformation gelten auch hier. Besonders wichtig ist die genaue Angabe von Autor und Erstellungsdatum. Die relative Anonymität bei elektronischer Kommunikation darf hier nicht zur Nachlässigkeit führen. Auf die Wissenschaftlichkeit elektronisch gegebener Informationen wird erhöhter Wert gelegt. Befragt man Ärzte zu ihren Anforderungen an elektronische Informationsquellen, wird dieser Punkt als erstes genannt, gefolgt von Schnelligkeit und Benutzerfreundlichkeit [1]. Die Bereitstellung elektronischer Arzneimittelinformation bietet auch die Möglichkeit, Originaldokumente mit zu versenden oder Links (Verknüpfungen) zu ihnen zur Verfügung zu stellen. Für den Nutzer muss dabei jederzeit klar erkennbar sein, woher das Dokument stammt bzw. wohin ihn denn die Verknüpfung führen wird. Links müssen regelmäßig auf die Aktualität der angegebenen Adresse überprüft werden. Den Empfänger vor Computerviren und ungewollten, kostenpflichtigen Seiten zu schützen, muss ein Anliegen des Autors sein.

Ein wichtiger Punkt ist auch die Verlässlichkeit, mit der man mit dem elektronischen Kommunikationsangebot umgeht. Das Angebot, per E-Mail Fragen zu Arzneimitteln zu stellen ist nur dann sinnvoll, wenn eingehende mails auch regelmäßig gelesen und beantwortet werden. Unzuverlässigkeit in dieser Hinsicht wirft ein insgesamt negatives Licht auf den Informationsservice.

Einschränkungen

Das Vertrauen in elektronisch gegebene Information ist allgemein geringer als bei herkömmlichen Kommunikationswegen. Eine Vielzahl unseriöser Internet-Angebote macht eine gesunde Vorsicht sehr sinnvoll. Um so wichtiger ist es, Qualität und Absender der eigenen Information klar darzustellen.

Rechtliche Aspekte sind beim Umgang mit elektronischen Informationsangeboten gut zu bedenken. Wer hat alles auf eine Information Zugriff? Ist die Homepage nur im Intranet (also innerhalb einer Institution) zugänglich oder im gesamten Internet? Handelt es sich um patientenindividuelle Daten, die geschützt werden müssen? Dürfen Originaldokumente aus urheberrechtlichen Gründen weitergegeben werden? Wie können die Informationen verstanden oder sogar missbraucht werden? Bestimmte Informationen z.B. über verschreibungspflichtige Arzneimittel dürfen nur Fachkreisen zugänglich sein. Bevor Daten für die Allgemeinheit zur Verfügung gestellt werden, müssen die Konsequenzen gut durchdacht und gegebenenfalls Zugangsbeschränkungen installiert werden.

Eng mit den rechtlichen Überlegungen verbunden ist auch die Frage der Dokumentation. Werden therapeutische Entscheidungen auf der Basis der Informationen getroffen, kann es sehr wichtig sein, später genau nachvollziehen zu können, was übermittelt und empfohlen wurde. Die rechtliche Beweiskraft von E-Mails beispielsweise ist nicht geklärt. Ein mit automatischer Datumsangabe versehener archivierter Ausdruck ermöglicht z.B. einen späteren Nachweis, welche Informationen genau weitergegeben wurden.

Die Aktualität der Daten ist besonders für längerfristig präsentierte Informationen auf der Homepage ein wichtiges Kriterium. Ein zur überraschenden Marktrücknahme eines Arzneimittels sofort bereitgestelltes Dokument über die Hintergründe, verbunden mit Hinweisen zum Umstellen auf andere Medikamente, zeichnet den Verfasser als gut informiert und kompetent aus. Nach einem halben Jahr an der gleichen Stelle wirkt es langweilig, nach 12 Monaten ziemlich vergessen. Neben dem Autor muss unbedingt das Erstellungsdatum angegeben sein – sonst ist nicht nachvollziehbar, ob Daten oder Empfehlungen noch relevant sind.

Einsatz neuer Medien gut und schön – was aber, wenn der Adressat sie gar nicht zu Gesicht bekommt? Die Nutzung elektronischer Informationsmedien durch die Empfänger ist ganz einfach die Voraussetzung dafür, dass die Botschaft auch übermittelt wird. Der selbstverständliche Umgang mit den neuen Medien hängt von Faktoren wie Alter, technischer Ausstattung und Übung ab. Für die Nutzung des Internets als Informationsquelle durch Ärzte wurde beispielsweise eine Altersabhängigkeit dokumentiert [3]. Nicht jeder Patient hat einen Internetanschluss zu Hause und es lohnt sich auf den Stationen des Krankenhauses einmal nachzufragen, ob allen Pflegekräften der Umgang mit dem Intranet vertraut ist.

Nicht zu vernachlässigen sind auch nach wie vor technische Probleme. Insbesondere bei wichtigen E-Mails sollte man sich durch Einstellen der Empfangsbestätigung davon überzeugen, dass die Informationen auch angekommen sind. Eine Darstellung des Arzneimittelinformations-Service auf der Homepage sollte zwar optisch ansprechend, aber nicht als Herausforderung für die Leistungsfähigkeit gängiger Rechner erfolgen. Ein schneller Zugriff auf die präsentierten Angebote statt geduldigen Wartens auf das Laden der Seite stellt sicher, dass der Service auch gern beansprucht wird.

Arzneimittelinformation per E-Mail

Der Kontakt per E-Mail hat wie alles seine zwei Seiten. Der Vorteil ist eine schnelle und individuelle Kommunikation, die Nachricht erreicht den Gesprächspartner sozusagen im Moment des Versendens. Informationen, die für verschiedene Adressaten interessant sind, können nach Art eines Rundschreibens an alle gleichzeitig verschickt werden. Adressen können in Adressbüchern gespeichert und in Verteilerlisten sortiert werden. Aber um es noch einmal zu betonen – E-Mail-Kommunikation kann nur funktionieren, wenn man auch in seinen Briefkasten schaut!

Einige Nachteile wurden schon im vorherigen Abschnitt aufgezählt. Für die Arzneimittelinformation fällt noch ein weiterer Punkt ins Gewicht. Bei telefonischen oder persönlichen Kontakten bietet sich die Möglichkeit, alle für eine Fragestellung relevanten Hintergrundinformationen sofort zu ermitteln. In einer kurzen E-Mail-Anfrage stellt der Absender oft nur die aus seiner Sicht notwendigen Punkte dar – wesentliche Details und Angaben zur Dringlichkeit können fehlen.

Die Kommunikation per E-Mail erfolgt häufig weniger förmlich als normaler Schriftwechsel. Ein paar Regeln aus dem »Knigge für E-Mails« sollte man aber immer beachten:

- Betreffzeile ausfüllen, da die mail sonst oft aussortiert oder nicht bearbeitet wird,
- auch bei wenig förmlicher Sprache generelle Höflichkeitsregeln beachten,
- Rechtschreibung und Grammatik gelten auch am PC,
- größere Datenmengen als Anhang versenden,
- Absender mit Institution und Telefonnummer angeben,
- bei wichtigen mails automatische Empfangsbestätigung einstellen,
- Virenschutz beachten!

Arzneimittelinformation über die Homepage

Fast jede Institution oder Firma hat heute eine Homepage, auf der Serviceangebote und Informationen bereitgestellt werden. Auf die technische Seite soll hier nicht eingegangen werden, für dieses umfangreiche Feld lohnt sich der Kontakt zu Fachleuten und versierten Kollegen und ein Blick in die zahlreiche Literatur. Auf die Homepage, z.B. einer Apotheke, lassen sich gut Angebote zur Arzneimittelinformation integrieren. Das kann auf ganz unterschiedlichem Wege erfolgen.

Ein Link zur E-Mail-Anfrage ermöglicht es, spezielle Fragen zu stellen, die dann per Telefon, Fax oder E-Mail beantwortet werden. Ein festes Anfragenformular, das vom Interessenten ausgefüllt wird, stellt sicher, dass auch alle relevanten Daten angegeben werden. Wie weit man einen solchen Service ausbauen möchte, hängt natürlich sehr vom Zielpublikum (Patienten, Ärzte, Pflegepersonal?) ab. Den Zeitaufwand sollte man dabei gut im Blick haben. Aus der Homepage muss zudem klar ersichtlich sein, welche Art von Anfragen gestellt werden kann und wie schnell mit einer Antwort zu rechnen ist.

Über die Homepage kann auch der direkte Zugriff auf Informationen von allgemeinem Interesse realisiert werden. Es können beispielsweise Informationen zu neuen Arzneimitteln oder Rückrufen, Impfempfehlungen und Nährstofftabellen bereitgestellt werden. Übersichten und Tabellen, z.B. zur Sondenapplikation von Arzneimitteln, bieten eine schnelle Informationsmöglichkeit für konkrete Fragen im Umgang mit Arzneimitteln. Problematisch bei einer solchen pauschalen Information ist, dass sie im Einzelfall zu oberflächlich und zu stark vereinfacht sein kann. Die Applikation von Arzneimitteln über eine Magensonde ist z.B. etwas ganz anderes, als die Gabe über eine englumige Dünndarmsonde in ein alkalisches Milieu.

Daraus ergeben sich konkrete Anforderungen. Der Autor muss:
- sich immer der Verantwortung für die Information bewusst sein,
- so konkret wie möglich formulieren und Einschränkungen für die Information nennen,
- auf die Möglichkeit und Notwendigkeit der direkten Kontaktaufnahme hinweisen.

Ein beliebtes Medium ist ebenfalls die Bereitstellung von FAQ's (frequently asked questions) auf der Homepage. Nur allgemein interessante, gut verständliche und aktuelle Fragen gehören hierher. Ist diese Rubrik geschickt bekannt gemacht und gut gepflegt, kann man sich viele Einzelanfragen ersparen und sich als kompetenten Ansprechpartner in Erinnerung bringen.

Auf jeden Fall sollte man die Homepage nutzen, um auf den Service der Arzneimittelinformation hinzuweisen. Eine kurze Darstellung der angebotenen Leistungen und möglichen Themen für Anfragen mit Angabe von Telefon- oder Faxnummer macht den Service breiter bekannt und vermittelt den direkten Kontakt zwischen Patienten, Arzt, Apotheker und Pflegepersonal.

238

Rundschreiben und Hauszeitungen

Rundschreiben und Hauszeitungen sind ideale Medien für die aktive Arzneimittelinformation und Einflussnahme. Aktiv bedeutet, dass es sich um
ein unaufgefordertes Informationsangebot handelt. Angebotene Information erreicht im Unterschied zur angeforderten zu einem viel geringeren
Prozentsatz den Adressaten. Sie muss deshalb um so besser optisch und
inhaltlich gestaltet sein, um in der täglichen Informationsflut aufzufallen.

Newsletter, Hauszeitungen, Rundschreiben bieten als Sprachrohr der
Arzneimittelinformation eine Reihe von Vorteilen. Informationen, die für
ein breites Publikum wichtig sind, können schnell und effizient weitergegeben werden. Das regelmäßige Erscheinen zu festen Zeitpunkten und ein
gleichbleibendes, ansprechendes Layout machen sie zu einer bekannten
Institution und erhöhen die Akzeptanz. Sie können z.B. quartalsweise als
Zeitschrift der öffentlichen Apotheke erscheinen oder mit den Sitzungen
der Arzneimittelkommission im Krankenhaus verknüpft werden.

Im Zeitalter des PC's ist das Verfassen von Schriftstücken kein großer
Aufwand mehr. Die Kunst, Hauszeitungen und Rundschreiben zu entwer-
fen, die auch etwas bewirken, umfasst jedoch mehr. Dazu gehört es, die
richtigen Themen zu treffen, ein ansprechendes optisches Layout zu ent-
werfen, die Verteilung zu managen und die Kosten zu berücksichtigen.

Wer ist der Adressat?

Hauszeitschriften oder Rundschreiben werden meist für ein genau defi-
niertes Publikum geschrieben – Patienten, Pflegepersonal, ärztliche oder
Apothekerkollegen. Mit den sechs Fragen zum Adressaten (s.o.) lassen sich
alle wichtigen Punkte erfassen.

Zweck

Was will ich mit dem Schriftstück erreichen? Der Zweck kann lediglich
die Weitergabe von Informationen sein oder aber die aktive Beeinflussung
von Verhaltensweisen. Gerade für die regelmäßige Information, wie Änderungen der Arzneimittelliste im Krankenhaus, eignet sich natürlich ein
Rundbrief an alle Stationen. Darüber hinaus bietet sich die Möglichkeit,
Verschreibungsgewohnheiten der Ärzte, Lagerhaltung von Arzneimitteln
auf der Station oder Lebensgewohnheiten von Patienten auch aktiv zu beeinflussen. An den Effekt eines solchen Schreibens muss man mit realisti-
schen Erwartungen herangehen. Eine Änderung des Verschreibungsverhal-
tens der Ärzte im Krankenhaus durch Info-Schreiben aus der Apotheke
konnte in Studien dokumentiert werden [6]. Der Effekt war meist nicht
dauerhaft, aber hier liegt die Chance für Veränderungen. Gerade ein regelmäßiges Erscheinen von Informationsschreiben ist die Plattform für immer neue Anstöße zu einem wichtigen Thema.

Inhalt

Inhalt und äußeres Erscheinungsbild sind entscheidend. Sie müssen das Schreiben aus der Fülle der bedruckten Papiere herausheben, die Aufmerksamkeit des Lesers packen und ihn zum interessierten Weiterlesen verleiten.

Die Auswahl der Themen richtet sich nach dem Zielpublikum und dem Zweck des Schreibens. Welche wichtigen Informationen müssen weitergegeben werden? Welche Interessen oder Fragen hat das Zielpublikum? Was will ich beim Adressaten erreichen?

Ein Regionales Arzneimittelinformationszentrum der Apothekerkammer kann z.B. regelmäßig aktuelle Anfragen von allgemeinem Interesse veröffentlichen, wie kritische Bewertungen von in der Tagespresse beworbenen Phytopharmaka. Rundschreiben an Pflegekräfte können sich auf die Kompatibilität von i.v.-Zubereitungen, Standards zur Wundpflege oder Bestellhinweise beziehen. Für Newsletter an die Ärzte des Klinikums eignen sich beispielsweise pharmakoökonomische Vorschläge und Kurzmonografien neu in die Arzneimittelliste des Klinikums aufgenommener Arzneimittel.

Regelmäßig wiederkehrende Rubriken bieten eine gute Möglichkeit der Einflussnahme. Inhaltlich korrekt und gut gestaltet, können sie zu einer viel gelesenen »Institution« werden. In einem regelmäßigen Abschnitt »FAQ's« lassen sich aktuelle Probleme für einen großen Adressenkreis aufgreifen. Das spart Zeit, da nicht jeder einzeln nachfragt, und Kosten, da einmal recherchiertes Material sinnvoll weiterverwendet wird.

Das Hinzuziehen von Gastautoren erweitert die Palette der möglichen Themen zusätzlich. Der Artikel eines anerkannten Fachspezialisten steigert den Ruf der Hauszeitung und spart Zeit für den Hauptverantwortlichen. Natürlich macht so ein Beitrag Arbeit und es gilt, den gewünschten Autor geschickt um seine Mitarbeit zu bitten. Hier könnte man auf die Darstellung seiner Fachkompetenz verweisen und auf die Bedeutung der Zeitschrift z.B. als Medium im ganzen Klinikum oder in einem regionalen Umfeld. Der Bitte um Mitarbeit kann auch mehr Gewicht verliehen werden, wenn sie im Namen weiterer Personen oder Institutionen erfolgt, z.B. der Hygienekommission im Krankenhaus oder der örtlichen Selbsthilfegruppe. Alle Autoren genau aufzuführen und allen Beteiligten am Zustandekommen des Rundschreibens oder der Hauszeitung zu danken, sollte selbstverständlich sein.

Die Inhalte der nächsten Ausgaben sollte man vorausschauend zusammenstellen und planen. Was sind die Schwerpunkte der nächsten Monate? Am besten ist es, für regelmäßige Hefte einen Jahresplan zu erstellen und diesen auch auf andere Ereignisse wie Sitzung der Arzneimittelkommission oder internationaler Diabetikertag abzustimmen. So sichert man, dass wirklich interessante und aktuelle Themen vorbereitet sind und verhindert ein überstürztes »Zusammenflicken« in letzter Minute.

Rundschreiben und Hauszeitungen bieten schriftliche Arzneimittelinformationen für eine größere Gruppe. Was zum Schreiben, Korrigieren und zur Qualität im vorherigen Abschnitt gesagt wurde, gilt auch hier. Klare Trennung von Fakten und Meinungen, Angabe der Quellen, ein flüssiger Schreibstil und logisch gegliederter Aufbau garantieren gute Lesbarkeit und präsentieren den Autor als kompetenten Ansprechpartner. Unterstützt werden die Inhalte durch eine geschickte optische Gestaltung.

Layout

Die äußere Gestaltung darf auf keinen Fall unterschätzt werden. Sie vermittelt mehr, als viele Autoren annehmen [6]. Das optische Erscheinungsbild muss den potenziellen Leser anlocken und ihm zeigen, dass das Schriftstück lesenswert ist. Es soll ein professionelles und kompetentes Image ausstrahlen und muss aus der täglichen Papierflut herausstechen.

Zur Gestaltung von Zeitschriften, Rundschreiben, Aushängen usw. gibt es viel Literatur. Allgemeine Gestaltungsprinzipien für das Design von Hauszeitungen und Rundschreiben werden im Folgenden kurz diskutiert.

In Tabelle 9.2 sind die wesentlichen Bestandteile einer Hauszeitung oder eines Rundschreibens zusammengestellt. Für ein optimales Erscheinungsbild gilt es die richtige Mischung aus Text, Grafiken und leerem Papier zu treffen. *Überschriften* werden mit hervorgehobener Schrift und Farbe als Blickfänger gestaltet. Sie informieren über den Inhalt und wecken das Interesse zum Weiterlesen. *Unterpunkte* machen den Text besser lesbar und erleichtern eine schnelle Orientierung.

Grafiken und Tabellen ziehen den Blick des Lesers an. Sie unterbrechen die Monotonie des Textes und sind optimal für Zusammenfassungen. Häufig wird auf sie zuerst geschaut. *Fotos und Zeichnungen* müssen unbedingt zum Text passen; sie sind ebenfalls Blickfänger, machen Dinge anschaulicher und sollen zum Lesen des Textes animieren. *Farbliche Hervorhebungen* wirken als Blickfänger. Sie gestalten ein Schriftstück ansprechender und können eine übersichtliche Gliederung unterstützen. Eingesetzt werden sollten sie nur sparsam und bewusst, »bunte« Seiten lenken vom Inhalt ab. Die wichtigsten Informationen sollten auf der ersten Seite und in einer herausragenden Art präsentiert werden [6]. Empfohlen wird die Anordnung in der rechten oberen Ecke für die beste Sichtbarkeit.

Ein *festes Layout* ist wichtig, da es eine klare Zuordnung zum Absender und eine schnelle Orientierung in den Inhalten ermöglicht. Die Verwendung von *Firmenlogos* kennzeichnet die Zugehörigkeit und steigert den Wiedererkennungswert.

Die Angaben für das gleichbleibende Design können in einer Arbeitsanweisung oder als Format-Vorlage in der Textverarbeitung dokumentiert werden, in die dann die Inhalte nur eingefügt werden. Der Entwurf des

Tab. 9.2: Aufbau von Hauszeitung oder Rundschreiben

Titel
- Für jede Ausgabe verwendeter Name, eventuell mit Logo
- Erster Blickfang
- Wichtig für Wiedererkennung, eingängige Gestaltung wählen

Impressum
- Herausgeber, Mitarbeiter und Institution
- Datum
- Nummer der Ausgabe

Inhaltsverzeichnis
- Ab Umfang von 4 Seiten verwenden
- Kurz und griffig formulieren, Interesse des Lesers packen
- Besonders wichtige Themen hervorheben

Text
- Überschriften als Blickfang
- Unterpunkte für schnelle Orientierung
- Anordnung optisch ansprechend, Texte immer gliedern
- Schriftsatz in Spalten (max. 80 mm) für gute Lesbarkeit
- Schrift:
    - maximal 2 verschiedene Arten pro Dokument,
    - fett und kursiv zum Hervorheben,
    - einfache Schrift ohne Schnörkel,
    - Schriftgröße 9 bis 12 Punkte

Gestaltungselemente
- Tabellen, Grafiken, Bilder, Comics …
- Lockern auf, machen optisch ansprechender, fassen Wichtiges zusammen
- Sparsam! Sollen nicht ablenken!
- Nur gezielt und zum Text passend einsetzen
- Farbe zum Hervorheben nutzen, aber nicht alles »bunt« gestalten
- Leerraum als Gestaltungselement berücksichtigen

Layouts kann durch eine professionelle Agentur erfolgen, dies lohnt sich vor allem für regelmäßig erscheinende Schriften.

Kosten

Zeit und Geld sind die beiden begrenzenden Faktoren für die Erstellung von Hauszeitungen oder Rundschreiben. Die Arbeitszeit lässt sich auch finanziell erfassen und so kann man die Kosten allgemein teilen in Produktionskosten und Editionskosten.

Die *Editionskosten* umfassen die gesamte Zeit und den Aufwand für die Themenauswahl, das Artikelschreiben, Kontaktieren von anderen Autoren, korrigieren und setzen. Sparen lässt sich hier vor allem, wenn man als verantwortlicher Arzt oder Apotheker Aufgaben an andere Mitarbeiter delegiert. Eine feste Mitarbeitergruppe aus Hilfskräften und mitveröffentlichenden Kollegen reduziert die Kosten für die Arbeitszeit und entlastet den Hauptverantwortlichen.

Die Kosten lassen sich ebenfalls mindern, wenn man Artikel mit anderen Hauszeitungen austauscht, bereits für andere Fragen recherchiertes Material wiederverwendet oder Gastautoren gewinnt. Bestimmte Aufgaben wie Setzen, Vervielfältigen und Versenden können bei einer genügend großen Auflage auch an ein Servicebüro abgegeben werden – was man dann bei den Produktionskosten wieder einrechnen muss. Unterschätzen darf man den Aufwand auf gar keinen Fall: es dauert immer alles länger, als man denkt.

Hinzu kommen die *Produktionskosten*, hinter denen sich alle Kosten für Material, Layout, Druck, Versand usw. verbergen. Hier kann man natürlich durch die Art der Gestaltung viel beeinflussen. Bessere Papierqualität, gebundene Exemplare, mehrfarbige Drucke und ein von professioneller Hand entwickeltes Layout schlagen sich deutlich in den Kosten nieder. Im Zeitalter des PC's und Laserdruckers kann aber auch mit etwas Geschick und einer normalen Büroausstattung ein gut lesbares und optisch ansprechendes Produkt zu niedrigen Kosten hergestellt werden. Hochleistungskopierer sichern gute Lesbarkeit und farbige Druckeinlagen können z.B. als Blickfang auf die erste Seite begrenzt werden. Wird ein Servicebüro beauftragt, ist ein längerfristiger Vertrag oft günstiger als gelegentliche Einzelaufträge. Sparen lässt sich ebenfalls bei der Verteilung, indem in größeren Einrichtungen Strukturen der Hauspost genutzt werden oder auf den Faxversand zurückgegriffen wird.

Die optimale Balance zwischen Kosten und Qualität zu finden, ist eine nicht immer einfache Aufgabe. Mit einer *Kostenanalyse* kann man sich einen genauen Überblick über alle anfallenden Posten verschaffen und diese auch gegenüber anderen rechtfertigen. Die genaue Kostenaufstellung bietet zudem die Möglichkeit, bei engem Budget neue Einsparmöglichkeiten zu identifizieren. Nicht zu vergessen sind dabei neben den Produktionskosten auch die Kosten für die Arbeitszeit!

Verteilung

Die Verteilung kann auf verschiedenen Wegen erfolgen: mit der internen Hauspost, mit der normalen Post, per Mitgabe z.B. in der öffentlichen Apotheke oder per Fax und E-Mail. Jede dieser Möglichkeiten hat ihre Vor- und Nachteile und welche die geeignete ist, hängt vom Zielpublikum, von technischen Voraussetzungen und Kosten ab.

Feste Adresslisten stellen sicher, dass auch jeder, der das Schriftstück lesen muss bzw. sollte, und jeder, der es lesen will, ein Exemplar erhält.

Gut ist die Versendung als persönlich adressiertes Schriftstück – dies garantiert eine erhöhte Aufmerksamkeit.

Für die Versendung per Fax gibt es eine Reihe von Einschränkungen zu beachten:

- schlechtere optische Qualität, Lesbarkeit oft eingeschränkt,
- nur serifenlose und ausreichend große Schrift (nicht unter 10 Punkt, besser 12 Punkt) verwenden,
- Bilder sind nur mit deutlichen Kontrasten erkennbar,
- farbliche Gestaltung entfällt,
- häufig fehlerhafte Übermittlung, deshalb unbedingt Sendeprotokoll auf vollständige Übertragungen kontrollieren.

Auf die Vor- und Nachteile einer Verteilung per E-Mail wird im Abschnitt »Arzneimittelinformation über elektronischen Medien« eingegangen.

Auch Hauszeitungen, die nicht an einen festen Adresskreis verschickt werden, sollte man nicht einfach irgendwie verteilen, denn man möchte mit ihnen etwas erreichen. Selbsterstellte Kundenzeitschriften der öffentlichen Apotheke erfahren z.B. mehr Aufmerksamkeit, wenn sie persönlich an den Patienten gegeben werden, vielleicht mit einem Hinweis auf ein spezielles, für ihn interessantes Thema. Was man sich einfach so mitnehmen kann, wird als weniger wertvoll erachtet und geht in der täglichen Werbeflut leicht unter.

Arzneimittelinformation vortragen und präsentieren

Eine mündliche Präsentation bietet die Chance, Informationen durch die Art des Vortrages und visuelle Mittel zu unterstützen. Ein lebhafter, engagierter Vortragsstil, offenes und ehrliches Auftreten zusammen mit phantasievoller Gestaltung und guter fachlicher Vorbereitung garantieren, dass Vortrag oder Präsentation ein Erfolg werden.

Wie viel wir uns an Informationen merken können, hängt wesentlich davon ab, wie diese an uns herangetragen werden. Wir nehmen die Inhalte nur anteilig auf: lesen 10 Prozent, hören 20 Prozent, sehen 30 Prozent, hören und sehen 50 Prozent [11]. Durch aktive Mitarbeit lässt sich der Prozentsatz noch steigern. Bei einer Präsentation kann über die drei Wege Hören, Sehen und aktives Einbeziehen Information möglichst effektiv vermittelt werden.

Das Wesentliche einer Präsentation lässt sich in acht Punkten zusammenfassen:

1. Ziel,	5. Medieneinsatz,
2. Publikum,	6. Üben, üben, üben
3. Inhalte,	7. Präsentation,
4. Aufbau,	8. Auswertung.

244

Ziel

Was genau sollen die Teilnehmer der Präsentation am Ende der Veranstaltung wissen oder tun? Je genauer das Ziel zusammen mit dem Auftraggeber des Vortrages formuliert ist, um so besser können die notwendigen Inhalte ermittelt werden. Daran schließen sich Überlegungen zum Vortragsstil an: will ich informieren, überzeugen, anregen?

Publikum

Auch hier gilt wieder: Je genauer man sein Publikum kennt, um so besser kann man sich darauf einstellen.

Gruppengröße

Die Gruppengröße ist für die Art der Präsentation wichtig. Davon hängt ab, ob es eher leger oder formell zugeht, ob sich eine interaktive Veranstaltung oder Diskussion anbietet und welche technischen Mittel notwendig sind.

Mit sehr kleinen Gruppen von ca. 5 Personen ist ein lockerer Gesprächsstil möglich, Fragen werden sofort mit einbezogen. Größere Gruppen von 10 bis 12 Personen müssen hinsichtlich der Vortragsstruktur und Raumausstattung besser geplant werden, interaktives Lernen und Gruppenarbeiten bieten sich an. Ab 20 Personen wird der Stil meist formeller gewählt, auf ausreichend Sicht und Platz muss geachtet werden. Bei noch größeren Gruppen mit 50 und mehr Personen wird der Augenkontakt zum Publikum schwieriger, visuelle Hilfsmittel müssen sorgfältig gewählt werden und ein Mikrophon ist meist notwendig. Für die letzten beiden Fälle ist eine abschließende Diskussion sinnvoll.

Vorwissen und Fachkompetenz

Vorwissen und Fachkompetenz des erwarteten Publikums bestimmen das fachliche Niveau eines Vortrages. Das Vorwissen der Zuhörer zu berücksichtigen ist wichtig, um nicht schnell ihre Aufmerksamkeit zu verlieren, indem man sie über- oder unterfordert. Eine Einschätzung ihrer Fachkompetenz ist ein Anhaltspunkt, wie sie bestimmte Informationen werten können oder welche Hilfen ihnen dazu gegeben werden müssen.

Gegensätzliche Interessen der Zuhörer vorab zu kennen hilft, sich auf eine vielleicht »heiße« Diskussion vorzubereiten. Was sind mögliche Reizthemen? Konträre Auffassungen können als Gegenüberstellung in den Vortrag integriert werden. Welchen Argumenten gegenüber sind die Zuhörer aufgeschlossen, eher fachlichen oder ökonomischen? Die Antwort auf diese Frage wird wesentlich die vorgetragenen Inhalte bestimmen.

Erwartungen

Die Erwartungen der Zuhörer werden durch ihr Interesse, ihre Zeit, die Art der Ankündigung und ihren Informationswunsch bestimmt. Auf das Interesse der Zuhörer kann man sich gut mit dem Stil der Präsentation einstellen. Ein aufmerksames Publikum ist in Form einer Lehrveranstaltung gut zu erreichen, uninteressierte Zuhörer besser, indem man sie mit einbezieht. Ein ablehnendes oder gelangweiltes Auditorium ist eher mit einer unterhaltsamen Vortragsart zu gewinnen. »Trockenes« Dozieren sollte dabei nie das Ziel sein. Gelegentliches Einbeziehen der Zuhörer und ein paar witzige Auflockerungen machen eine Präsentation erst »rund«.

Darüber hinaus gilt es sich nicht nur zu überlegen, was die Zuhörer wissen wollen, sondern auch was sie wissen müssen. Das Ziel der Präsentation steht fest. Welche zusätzlichen Informationen werden die Zuhörer danach benötigen? Ein Kurzvortrag des Apothekers in der ärztlichen Fortbildung zur Marktrücknahme eines Arzneimittels muss alle Informationen über die dafür verantwortliche Nebenwirkung umfassen. Ergänzend müssen dann z.B. mögliche therapeutische Alternativen und Vorschläge zur Umstellung genannt werden.

Nicht zuletzt gehört zu einer guten Vorbereitung auch die Frage nach dem Zeitrahmen. Wann ist der beste Zeitpunkt? Wie lange darf/soll die Präsentation dauern?

Inhalte

Wer informieren will, muss informiert sein. Auf je mehr Hintergrundwissen man zurückgreifen kann, um so fundierter und überzeugender wird die Präsentation sein. Wie mit einem Siebsatz mit sich verkleinernder Maschenweite gilt es erst, viele Informationen zu sammeln, dann die relevanten auszuwählen und aufzubereiten. Dargestellt werden kann nur das, was man selbst auch verstanden hat. Aufwändiges recherchieren in Literatur und Datenbanken macht sich spätestens in der Diskussion bezahlt und gibt Sicherheit, auch die wirklich relevanten Fakten ausgewählt zu haben.

Aufbau

> *Tell them what you are going to tell them.*
> *Tell them.*
> *Tell them what you told them.*
> *(Edward R. Murrow)*

Kürzer lässt sich der Aufbau einer Präsentation kaum fassen, die man schematisch in Einleitung, Hauptteil und Schluss gliedern kann. Für die Einleitung werden ungefähr 15 Prozent, für den Hauptteil 75 Prozent und für den Schluss 10 Prozent der Zeit veranschlagt [8]. Tabelle 9.3 erklärt die einzelnen Teile genauer.

Tab. 9.3: Aufbau einer Präsentation

Einleitung
- Zuhörer begrüßen und sich vorstellen
- Thema, Ziel und geplanten Ablauf kurz nennen
- Hohe Anfangsaufmerksamkeit des Publikums nutzen und diese geschickt zum Hauptteil überleiten

Hauptteil
- Inhalte der Präsentation werden dargestellt
- Beispiele und Medieneinsatz unterstützen die Aussagen und halten Aufmerksamkeit
- Logisch untergliedern
- Empfohlen sind max. 7 Unterpunkte (kann man eben noch behalten)

Schluss
- Kernaussagen zusammenfassen
- Evtl. Auditorium zum Handeln auffordern
- Zur Diskussion überleiten
- Letzte Zusammenfassung und Verabschiedung

Während das Gerüst der Präsentation erstellt wird, muss man Auffassungsvermögen, Interessen der Zuhörer, Zeitvorgaben und Bedeutung einzelner Informationen immer im Hinterkopf haben. Auf die wichtigsten Informationen zuerst einzugehen stellt z.B. sicher, dass man auch bei knapper Zeit wesentliche Inhalte vermittelt hat. Informationen vom Bekannten zum Unbekannten darzustellen erleichtert den Zuhörern das Einordnen und Behalten von Fakten. Strukturieren kann man auch vom Überblick zum Detail, in chronologischer Reihenfolge oder unter Darstellung von pro und contra einer Fragestellung.

Medieneinsatz

Visuelle Hilfsmittel sind das Salz in der Suppe der Präsentation. Je nach Gestaltung erfüllen sie verschiedene Aufgaben. Sie helfen, Gesprochenes besser zu verstehen und Zusammenhänge auf einen Blick zu erkennen. Sie wiederholen das Gesagte und können den Redeaufwand verkürzen. Wichtige Informationen bleiben durch gleichzeitiges Hören und Sehen länger im Gedächtnis, Kernaussagen werden betont. Visualisierungen helfen zudem, die Aufmerksamkeit länger zu halten und die Präsentation lockerer und lebendiger zu gestalten. Wie man eine Suppe versalzen kann, kann auch ein mediales Feuerwerk sich ins Gegenteil verkehren und von der eigentlichen Präsentation ablenken. Damit die visuellen Hilfsmittel die Präsentation unterstützen, müssen sie nach ihrer Form gut ausgewählt und ansprechend gestaltet sein.

Tab. 9.4: Visuelle Medien

Medien	Gruppen-größe	Hinweise
Overheadprojektor mit Folien	klein bis mittel	– schnell und flexibel anwendbar – Übereinanderlegen verschiedener Folien ermöglicht schrittweise Darstellung komplexer Sachverhalte – Ergänzungen während Vortrag möglich (Folienstift) – leicht kopierbar für Manuskript oder Teilnehmerunterlagen – Gerät im Prinzip überall verfügbar – Referent beim Vortrag räumlich an Projektor gebunden
PC oder Laptop mit Projektor	mittel bis groß	– sehr lebendige Darstellung möglich mit sprechgenauem Erscheinen der Stichpunkte oder Bilder – einspielen von Bild- oder Onlinesequenzen möglich – nur einsetzen, wenn die Technik auch beherrscht wird – ausreichend Zeit für Geräteabstimmung einplanen – möglichst Funkmaus verwenden, um ortsunabhängig zu sein – Abfolge nicht zu schnell erfolgen lassen
Dias	klein bis groß	– praktisch alles in sehr guter optischer Qualität darstellbar – im Unterschied zu PC-Präsentation nicht kurzfristig änderbar – Doppelprojektion mit 2 Geräten parallel spart Zeit, mindert aber Aufmerksamkeit je Bild – Ausrüstung in der Regel vorhanden – Verdunkelung ermüdet – Publikum durch interessante Vortragsweise fesseln
Video	klein bis mittel	– gut geeignet für komplizierte Vorgänge oder Life-Sequenzen – gute Unterbrechung bei langer Präsentation und als Abschluss – Ausrüstung nicht immer verfügbar – eigene Erstellung aufwändig und teuer

Fortsetzung nächste Seite

Fortsetzung Tab. 9.4

Medien	Gruppen-größe	Hinweise
Flipchart	klein	– geeignet für Kernaussagen, Übersichten, Inhaltsverzeichnisse, Abläufe, Diskussionsbeiträge – gut für interaktives Arbeiten – unbedingt leserlich schreiben! – nur Stichworte, max. 10 Zeilen
Teilnehmerunterlagen	alle	– begleitende und weiterführende Informationen für Zuhörer – Möglichkeit zum Mitschreiben – Übungsaufgaben können enthalten sein – können Aufmerksamkeit vom Vortrag abziehen, aber auch zu intensiverem Zuhören führen, da nicht alles mitgeschrieben werden muss – nachlässige Gestaltung, Unvollständigkeit und schlechte Lesbarkeit verärgern Auditorium

Darstellen lassen sich nicht nur Bilder, sondern auch Texte, Grafiken, Tabellen und Symbole. Unabhängig von der Art müssen alle Visualisierungen:

- gut lesbar und verständlich sein,
- den Inhalt klar übermitteln,
- interessant sein,
- für den Vortrag relevant und sachlich richtig sein.

Für die geschickte Gestaltung von Texten, Diagrammen und Schaubildern lohnt es sich, einmal in der entsprechenden Literatur zu stöbern. Allgemeine Regeln umfassen Punkte wie ausreichend große Schrift, übersichtliche Aufteilung, gute Lesbarkeit und nur wenige Stichpunkte pro Bild.

Welches visuelle Hilfsmittel gewählt wird, ob Dia, Video, Folien usw., hängt von der Gruppengröße, den räumlichen und technischen Gegebenheiten und der vorhandenen Vorbereitungszeit ab. In Tabelle 9.4 sind verschiedene visuelle Medien mit ihren Vor- und Nachteilen zusammengestellt.

Die wichtigste Regel im Umgang mit visuellen Medien lässt sich auf drei Wörter zusammenfassen: zum Auditorium reden! Es ist einer der häufigsten Fehler, dass der Referent Akustik und Augenkontakt vernachlässigt und zu seinen Folien oder Dias spricht. Ein zweites Grundprinzip ist es, die Medien nicht zu häufig zu wechseln und insbesondere nicht ständig zwischen verschiedenen Formen hin- und herzuspringen. Damit wird die Aufmerksamkeit des Zuhörers nur vom Thema abgelenkt.

Üben, üben, üben

Üben ist nicht der leichteste Teil der Vorbereitung, aber einer der wichtigsten. Egal, ob man sich beim Memorieren albern vorkommt, gilt es durch Üben Sicherheit zu gewinnen und den Feinschliff vorzunehmen. Bilden die Ausführungen eine logische Einheit? Passen die Visualisierungen zu dem Gesagten? Wird die Zeit eingehalten? Wie wirken Mimik, Gestik und Sprache?

Verschiedene Hilfen werden dazu vorgeschlagen: Vortragen vor dem Spiegel, Aufnehmen auf Band oder Video, Proben vor Familie oder Kollegen. Wofür man sich auch entscheidet, wichtig ist es, die Präsentation wirklich komplett durchzuspielen und sie nicht nur durchzulesen.

Die Präsentation

Nach einer guten Vorbereitung kann man mit Selbstvertrauen starten. Lampenfieber lässt sich mit einem Stichwort-Manuskript als rotem Faden begegnen. Dazu kommt die Gewissheit, dass es mit jedem Vortrag einfacher wird.

Eine interessante Präsentation besteht natürlich nicht nur aus dem Vorlesen der Folien oder Dias. Die Persönlichkeit des Vortragenden, seine Sprache und sein Auftreten verkörpern für den Zuhörer die Botschaft. Dabei geht es nicht um ein »unter den Tisch reden«, sondern um die gesamte Wirkung des Referenten auf das Publikum. Eine gute Präsentation erreicht man durch:
- eine sichere und motivierte Grundeinstellung,
- offene Körpersprache: lächeln, natürliche Gestik und Mimik,
- Blickkontakt: auf das Publikum schauen, nicht auf die visuellen Hilfsmittel,
- angenehme Sprechweise: laut und deutlich, langsamer und tiefer sprechen als sonst,
- lebendige Sprache: dem Publikum angepasst, hochdeutsch, keine Füllwörter,
- passende Kleidung: Kleider machen schließlich Leute ...

Auswertung

Eine wertende Nachbereitung ist in zweierlei Hinsicht wichtig: Als Hilfe für zukünftige Vorträge und für Schritte, die nach der Präsentation zu ergreifen sind.

Zuerst sollte man mit sich selbst die Präsentation in Ruhe durchgehen: Welche Rückmeldungen kamen aus dem Auditorium? Was war unverständlich? Welche Anregungen brachte die Diskussion? Was ist mir sonst aufgefallen? Sinnvoll sind auch Bewertungsbögen, um ein Feedback vom Publikum zu erhalten. Wichtig ist es hierbei, die Fragen einfach und verständlich zu formulieren und möglichst alle Punkte (Vortrag verständlich, zu schwer, schon bekannt, Dias unleserlich usw.) abzufragen. Das Ausfüllen darf aber nicht in lange Arbeit ausarten, sonst dürfte der Rücklauf enttäuschend sein!

Sehr wichtig ist die Rückmeldung von Kollegen oder kompetenten Zuhörern. Dabei sollte man um die ehrliche Meinung und alle Anregungen und Kommentare bitten – nur das hilft auch weiter. Noch besser ist es, einen Kollegen bereits vorher zu fragen, ob er während der Präsentation ein »Protokoll« mit allen seinen Anmerkungen und Eindrücken führen würde. Zeitlich orientiert z.B. an den präsentierten Folien, erhält man so eine wirklich gute Kritik.

FALLBEISPIELE

Anmerkung

Alle Angaben zu Arzneimitteln und ihren Dosierungen, Nebenwirkungen, Preisen usw. erfolgen ohne Gewähr und nur für den Rahmen der Fallbeispiele. Sie erheben keinen Anspruch auf Vollständigkeit und dürfen nicht auf echte Fälle übertragen werden.

Fall 1

Sie erhalten den Anruf eines Arztes. Patient K.H. hatte bereits früher kurzfristig Troglitazon erhalten, bevor dieses wegen schwerer hepatischer Nebenwirkungen vom Markt genommen wurde. Der Patient ist 52 Jahre, 168 cm, 96 kg, Diabetes mellitus Typ 2. Mit Metformin allein nicht ausreichend therapiert, Leberfunktionstest ohne Befund, Troglitazon damals gut vertragen. Der Arzt bittet Sie nun um Informationen zur Inzidenz hepatischer Nebenwirkungen unter Rosiglitazon, da er die Therapie zusätzlich zum Metformin beginnen möchte. Formulieren Sie eine schriftliche Antwort!

Wenden Sie für die Recherche ihre Kenntnisse aus den vorangegangenen Kapiteln an. Nachdem Sie eine Antwort geschrieben haben, kontrollieren Sie diese kritisch unter dem Aspekt der Qualitätssicherung in der Arzneimittelinformation!

Antwortbeispiel

Inzidenz hepatischer Nebenwirkungen unter Rosiglitazon

Laut Fachinformation wurde sehr selten (0,01 bis 0,1 Prozent) unter der Therapie über erhöhte Leberenzymwerte und hepatozelluläre Funktionsstörungen berichtet. In sehr seltenen Fällen wurde über tödliche Verläufe berichtet; ein kausaler Zusammenhang konnte nicht hergestellt werden. In klinischen Studien traten Erhöhungen der ALT auf den dreifachen Wert gleichhäufig auf wie unter Placebo [1]. Die Inzidenz hepatotoxischer Effekte durch Rosiglitazon wird in der Literatur mit < 0,1 Prozent angegeben [2]. Es liegen derzeit 3 Fallberichte über hepatotoxische Reaktionen unter Rosiglitazon vor, die Originalliteratur liegt im Anhang bei [3, 4, 5]. Der Zeitpunkt des Auftretens nach Therapiebeginn betrug ca. 1 Woche. Unter Berücksichtigung der bisher vorliegenden Erfahrungen mit Rosiglitazon aus klinischen Studien und nach Marktzulassung geht man derzeit davon aus, dass es sich bei den hepatotoxischen Reaktionen nicht um einen Klasseneffekt handelt und Rosiglitazon nicht das hepatotoxische Risiko des Troglitazons teilt [6, 7]. Als Ursache möglicher hepatischer Reaktionen werden genetische Veranlagungen mit veränderter Metabolisierung angenommen [2].

Überwachung der Leberparameter

Zu Beginn der Therapie mit Rosiglitazon sollte die Leberfunktion intensiv überwacht werden. Laut Fachinformation sind die Leberenzymwerte zu Beginn der Therapie und dann für die Dauer von 12 Monaten im Abstand von 2 Monaten zu bestimmen. Bei einem bestätigten Anstieg um mehr als das Dreifache ist die Therapie abzusetzen [1]. Al-Salman et al. [3] empfehlen wöchentliche Kontrollen der Leberenzymwerte in den ersten 2 bis 4 Wochen, dann monatliche Kontrollen für die Dauer eines Jahres. Des Weiteren sind bei allen Symptomen, die auf eine Leberfunktionsstörung hindeuten können, Kontrollen der Leberwerte vorzunehmen; der Patient ist auf die entsprechenden Symptome hinzuweisen [1].

Fazit

Die Inzidenz hepatischer Nebenwirkungen des Rosiglitazons liegt nach derzeitigem Kenntnisstand mit < 0,1 Prozent deutlich unter der des Troglitazons. Die bisher beobachteten hepatischen Reaktionen traten im Zeitraum von ca. einer Woche nach Therapiebeginn auf. Zu Therapiebeginn sollte ein engmaschiges Monitoring der Leberparameter erfolgen.

Literatur

[1] Fachinformation Avandia®, Stand: 03/2001.
[2] Drugdex Drug Evaluations: Rosiglitazone – adverse reactions liver; Micromedex 2001.
[3] Al-Salman J et al.: Hepatocellular injury in a patient receiving rosiglitazone: a case report. Ann Int Med 2000, 132: 121–4.
[4] Ravinuthala RS et al.: Rosiglitazone toxicity. Ann Int Med 2000, 133: 658.
[5] Forman LM et al.: Hepatic failure in a patient taking rosiglitazone. Ann Int Med 2000, 132: 118–21.
[6] Tolman KG: Thiazolidinedione hepatotoxicity: a class effect? Int J Clin Pract 2000, 113: 29–34.
[7] Bankhead C: Not all glitazones tarnished by hepatotoxicity? Reactions 2000, 814: 3-4.

Fall 2

Dem Patienten K.H. aus Fallbeispiel 1 ist bekannt, warum Troglitazon damals vom Markt genommen wurde. Bevor er das neue Medikament Rosiglitazon einnimmt, möchte er wissen, ob es denn wirklich besser verträglich ist. Formulieren Sie ein Informationsblatt für den Patienten!

Gehen Sie dabei im Wesentlichen nur auf die Vorbehalte des Patienten zur Verträglichkeit ein – nehmen wir an, dass alle anderen wichtigen Punkte in einem ausführlichen Beratungsgespräch geklärt werden.

Antwortbeispiel

Rosiglitazon ist ein Medikament zur Behandlung des Diabetes mellitus. Durch Rosiglitazon kann das Insulin im Körper besser arbeiten und der Blutzuckerspiegel wird gesenkt. Rosiglitazon gehört in die gleiche Arzneistoffgruppe wie das früher verfügbare Troglitazon. Bei Patienten, die Troglitazon eingenommen hatten, wurden zum Teil schwerwiegende Veränderungen an der Leber beobachtet. Aus diesem Grund darf Troglitazon nicht mehr verwendet werden.

Der neue Arzneistoff Rosiglitazon wurde daraufhin sehr genau untersucht, ob er ebenfalls Veränderungen an der Leber bewirken kann. Bis heute gibt es nur einige wenige Fälle, in denen solche Leberveränderungen bei Patienten, die Rosiglitazon eingenommen hatten, beobachtet wurden. Rosiglitazon ist dem Troglitazon zwar ähnlich, es ist aber chemisch etwas anders aufgebaut. Daraus erklärt man sich, dass mit Rosiglitazon nicht die gleichen Leberveränderungen beobachtet werden.

Um auszuschließen, dass es bei Ihnen zu einer Leberreaktion kommt, wird Ihr Arzt zu Beginn der Therapie öfter Blutuntersuchungen vornehmen. Verschiedene Anzeichen können auch auf eine Leberstörung hinweisen. Wenn Sie eines der folgenden Symptome bemerken, sollten Sie deshalb sofort Kontakt zu ihrem Arzt aufnehmen: dunkler Urin, ungeklärte

Müdigkeit, Übelkeit, Erbrechen, Bauchschmerzen, Appetitlosigkeit, gelbe Verfärbung von Haut oder Augen.

Wenn Sie unsicher sind, ob Sie das Rosiglitazon vertragen oder einnehmen möchten, sprechen Sie zuerst mit Ihrem Arzt, bevor Sie es absetzen. Die Einstellung Ihres Blutzuckerspiegels ist sehr wichtig.

Bei weiteren Fragen zum Rosiglitazon oder Ihrer Diabetes-Therapie sprechen Sie mit Ihrem Arzt oder Apotheker.

Fall 3

Die örtliche Multiple-Sklerose-Selbsthilfegruppe hat Sie um einen Vortrag zur Stellung der Interferone in der Behandlung der Multiplen Sklerose gebeten. Es werden ungefähr 60 bis 80 Teilnehmer erwartet, technische Ausrüstung wird nach Wunsch gestellt. Welche Medien setzen Sie ein? Was sind die wesentlichen Vor- und Nachteile? Was müssen Sie in Hinblick auf die Zielgruppe beachten?

- Möglichkeit 1: Dias
- Möglichkeit 2: Laptop/PC + Beamer
- Teilnehmerunterlagen

Zu den generellen Vor- und Nachteilen der Möglichkeiten 1 und 2 siehe Tabelle 8.4. Gegenüber Dias bietet Möglichkeit 2 den Vorteil, dass nicht so stark abgedunkelt werden muss (wahrscheinlich ist der Vortrag abends und die Zuhörer sind nicht topmunter ...). Außerdem sind kurzfristige Änderungen möglich.

Was für den ganzen Vortrag gilt, muss man bei den Teilnehmerunterlagen ganz besonders im Auge behalten: sie sind für medizinische Laien bestimmt. Also keine wissenschaftlichen Abhandlungen und diffizile Rezeptorbindungsstudien, sondern: allgemeinverständliche Formulierungen, mehr einen guten Überblick als zu viele Details vermitteln. Genau bedenken, was der Patient mit den Informationen tun wird, denn z.B. seine Compliance muss auch ein Anliegen des Vortragenden sein.

Fall 4

Als Apotheker im Regionalen Arzneimittelinformationszentrum Ihres Kammerbereiches erhalten Sie oft mehrmals im Laufe einiger Wochen die gleiche Frage. Sie möchten deshalb Informationen zu Problemen von allgemeinem Interesse gleich einem größeren Kreis zur Verfügung stellen. Schlagen Sie zwei Wege dafür vor! Überlegen Sie sich Vor- und Nachteile für beide Ideen!

Eine Möglichkeit ist z.B. die Bereitstellung von FAQ's auf der Homepage Ihrer Einrichtung. Ein Nachteil könnte sein, dass nicht alle potenziellen

Interessenten das Medium Internet regelmäßig nutzen. Auf jeden Fall müssen Sie dafür Sorge tragen, dass Ihr Angebot auch dem potenziellen Leserkreis bekannt gemacht wird. Vorteilhaft ist, dass keine weiteren Kosten, z.B. für Druck oder Versendung, entstehen.

Als zweite Möglichkeit kann regelmäßig ein Informationsschreiben für den Interessentenkreis erstellt werden. Da die Informationen sicher nur zeitnah von allgemeinem Interesse sind, muss das Schreiben in kurzen Abständen herausgegeben werden, z.B. monatlich. Vorteil ist, dass über eine Adressliste alle Interessenten erreicht werden können. Zu den Nachteilen gehören die Kosten für Druck und Versand und ein erhöhter Arbeitsaufwand für das Zusammenstellen, Setzen usw.

Für die Diskussion weiterer Vor- und Nachteile kann auf die entsprechenden Abschnitte im Kapitel zurückgegriffen werden.

Fall 5

Sie haben den Anruf einer Pflegekraft erhalten. Patient A.S. kann derzeit nicht schlucken, Ernährung und Arzneimittelgabe erfolgen über eine nasogastrale Sonde; folgende Medikamente sollen über die Sonde verabreicht werden: Hydrochlorothiazid-Tabletten, Omeprazol-Tabletten, Novaminsulfon-Tropfen.

Auszug aus Ihrer Antwort:
● Hydrochlorothiazid-Tabletten: zermörsern, in Wasser suspendiert in Spritze aufziehen und applizieren.
● Omeprazol-Tabletten: in Wasser zerfallen lassen (am besten gleich in der Spritze) und applizieren. Nicht mörsern! Nur Präparat der Firma A verwenden! Omeprazol bei falscher Handhabung wirkungslos, da magensäureempfindlich!
● Novaminsulfon-Tropfen: mit Wasser verdünnt applizieren.

Da zur Applikation von Omeprazol über die Sonde häufiger Fragen gestellt werden, entschließen Sie sich, das Problem unter der Rubrik »FAQ's« auf der Homepage aufzugreifen. Formulieren Sie die FAQ-Frage und -Antwort! Zielpublikum ist das Pflegepersonal.

Antwortbeispiel

FAQ-Frage: Wie wird Omeprazol richtig über eine Magensonde appliziert?

FAQ-Antwort: Omeprazol ist ein Protonenpumpenhemmer, der zur Verminderung der Magensäureproduktion eingesetzt wird. Die Substanz selbst ist säureempfindlich, muss deshalb mit einem magensaftresistenten Überzug versehen werden. Die Resorption erfolgt dann im Dünndarm und über das Blut findet der Transport zum Wirkort Magenwand statt.

Für die Applikation über eine Sonde mit gastralem Ausgang gilt: Omeprazol-Tabletten der Firma A in Wasser zerfallen lassen, am besten gleich in der Spritze. Der Wirkstoff ist hier in Pellets mit einem magensaftresistenten Überzug eingearbeitet, die entstehende Suspension lässt sich dann applizieren. Auf keinen Fall zermörsern, da dann der Säureschutz zerstört wird! Nur das Präparat der Firma A so verwenden, da in Präparaten anderer Hersteller keine magensaftresistenten Pellets enthalten sind. Nicht die Injektionslösung über eine gastrale Sonde applizieren, da dort ebenfalls kein Säureschutz besteht.

Alternative: i.v.-Gabe der Omeprazol-Injektionslösung

Bei Problemen und Sonden mit duodenalem oder jejunalem Ausgang bitte die Apotheke unter Telefon 1 23 45 kontaktieren.

Literatur

[1] Butzlaff M, Telzerow A, Lange S, Krüger N: Ärzte, Internet und neues Wissen. Med Klin 2001, 96: 309–20.

[2] Denig P, Haaijer-Ruskamp FM, Zijsling DH: Impact of a drug bulletin on the knowledge, perception of drug utility and prescribing behavior of physicians. Ann Pharmacotherapy 1990, 24: 87–93.

[3] Ebel, HF, Bliefert, C: Schreiben und Publizieren in den Naturwissenschaften. 4. Aufl. VCH, Weinheim 1998.

[4] Ebel, HF, Bliefert, C: Vorwagen in Naturwissenschaft, Technik und Medizin. 2. Aufl. VHC, Weinheim 1994.

[5] Gemini Consulting. Hrsg.: Gesundheitswesen im Wandel – Arzt, Patient und Pharmaindustrie unter E-Commerce-Einfluß. 1999: 5–6.

[6] Goldwater SH, Haydon-Greatting S: How to publish a pharmacy newsletter. Am J Hosp Pharm 1991, 48: 2121, 2125.

[7] Hamilton CW: How to write and publish scientific papers: Scribing information for pharmacists. Am J Hosp Pharm 1992, 49: 2477–84.

[8] Hartmann M, Funk R, Arnold C: Gekonnt vortragen und präsentieren. Beltz-Verlag, Weinheim, Basel, 2000.

[9] Hierhold E: Sicher Präsentieren – wirksamer vortragen. Wirtschaftsverlag Ueberrechter, Wien, Frankfurt, 2000.

[10] Kaldy J: Effectively creating a pharmacy newsletter. Consult Pharm 1992, 7: 697–98.

[11] Millares M, editor: Applied Drug Information: Strategies for Information Management. Applied Therapeutics Inc., Vancouver; 1998.

[12] Roebuck C: Professionell kommunizieren. Aus dem Englischen übersetzt von Frank M. Berger. mvg-Verlag, Landsberg am Lech, 2001.

[13] Seifert JW: Visualisieren Präsentieren Moderieren. GABAL-Verlag GmbH, Offenbach, 2000.

[14] Ströh C, Herbert I, Wuermeling U: Der E-Mail-guide: professionelles Management im Sekretariat. WEKA Fachverlag, Augsburg, 2000.

[15] Will H: Overheadprojektor und Folien. Beltz-Verlag, Weinheim, Basel, 2000.

[16] Zelazny G: Wie aus Zahlen Bilder werden. Der Weg zur visuellen Kommunikation. Verlag Gabler, Wiesbaden, 1999.

Autorenverzeichnis

Amann, Ute
Klinikum der Universität München
  Apotheke Innenstadt
Pettenkoferstraße 8a
80336 München

Groth-Tonberge, Christiane
Kinderklinik Freiburg, Informationszentrum für Vergiftungen
Mathildenstraße 1
97106 Freiburg

Heide, Prof. Lutz
Universität Tübingen
Pharmazeutische Biologie
Auf der Morgenstelle 8
72076 Tübingen

Strobach, Dorothea
Klinikum der Universität München
  Apotheke Innenstadt
Pettenkoferstraße 8a
80336 München

Wagner, Irmela
Universität Tübingen
Pharmazeutische Biologie
Auf der Morgenstelle 8
72076 Tübingen

Weinzierl, Dr. Sonja
Bayerische Landesapothekerkammer
Maria-Theresia-Straße 28
81675 München

Winterstein, Prof. Almut
Pharmacy Health Care
  Administration
College of Pharmacy
Health Science Center
PO Box 100496
Gainesville, FL 32610-0496

Stichwortverzeichnis

AAP (American Academy of Pediatrics) 141
ABDA-Datenbank 82
According-to-protocol-Population 178
AHFS Drug Information 48, 56
AHFSfirst 88
AIDS Meeting Abstracts 88
Aidsdrugs 88
Aidstrials 88
Aktualität 235
Alternativhypothese 185
American Academy of Pediatrics (AAP) 141
Andreas Pfaff's Medikamenteninformation 137
Anfrage aufnehmen 13
Anfragenerfassungsbogen 14
Angewandte Arzneimitteltherapie 55
Antibiotika-Therapie 50
Anwendungsbeobachtung 173
Arzneidrogen 57
Arzneimittel, ausländische 48
Arzneimittelanwendung 61
Arzneimittelidentifizierung 47
Arzneimittelinformation
- Prozess der 12
- Qualität der schriftlichen 233
Arzneimittelinformations-Zentren 12, 23
Arzneimittelkompendium Schweiz 139
Arzneimittelneben- und -wechselwirkungen 51
Arzneimitteltherapie, angewandte 55
Arznei-Telegramm 137
Arzneiverordnungen 56
Ausländische Arzneimittel 48
Ausschlusskriterien 176

Behörden 138
Bewertung pharmakoökonomischer Studien 218
BfArM (Bundesinstitut für Arzneimittel) 138
Bias 178
Biosis Previews 89
BNF (British National Formulary) 139
Bookmark-Listen 131
Bool'sche Operatoren 70
British National Formulary (BNF) 48, 139
Browser 127
Bücher 47 ff.
Bundesinstitut für Arzneimittel (BfArM) 138

Cancerlit 90
CancerNet 140
CDC (Center for Disease Control) 143
Center for Disease Control (CDC) 143
Centrum für Reisemedizin (CRM) 143
Chemiekalienvergiftungen 154
Chemikaliendatenbanken 142, 165
Cochrane Collaboration 139
Cochrane Library 90
Confounder 178
Consort-Statement 177
CRM (Centrum für Reisemedizin) 143
Cross-over-Design 181
Current Contents 92
Cutaneous Drug Reactions 52

Datenanalyse 24
Datenbanken 81 ff., 139
Datenbanken, Tabelle 103 ff.
Datenbankfelder 68

Datenbankrecherche 67
Datentypen 183
Derwent Drug File 92
Deutsche Apothekerzeitung 137
Deutsche Gesellschaft für Ernährung
  (DGE) 141
Deutsche Gesellschaft für Tropenme-
  dizin (DTG) 143
DGE (Deutsche Gesellschaft für
  Ernährung) 141
Dias 247
Diätetik 49
DIMDI 84, 139
Direkte Kosten 206
Diskontierung 208
DocCheck 136
Dokumentation 27
Dringlichkeit 18
Drug Facts and Comparisons 93 f.
Drug Master Base 101
Drug Prescribing in Renal Failure
  60
Drugdex 93, 150
DTG (Deutsche Gesellschaft für Tro-
  penmedizin) 143

EBM (evidenzbasierte Medizin) 25,
  60
Editionskosten 242
Effektivität 202, 204
Effizienz 202
Einschlusskriterien 176
Elektronische Kommunikations- und
  Informationsmedien 234
E-Mail 117, 234, 236
Embase 97
EMEA (europäische Zulassungs-
  behörde) 138
ENTIS (European Network of Tera-
  tology Information Services) 141
E-Nummern 142
Ereignisse, unerwünschte 178
Ernährung 49, 141
Ernährungsmedizin 49
Europäische Zulassungsbehörde
  (EMEA) 138
European Network of Teratology In-
  formation Services (ENTIS) 141
Evidenzbasierte Medizin (EBM) 25,
  60

FachInfo 85
Faktendatenbanken 81
Fallbeispiele
– Analgetika, Dosierungsempfehlung
  62
– Aromatherapie 80
– Arzneimittelinformation, Qua-
  litätssicherung in der 233
– Autorensuche 78
– Bartter-Syndrom 132
– Bauhinia mondrata 41
– Carbamazepin in der Schwanger-
  schaft 32
– Caspofungin 133
– Confounder 195
– Crick 79
– DHEA 134
– Diskontierung 223
– Dosierungsempfehlung für Analge-
  tika 62
– Doxycyclin 36
– Epidemiologische Studien 195
– FAQ's (frequently asked questions)
  253
– Frequently asked questions (FAQ's)
  253
– Helium 163
– Hirtentäschelkrauttee 66
– Hydrochlorothiazid 43
– IDIS-Suchmaske 109
– Informationsblatt 252
– Inkompatibilität 39
– Interaktionen 36, 63, 114
– Klinische Studie 197
– Kosten-Effektivitätsanalyse
  222 ff.
– Kosten-Minimierungsanalyse 220,
  225
– Kosten-Nutzenanalyse 223
– Limitfelder 80
– Lupus erythematodes 77
– Malariaprophylaxe 133
– Medline 77 ff.
– Methylphenidat 111
– Miconazol 34
– Milzbrand-Impfung 78
– Morphin 39
– Mottenkugeln 159
– Multiple Sklerose 79
– Mykosen 34, 133

- Nebenwirkungen 110 f.
- Nicht-randomisierte Studie 195
- Olanzapin 29
- Ondansetron 110
- Pädiatrie 43, 64, 107
- Pflanze, unbekannte 41
- Phenprocoumon 36
- Phenytoin 39
- Placebokontrollierte Studie 196
- Pneumonie 63
- Prednisolon 77
- PubMed 108
- Qualitätssicherung in der Arznei-
  mittelinformation 233
- Randomisierte Studie 196
- Ribavirin 107
- Schizophrenie-Behandlung 29
- Schmerzpflaster 113
- Schreiben 250
- Sklerose, multiple 79
- Sonde 254
- Spülmaschinen-Tab 161
- Studie
  –, klinische 197
  –, nicht-randomisierte 195
  –, placebokontrollierte 196
  –, randomisierte 196
  –, epidemiologische 195
- Sultiam 63
- Telithromycin 63
- Unbekannte Pflanze 41
- Vortrag 253
- Wirksamkeit 197
- Zierkürbisse 160
Fall-Kontroll-Studie 170
Fallzahlabschätzung 187
FAQ's (frequently asked questions)
  237, 239
FDA (Food and Drug Administration)
  139
Fehlerarten 186 f.
Feldabkürzungen 68
File Transport Protocol (FTP) 118
Fit For Travel 143
Flipchart 248
Follow up 26
Food and Drug Administration (FDA)
  139
Fragenformulierung 18
Fragenklassifizierung 16

Frequently asked questions (FAQ's)
  237, 239
FTP (File Transport Protocol) 118

Gelbe Liste 139
Gelbe Liste identa 47, 87, 139
Giftinformation 166
Giftinformationszentralen 146, 167
Giftpilze 152
Gifttiere 154
Goodman & Gilman's 56

Hagers Handbuch 50
Hämatologie 53
Handbook of Clinical Drug Data 56
Handbook on Injectable Drugs 60
Handuch Infektionen 50
Haushaltsprodukte 152
Hauszeitungen 238, 241
Health on the Net Foundation 127
Hintergrundinformationen 15, 17
Homepage 234, 236
Homöopathie 58
HON-Code 127

IBIDS (Office of Dietary Supple-
  ments) 141
IDIS 98
Ifap-Index 139
Impact-Factor 189
Impfempfehlungen 158
Index Nominum 49
Indirekte Kosten 206
Infektiologie 50
Informationen, Präsentation 229 ff.
Informations- und Kommunikations-
  medien, elektronische 234
Informationsflut 11
Informationsquellen 19 ff.
Informationsvermittlung 229 ff.
Informationsweitergabe 25
Inkompatibilität 60
Intangible Kosten 207
Intention-to-treat-Population 176
Interaktionen 51
Internet 117
- Chemikaliendatenbanken 165
- Ernährung 141
- Giftinformation 166
- Lesezeichen 131

– Organisationen 122
– Qualität von Informationen 125
– Rezeptur 142
– Schwangerschaft 141
– Suchstrategien 123
– Zulassungsbehörden 121
Internet-Adressen 136
Intervalldaten 183

Kik 101
Klinische Prüfung, Phasen 182
Klinische Relevanz 188
Klinische Studien 169 ff.
– Checkliste 190
Kohorten-Studie 170
Kommunikation 230
Kommunikations- und Informations-
medien, elektronische 234
Kompa 101
Kompatibilität 60
Kompendium Internistische Onkolo-
gie 53
Komplementärmedizin 57, 140
Konfidenzintervall 184, 187
Kontext-Operationen 70
Kontrolliertes Vokabular 69
Kontrollierte Studie 174
Kosten 206
–, direkte 206
–, indirekte 206
–, intangible 207
Kosten-Effektivitäts-Analyse 210
Kosten-Minimierungsanalyse 209
Kosten-Nutzenanalyse 212
Kosten-Nutzwertanalyse 214
Krebsinformationsdienst 140

Labordaten 61
Laptop 247
Layout 240
Leitlinien 25, 54, 137
Lesezeichen, Internet 131
Lesezeichen-Datei 131
Likert-Skala 183
Limitfelder 73
Literaturdatenbanken 81
Longitudinalstudie 169
Longwood Herbal Taskforce (MCP)
140

Mailinglisten 118
Malariaprophylaxe 133
Martindale 48
MCP (Longwood Herbal Taskforce)
140
Median 184
Medien, visuelle 247
Medieneinsatz 246
Medizin, evidenzbasierte (EBM) 25,
60
Medline 67 ff., 98
Merck Index 51
Merck-Manual 137
MeSH Browser 69
Meta-Suchmaschinen 120
Mittelwert 184
Modelling 215
Monozentrische Studie 182
Motherisk 141
MSD Manual 137
Multizentrische Studie 182

Nachschlagewerke 50
Nahrungsergänzungsmittel (NEM)
141
Nährwert-Tabellen 49
NAKOS 138
National Center for Complementary
and Alternative Medicine (NCCAM)
141
National Institute of Health 139
Natural Pharmacist, The (TNP)
140
NCCAM (The National Center for
Complementary and Alternative
Medicine) 141
Nebenwirkungen 51 f.
NEM (Nahrungsergänzungsmittel)
141
NeoFax® 55
Neonatologie 55
Neues Rezeptur-Formularium (NRF)
142
Neuroleptika 59
Neurologie 58
Newsletter 238
Nominaldaten 183
NRF (Neues Rezeptur-Formularium)
142
Nullhypothese 185

Nutzenbewertung,
  pharmakoökonomische 208
– wirtschaftliche 202

Odds Ratio 172
Office of Dietary Supplements
  (IBIDS) 141
Onkologie 53, 140
Ordinaldaten 183
Organisationen, Internet 122
Overheadprojektor 247

PÄD-I.V. 54
Pädiatrie 54, 57, 59, 152
Palliativmedizin 53
Parallelgruppendesign 181
Patentdatenbank 140
Patientenfluss 177
Patientenkollektive 176
Pediatric Dosage Handbook 54
Peer Review 190
Perspektiven 207
Pflanzen 151
Pflanzenvergiftungen 151
Pharkin 101
Pharmacists Drug Handbook 56
Pharmakokinetik 55
Pharmakologie 56
Pharmakoökonomie 201 ff.
Pharmakoökonomische Nutzen-
  bewertung 208
Pharmalink 136
Pharmazeutische Zeitung 136
Pharmazie-COM 137
Phasen der klinischen Prüfung
  182
Phrasen 73
Physicans Desk Reference 48
Phytotherapie 57
Poisindex 99, 149
Präsentation 243, 246, 249
Präsentation von Informationen
  229 ff.
Primärliteratur 19
Printmedien 47 ff.
Pro Diät 141
Produktionskosten 242
Prozess der Arzneimittelinformation
  12
Psychiatrie 58

Psychopharmakotherapie 58
Publikationstyp 74
PubMed 98, 139, 67 ff.

Qaly's 214
Qualität der schriftlichen Arzneimit-
  telinformation 233
Qualität von Informationen, Internet
  125
Qualitätsmanagement 27
Querschnittsstudie 169

Randomisierung 179
Reactions Database 100
Recherche 19
Relatives Risiko 172
Relevanz, klinische 188
Rezeptur 142
Rezepturdatenbank 142
Rezepturhinweise 142
Risiko, relatives 172
RKI (Robert Koch Institut) 138
Robert Koch Institut (RKI) 138
Roche-Lexikon 137
Römpp kompakt Basislexikon
  Chemie 50
Das Rote Buch 53
Rote Liste 87, 139
Rundschreiben 238, 241

Sandford Guide to Antimicrobial
  Therapy 50
Schmerztherapie 53, 59
Schoepke 140
Schreiben 231
Schwangerschaft 59, 141
Search-Tags 68
Sedbase 100
Sekundärliteratur 20
Selbsthilfegruppen 138
Sensitätsanalyse 216
Signifikanz 186, 188
Stabil 101
Standardabweichung 184
Statistik 183
Statistische Tests 188
Stillzeit 59, 141
Stoffliste 50
Stratifizierung 180
Strukturierte Suche 22, 27

Studie
–, kontrollierte 174
–, monozentrische 182
–, multizentrische 182
–, klinische 169 ff.
–, klinische - Checkliste 190
–, pharmakoökonomische - Bewertung 218
Studientypen 169
Suche, strukturierte 22, 27
Suchmaschinen 119
Suchstrategien, Internet 123
Supportivtherapie 53
Syntax 72

Teedrogen 57
Teilnehmerunterlagen 248
Telnet 118
Tertiärliteratur 21
Tests, statistische 188
Thesaurus 69
Tierarzneimittel 151
Tiervergiftungen 154, 156
TNP (The Natural Pharmacist) 140
Toxline 101
Trunkieren 73

Ulrich Rothe's Bookmark-Link 137
Unerwünschte Ereignisse 178
URL-Adressen 119

Verantwortung 25
Verblindung 174
Vergiftungen 145 ff.
– Liste der Informationsquellen 164
Video 247
ViFaPharm 136
Visuelle Medien 247
Vokabular, kontrolliertes 69
Volltextdatenbanken 82
Vortrag 243

Wechselwirkungen zwischen Medikamenten und Nahrung 52
Wirksamkeit 174
Wirkung 174
Wirtschaftliche Nutzenbewertung 202
WHO 138
World Wide Web (WWW) 118
WWW (World Wide Web) 118

Zielparameter 175
Zufall 178
Zulassungsbehörden, Internet 121